戒毒学

禁毒理论与实务研究丛书

陈晓云 ● 主编

U0216434

厦门大学出版社
XIAMEN UNIVERSITY PRESS

国家一级出版社
全国百佳图书出版单位

图书在版编目（CIP）数据

戒毒学 / 陈晓云主编. -- 厦门 ：厦门大学出版社，
2025. 1. --（禁毒理论与实务研究丛书）. -- ISBN
978-7-5615-9609-8

Ⅰ. R163.4

中国国家版本馆 CIP 数据核字第 2024E9480H 号

责任编辑　李　宁

美术编辑　李嘉彬

技术编辑　许克华

出版发行　厦门大学出版社

社　　址　厦门市软件园二期望海路 39 号

邮政编码　361008

总　　机　0592-2181111　0592-2181406(传真)

营销中心　0592-2184458　0592-2181365

网　　址　http://www.xmupress.com

邮　　箱　xmup@xmupress.com

印　　刷　厦门市明亮彩印有限公司

开本　　787 mm×1 092 mm　1/16

印张　　12.5

插页　　1

字数　　290 千字

版次　　2025 年 1 月第 1 版

印次　　2025 年 1 月第 1 次印刷

定价　　56.00 元

本书如有印装质量问题请直接寄承印厂调换

厦门大学出版社
微信二维码

厦门大学出版社
微博二维码

前　言

　　戒毒作为禁毒工作的重要环节,承载着帮助吸毒人员摆脱毒品依赖,恢复身心健康,重返正常生活轨道,预防复吸,降低毒品社会危害的重要使命,意义深远而重大。戒毒工作是一项涉及多学科、多领域的复杂系统工程,需要综合运用医学、生物学、心理学、法学、教育学、社会学、犯罪学等相关学科的知识。随着社会的发展和对毒品问题研究的深入,戒毒领域的理论与实践不断丰富和完善,亟须一本系统、全面、科学且具有时代特色的戒毒学教材,以满足戒毒教育教学、专业人才培养以及实际工作的需求。本书正是基于此目标而编写。

　　"戒毒学"是禁毒专业和监狱学专业的核心课程之一。福建警察学院侦查系禁毒教研室在学院与系领导的支持下,组织相关教师和戒毒民警,以既有相关教材为参考,结合近年来科研和教学过程中积累的资料编写本书。编写团队中既有从事禁毒理论研究的教学科研人员,也有从事戒毒实践工作的民警。在参考国内外最新戒毒理论与实践研究成果的基础上,本教材对戒毒学的基础理论、戒毒模式与方法、戒毒过程中的生理与心理治疗、康复训练、预防复吸、社会工作介入和法律法规等,特别是对戒毒领域的新趋势、新技术和新方法进行了较为全面系统的介绍,使教材具有一定的前瞻性和时代感。

　　本教材共十章,具体撰写分工为:陈晓云撰写第一、三、四、五、八、十章,陈峰、孙绪华撰写第二章,张林、陈晓云撰写第六章,赵莹、陈晓云撰写第七章,陈峰、陈晓云撰写第九章。

　　由于编者水平、能力有限,不当之处在所难免,恳请读者批评指正。凡有任何意见均可与我们联系,我们的联系方式是 1657838483@qq.com。

编　者

2024 年 12 月 19 日

目　录

第一章　绪　论

第一节　戒毒学概念和学科性质

一、戒毒学的概念

戒毒学作为一门综合性、应用性的学科，所涉及的学科基础有医学、生物学、心理学、法学、社会学、教育学、犯罪学等。虽然这些学科都已经非常成熟，但是戒毒学还是一门年轻的学科，到目前为止，关于戒毒学还未有一个成熟的定义。

现代医学认为，毒品成瘾是一种慢性、复发性的脑部疾病。毒品成瘾的形成不仅与毒品的特性有关，也跟个体的生理、心理、社会因素等密切相关。因此，戒毒治疗就是要消除戒毒人员对毒品的身体依赖和精神依赖，需要药物治疗、心理治疗、行为矫正、职业技能培训、重新回归社会等综合性、系统化、科学全面的措施才能有效。综上，戒毒学是通过研究毒品成瘾的原因与机制、毒品成瘾戒断与康复理论和方法，旨在使毒品成瘾者消除对毒品的依赖，使之不再使用毒品、重新回归社会的一门应用学科。把握戒毒学的概念时，需要界定几个问题。

（一）毒品的界定

戒毒，顾名思义，戒除的是毒瘾，必然涉及"毒品"（drug）这个概念，"毒品"有广义和狭义之分。广义的"毒品"，根据联合国毒品和犯罪问题办公室的界定，指摄入人体后影响思维、情感、意志行为等心理过程的物质，即精神活性物质（也称成瘾性物质、物质或药物），包括管制的精神活性物质（三大国际禁毒公约管制的麻醉药品和精神药物）和非管制的精神活性物质（如烟草、酒精、吸入剂、新精神活性物质等）。狭义的"毒品"概念，不仅是社会学概念，也是法律概念，且具有时空要素；不仅不同时期其定义不尽相同，不同国家对其外延也存在不同的界定。

本书中的"毒品"指狭义概念，特指《刑法》第 357 条所规定的"鸦片、海洛因、甲基苯丙胺（冰毒）、吗啡、大麻、可卡因以及国家规定管制的其他能够使人形成瘾癖的麻醉药品和精神药品"。目前，我国管制毒品的目录有 3 个，即《麻醉药品品种目录》《精神药品品种目录》《非药用类精神药品和麻醉药品管制品种增补目录》。截至 2023 年 10 月，《麻醉药品品种目录》列管了 123 种麻醉药品；《精神药品品种目录》列管了 162 种精神药品；《非药用类精神药品和麻醉药品管制品种增补目录》列管了 174 种非药用类麻醉药品和精神药品，以及整类芬太尼类物质、整类合成大麻素类物质。也就是说,截至 2023 年 10 月,我国共列管了 459 种毒品和整类芬太尼类物质、整类合成大麻素类物质。

《中华人民共和国禁毒法》(以下简称《禁毒法》)对吸毒成瘾人员和吸毒成瘾严重人员规定了法律上的处置措施。《禁毒法》第 33 条规定,对吸毒成瘾人员,公安机关可以责令其接受社区戒毒;第 38 条规定,对于吸毒成瘾严重,通过社区戒毒难以戒除毒瘾的人员,公安机关可以直接作出强制隔离戒毒的决定。

虽然本书采用的是狭义上的毒品概念,但是除了法律规定的对吸毒行为和毒品成瘾的处置措施外,相关成瘾论述同样适用于其他精神活性物质,它们有着共同的成瘾机制。

(二)成瘾的概念

成瘾,也称依赖,指个体不可自制地反复渴求从事某种活动或滥用某种药物(物质),虽然明知这样做会给自己或已经给自己带来各种不良后果,但仍然无法控制。成瘾包括药物(物质)成瘾和行为成瘾(如赌博、游戏成瘾等),毒品成瘾是药物成瘾中的一类。

药物成瘾(依赖)是指由于滥用具有致依赖作用的精神活性药物所导致的一种特殊精神和躯体状态。这种状态表现为对某种或多种药物强烈的"渴求"愿望和强迫性"觅药"行为,以求感受特殊的精神体验或避免因中断用药而产生的临床戒断反应。"渴求"是依赖性药物作用于中枢神经系统产生愉快满足和欣快感觉而表现出的一种执着觅药心理及精神状态;"觅药"是指用药者的强迫性用药行为,是一种不顾任何后果的冲动性失控表现。[①] 药物依赖分为身体依赖和心理依赖两类。

1.身体依赖

身体依赖是指由于连续性反复或周期性重复滥用药物,致使中枢神经系统和躯体组织系统所处的一种特殊适应状态。这种在药物作用下实现的特殊病理性平衡状态,一旦被打破,将出现戒断综合征。[②]

戒断综合征是指停止使用药物或减少使用剂量或使用拮抗剂占据受体后所出现的特殊的、令人痛苦的心理和生理症状群,其机制是长期用药后突然停药所引起的适应性反跳。[③] 不同物质的戒断综合征表现不同,一般表现为与所使用物质药理作用相反的症状和体征,如中枢神经系统抑制剂戒断后出现的是兴奋、不眠,甚至癫痫样发作等综合征;兴奋剂所致戒断综合征表现为抑郁明显,并伴有不适、无力及情感不稳。戒断综合征的严重程度与所用物质种类、剂量、使用时间、使用途径以及停药速度等有关,再次使用该物质或同类物质可迅速缓解戒断综合征。

---

① 杨良:《药物依赖学:药物滥用控制与毒品成瘾治疗》,人民卫生出版社 2015 年版,第 8~9 页。
② 杨良:《药物依赖学:药物滥用控制与毒品成瘾治疗》,人民卫生出版社 2015 年版,第 12 页。
③ 郝伟、赵敏、李锦:《成瘾医学理论与实践》,人民卫生出版社 2016 年版,第 15 页。

2.心理依赖

心理依赖也称精神依赖,俗称"心瘾",指在长期、反复使用精神活性物质后,在精神上或心理上所产生的对该物质的依赖状态,表现为一种连续用药的渴求和强迫性使用该物质的行为,以获得心理上的满足和避免不适。精神依赖是成瘾者产生顽固性复吸的一个最重要的原因。[①]

精神依赖产生的主要原因是大脑中枢神经系统奖赏效应的正性强化作用相关,身体依赖产生的主要原因与中枢神经系统复杂的负性强化作用相关。由于精神依赖的形成是建立在中枢神经系统功能和结构发生生物学改变的基础之上,所以,其造成的病理损害和记忆痕迹在时间和空间上可能具有无限向度,这正是精神依赖比躯体依赖更具危害深度和影响长度的原因所在。[②]

3.耐受性

耐受性是指机体对药物敏感性降低的现象,通常表现为机体持续使用药物后所出现的药效下降或维持时间缩短的状况。耐受性是机体连续多次使用药物所产生的,机体出现耐受性后,所使用的药物效果退化,需要加大剂量才能获得与先前相同的或相似的效果。若停药,多会出现戒断症状。

交叉耐受性是指某种精神活性物质产生了耐受性后,往往也对具有同类药理作用的物质敏感性降低,如阿片类药物之间、苯二氮卓类药物之间、巴比妥药物之间,以及苯二氮卓类药物与酒精之间均存在交叉耐受现象。

精神活性物质种类不同,其生理依赖性、精神依赖性和耐受性也有所不同。如阿片类药物的生理依赖性、精神依赖性和耐受性均强;酒精、巴比妥和苯二氮卓类药物的生理依赖性强,精神依赖性和耐受性次之;苯丙胺类物质的精神依赖性强,生理依赖性和耐受性较弱;而致幻剂可能仅仅有精神依赖性。[③]

(三)毒品成瘾是一种脑部疾病

《吸毒成瘾认定办法》(2016年修改)第2条规定,吸毒成瘾是指吸毒人员因反复使用毒品而导致的慢性复发性脑病,表现为不顾不良后果、强迫性寻求及使用毒品的行为,常伴有不同程度的个人健康及社会功能损害。

毒品成瘾会引起大脑多个区域的结构和功能异常。与认知控制、决策制定、情绪调节以及奖赏处理相关的脑区,如前额叶皮质、杏仁核、海马体和纹状体等,都会受到不同程度的损害。这些脑区的病变导致成瘾者出现一系列严重的行为和心理问题,包括无法控制自己的吸毒冲动、注意力不集中、记忆力下降、情绪波动剧烈、判断力受损以及社交功能障碍等。即使成瘾者经过一段时间的戒毒治疗,生理上的戒断症状已经消失,但由于大脑神经环路的改变并未完全恢复,一旦遇到特定的环境刺激或心理压力,就极易引发复吸行

[①]　施红辉、李荣文、蔡燕强:《毒品成瘾矫治概论》,科学出版社2009年版,第11页。
[②]　杨良:《药物依赖:药物滥用控制与毒品成瘾治疗》,人民卫生出版社2015年版,第14页。
[③]　郝伟、赵敏、李锦:《成瘾医学理论与实践》,人民卫生出版社2016年版,第17页。

为。这就如同其他慢性脑部疾病，如癫痫、帕金森病等，患者需要长期的治疗和管理来控制病情，毒品成瘾者同样需要专业的医疗干预、心理辅导以及社会支持系统的帮助，才能逐步修复受损的大脑功能，戒断毒瘾。

链 接

从"瘾"的造字分析看"成瘾"①

"瘾"是我们在生活中经常碰到的现象，如"烟瘾""酒瘾""网瘾""赌瘾""毒瘾"等。"瘾"的含义有哪些？其实，我们的老祖宗在造"瘾"这个字时，已经对什么是"瘾"进行了比较深入的思考，故"瘾"字本身就隐含着"成瘾"的多方面特征与含义。

首先，"瘾"最外层是由"疒"字旁构成，说明瘾是一种病。20 世纪 90 年代末，美国国立药物滥用研究所的专家提出了"成瘾是一种慢性复发的脑疾病"的观点，得到学术界的普遍认可。现下，"成瘾是一种慢性复发的脑疾病"的观点越来越被社会大众所接受，所以，从这个角度来说，我们老祖宗把"瘾"用"疒"字旁框起来，认为瘾是一种病态现象，这一智慧性的认识遥遥领先于西方世界好多世纪吧！

其次，"瘾"的"疒"字框里有个"隐"字，说明"瘾"具有隐蔽性、隐藏性的一面，同时，也说明"成瘾"是一个潜在的、潜伏的过程，而不是一蹴而就的。"瘾"的隐蔽性、隐藏性主要体现于从"没瘾"到"有瘾"可能是一个不被觉察的过程。像游戏成瘾、赌博成瘾、购物成瘾等成瘾行为，刚开始的时候，可能只是觉得有快感、有兴奋刺激的感受，并未想会上瘾。可是，不知从何时开始，一旦停下来，心里面就按捺不住地想玩、想用、想继续某种行为，那就是到了"上瘾"的地步了，只不过成瘾者并不能很确切地说出这种状态是何时开始的。

最后，"瘾"字里还含着一个"急"字，表明一旦形成"瘾"，就会出现"急不可待"的状态。瘾一出现，"一分钟也等不了"可能是大多数成瘾者的真实写照。特别是在毒品成瘾的个体身上，一旦"心瘾"出现，急不可待的状态表现得更为强烈，这一刻对毒品的使用念头可能强于对任何事物或活动的渴望。"急不可待"可能是成瘾（依赖）的一个重要评判标准之一，也可能是其重度成瘾的标志之一。

二、戒毒学的学科性质

毒品成瘾的形成是多层次、多因素、多变量相互作用的结果，这决定了戒毒学学科具有边缘性、综合性和应用性的特征。

1.边缘性。戒毒学是一门典型的边缘学科，它吸收了多门学科的概念和方法，兼有自然科学和社会科学的双重属性。医学、生物学、心理学属于自然科学，而法学、社会学、教育学、犯罪学属于社会科学，戒毒学是处于中间状态的边缘学科。

---

① 节选自王春光：《从"瘾"的造字分析看"成瘾"》，https://mp.weixin.qq.com/s/au84B3cvKKxYhN3knHzBig，下载日期：2022 年 8 月 26 日。

2.综合性。毒品成瘾的形成,总是受到各种社会因素影响,而不是成瘾者个体孤立的现象,它不仅与成瘾者自身因素及其所处的社会环境有关,也与社会中的其他现象存在着联系。因此戒毒工作是一项复杂的社会系统工程,这决定了戒毒学也具有综合性的特点。戒毒学应当在"医学—心理学—社会学"的大系统基础上,采用生物—心理—社会模型进行研究。单纯地依赖某一子系统的研究无法达到预期的戒毒效果,只有综合协调运用好各个子系统研究成果,才能形成科学的戒毒理论和方法。

3.应用性。我国毒品违法犯罪的现状与戒毒工作的实践需要一门专门的学科,戒毒学就是在此背景下应运而生的。戒毒学的学科目的就在于运用综合性的理论、方法与技术,使得戒毒工作朝着科学化、规范化、效率化方向发展,最终提高毒品成瘾戒断率,降低复吸率,使戒毒人员成功回归社会,构建我国和谐的社会环境。

第二节　戒毒学研究方法

■ 一、戒毒学研究的基本原则

（一）全面研究与重点研究相结合的原则

毒品成瘾是一种复杂的社会现象,戒毒也需要解决与成瘾相关的社会问题,因此,研究者应当树立全面研究的理念。在研究内容上,不仅要研究戒毒的法律制度、戒毒模式、戒毒方法等,还会涉及戒毒对象生理、心理问题,以及家庭、学校、社区、社会等多方面复杂的因素。在研究方法上,每一种研究方法都有其优点和局限性,采用单一的研究方法很难获取科学、全面、可靠的研究结论,因此要根据所要研究的问题性质及对象来选取合适的研究方法,坚持以问题为中心,综合运用生物学、医学、心理学、社会学、教育学等学科的知识,采用多种方法,相互补充与相互印证,才能对毒品成瘾这一复杂的社会现象进行科学的分析,了解现象后面的本质。

但是全面研究并不意味着在每一项戒毒学研究中对所有相关领域都要涉及。在具体课题的研究中,应围绕研究主题开展研究,突出重点,研究内容与主题保持统一;在研究方法的选择上,选择那些满足本课题需要的研究方法。总之,坚持全面研究与重点研究相结合的原则是我们进行毒品成瘾矫治研究的一项重要准则。[1]

（二）定性研究与定量研究相结合的原则

定性与定量相结合的研究方法是现代社会科学中常见的一种研究方法,以定性研究为基础,定量研究为补充。在戒毒学研究中,定性研究与定量研究相结合,可以有两种形式:一是先使用实地调查、访谈、案例研究等定性研究方法获取戒毒对象的相关信息,了解

---

[1]　施红辉、李荣文、蔡燕强:《毒品成瘾矫治概论》,科学出版社 2009 年版,第 25 页。

成瘾背后的生理、心理和社会因素,然后通过大样本问卷调查等定量方法获得相关数据,以验证和支持定性调查方法所获得的结论;二是先使用大数据、问卷调查等定量方法获取相关数据,如各类毒品滥用的流行规模,再运用定性方法深入分析变量之间的关系和机制。

(三)微观研究与宏观研究相结合的原则

在戒毒学研究中,微观研究主要从成瘾者个人出发,分析成瘾者为什么吸毒,以及导致吸毒成瘾的微观社会环境。所谓宏观研究,就是从系统观点出发,从社会的角度,对吸毒成瘾现象进行整体分析。[①] 只有将微观和宏观研究结合起来,才能形成完整的理论体系,实现其社会价值。

二、戒毒学研究的具体方法

(一)调查法

调查法是指通过考察了解客观情况直接获取有关材料,并对这些材料进行分析的研究方法。调查研究是科学研究中一种常用的方法,可以不受时间和空间的限制。通过问卷、访谈等方法了解调查对象的有关资料,在加以分析的基础上开展研究;也可以利用他人收集的调查数据进行分析,即所谓的二手资料分析。

调查法也是戒毒学研究经常使用的研究方法,如了解戒毒人员生存状况、心理特征、戒毒效果等。同时,通过利用他人调查数据进行综合分析,可以比较不同地区戒毒人员是否存在差异,还可以将先前的调查数据用在纵向研究上,如对某个地区戒毒人员定期的调查研究,以获得其发展变化的资料。

(二)观察法

观察法是指研究者根据一定的研究目的、研究提纲或观察表,用自己的感官和辅助工具去直接观察被研究对象,从而获得资料的一种方法。观察一般利用眼睛、耳朵等感觉器官去感知观察对象。由于人的感觉器官具有一定的局限性,观察者往往要借助各种现代化的仪器和手段,如照相机、录音机、显微录像机等来辅助观察。

在戒毒学研究中,研究者要了解强制隔离戒毒所戒毒人员行为表现,可以在他们劳动、学习、娱乐、休息等期间对其进行观察,还可以在临床条件下对其观察,如在对戒毒人员进行心理咨询或教育谈话时观察他们的行为表现。

(三)实验法

实验法是指一种经过精心的设计,并在高度控制的条件下,通过操纵某些因素,来研究变量之间因果关系的方法。在戒毒学研究中,实验法是一种主要的研究方法。例如想

---

① 施红辉、李荣文、蔡燕强:《毒品成瘾矫治概论》,科学出版社 2009 年版,第 26 页。

了解某种干预措施是否对戒毒人员产生戒毒效果，可以采用实验法进行研究。还有很多无法在人体上进行的科学研究，可以在实验室对动物进行相应的研究，如研究毒品成瘾的动物模型。

（四）个案研究法

个案研究法是指对某一个体、某一群体或某一组织在较长时间里连续进行调查，从而研究其行为发展变化的全过程，这种研究方法也称为案例研究法。例如研究者认为某一个戒毒人员的戒毒经历非常典型，深入分析此个案可能对影响戒毒效果的各个因素之间的关系有着更好的了解，就可以应用个案研究的方法。个案研究既可以研究个案的现在，也可以研究个案的过去，还可以追踪个案的未来发展。由于个案研究对象不多，所以研究时就有较为充裕的时间，能够进行透彻深入、全面系统的分析与研究。通过个案研究，也可以揭示出一般规律。

（五）档案研究法

档案研究法指使用基于非学术目的而得到的资料来检验假设或探讨多个变量之间关系的研究。档案材料包括报纸的报道、政策或团体的记录、书籍、杂志、个人信件、演讲稿等。毒品成瘾及戒除毒瘾受多种因素的影响，既有大的社会环境如政策、毒情形势等，也有小到家庭个人因素的影响，因此在戒毒学的研究中，利用各方面的资料来源来分析影响因素之间的共变关系、探讨发展变化规律，也是不可或缺的研究途径和方法。

以上研究方法都有各自的优缺点，戒毒学研究往往同时采用几种方法，以达到取长补短，相得益彰的效果。

第三节　戒毒简史

虽然戒毒学这门学科的历史较短，但人类出现成瘾以及与成瘾问题作斗争的历史源远流长。古埃及、古希腊、古罗马均有对醉酒、酗酒现象的记载，人类最早关注成瘾问题也是与酒精滥用有关。

一、关于成瘾性质观点的演变

关于成瘾的性质是什么，历史上一直争议不断，从道德、意志问题到医学问题的转变经历相当长的一段时间。

（一）成瘾是道德、意志问题

人们对成瘾的最初认识为：成瘾源于性格缺陷，是一种自我选择的结果，是精神层面的道德、意志缺乏问题。因而为防止成瘾的方法往往是强调个人的责任，对成瘾者往往采取惩罚措施。虽然随着神经生物学的发展，人们对成瘾的看法有着较大的改变，但直到现在仍有一部分人持上述观点,导致对成瘾者有社会歧视与偏见,其结果是给成瘾者带来更多的社会、心理、生理问题。

(二)成瘾相关的毒品滥用是违法行为

这个观点是道德观点的延续,由于滥用毒品导致各种社会问题,尤其是与犯罪行为紧密相关,世界各国都从法律层面上对毒品滥用采取惩罚措施。《中华人民共和国治安管理处罚法》(以下简称《治安管理处罚法》)规定,吸毒行为是违法行为,处十日以上十五日以下拘留,可以并处二千元以下罚款;情节较轻的,处五日以下拘留或者五百元以下罚款。

(三)成瘾是一种慢性、复发性的脑部疾病

1784 年,Benjamin Rush 发表了名为《烈酒对大脑和身体影响的调查》的论文,这是美国第一篇关于酒依赖的论文,他是首位提出可以通过医学治疗来使酗酒者恢复健康的医师。1774—1829 年,当时的医生与牧师通过长期观察与总结,首次提出了"成瘾"这一概念,并提出了与成瘾相关的一些重要概念与特征,认为慢性酗酒是具有生物学基础和后果的问题,慢性酒精中毒属于疾病状态,属于可医治的疾病。[1]

20 世纪 90 年代,美国国立药物滥用研究所主任阿兰·莱什纳在《科学》杂志上第一次完整提出"成瘾是种脑疾病"的观点。该观点认为,长期使用能影响多系统的脑部环路的物质,特别是与奖赏、动机、学习记忆、自控等行为有关的环路,导致成瘾者具有强烈、不可控的药物渴求和与之相关的强迫性觅药行为。由于其失控性,惩罚对成瘾者往往收效甚微。现在,人们对成瘾的认识及治疗理念更趋全面与科学。现代科学认为,成瘾是由于滥用成瘾性物质所引起的一种大脑结构、生物化学和功能改变的大脑慢性疾病。对其治疗应遵循慢性复发性疾病的治疗原则,使用综合性治疗的方法进行长期康复治疗,以达到减少酒精与毒品使用、降低违法犯罪活动和提高成瘾者生存质量及恢复各项家庭社会功能的目的。[2] 不过该观点也承认,成瘾相关的问题不是单纯的生物学问题,其发生、发展、转归受多种因素的影响,不可能仅使用生物学方法来解决成瘾问题。

(四)毒品成瘾的生理—心理—社会模型

这个模型采用了医学上的生理—心理—社会模型,因此是疾病观点的延伸。该模型强调了人体生理、心理和社会因素之间的相互作用,认为这些因素共同影响一个人的健康和疾病。生理因素是指与身体机能和生物过程相关的因素,如基因、器官功能、生化过程等。这些生理因素对于疾病的发生、发展和治疗都起着重要的作用。心理因素涉及个体的心理状态、情绪、信念、态度和认知等方面。心理因素可以对身体的生理过程产生直接影响,例如心理压力和情绪状态可以影响免疫系统和体内激素的分泌。社会因素指个体所处的社会环境和社会关系,如文化、家庭、社会支持网络、教育水平、职业环境等。这些

---

① 郝伟、赵敏、李锦:《成瘾医学理论与实践》,人民卫生出版社 2016 年版,第 4 页。
② 郝伟、赵敏、李锦:《成瘾医学理论与实践》,人民卫生出版社 2016 年版,第 10 页。

社会因素对一个人的生活方式、行为选择和医疗资源的可及性等方面都有重要影响。

随着对毒品成瘾研究的不断深入,尤其是表观遗传学的发展,人们对生理、心理和社会因素共同促成成瘾的发展有了更为清晰的了解。一般而言,成瘾者在成瘾前就有一定的易感性,易感性不仅与遗传相关,也与心理和其所生活的社会环境相关;在反复吸毒过程中出现大脑功能损害,导致行为失控、出现戒断症状、耐受性增加,发展为成瘾;在成瘾发展过程中,出现或者共患的严重的躯体、社会、心理损害;这些损害后果导致社会歧视与偏见。躯体、社会、心理损害以及歧视与偏见进一步使成瘾者的心理社会功能恶化,形成恶性循环。因此,成瘾是一类与生物、心理、社会均有关系的复杂的脑部疾病,在预防、干预成瘾时应该综合考虑各种因素,采用药物、心理行为、社会干预等综合治疗手段。[1]

由于对毒品成瘾的机制还未彻底了解,因此目前无论是对成瘾的治疗还是预防复发方面均不能真正做到有的放矢,因此,毒品成瘾的矫治要走的路还很长。

链　接

对"成瘾是种脑疾病"观点的质疑与回应[2]

质疑一:疾病的标准不明确。

对"成瘾是种脑疾病"观点的质疑主要在于这一观点源自学术界,缺少相关数据的支撑。质疑者认为,成瘾作为疾病不像其他疾病一样,有明确的诊断分类、诊断标准和程序等。

作为回应,Markus Heilig 等人主要从临床实用的角度来阐述"成瘾是种脑疾病"这一观点的益处。他们认为,把成瘾作为疾病去对待,已经对成瘾者本人、成瘾者的家庭都带来了好处,比如,某些阿片成瘾者,他们在诊断下接受了药物治疗,这对他们自身的康复发挥了巨大作用,在尼古丁与酒精成瘾者中也有同样的效果。

"成瘾是种脑疾病"的观点之所以有合理性,是因为它可以让成瘾者受益。如果否认这一观点,将会阻碍对成瘾者的治疗,这对成瘾者及其家庭来说未必是好事。

质疑二:成瘾的症状可自行恢复。

质疑者引用流行病学的调查结果,一定比例的成瘾者并没有经过正式治疗而获得了症状缓解,并且可以恢复到成瘾前的水平。质疑者认为这一证据和"成瘾是慢性、复发性疾病"是相悖的。

针对上述质疑,Markus Heilig 等人进行如下回应:有可能表现出自行缓解的个体实际上是有寻求治疗意愿的,并且他们的症状缓解程度还和临床诊断的局限性、可靠性、可重复性有关。也就是说,症状自行缓解的个体一方面有比较强的戒治动机,另一方面,他

---

[1]　郝伟、赵敏、李锦:《成瘾医学理论与实践》,人民卫生出版社 2016 年版,第 7 页。

[2]　节选自王春光:《成瘾是种脑疾病"遭质疑,为什么它仍然很重要?!》,https://mp.weixin.qq.com/s/Yr9IExi43EE8P_cPUF2jCg,下载日期:2024 年 8 月 26 日。

们症状自行缓解的程度和临床诊断的主观性有比较强的关联。他们是否真正得到了自行缓解，还是一个值得深入研究的问题。而事实上，当阿片成瘾被当作疾病进行诊断和治疗时，症状缓解的程度更大、更好，并且经过治疗后他们保持戒断的效果也更明显。

质疑三："成瘾是种脑疾病"的专属损害脑区并未被确认。

质疑者认为，当前对成瘾脑区的精准定位一直处于研究之中，离成瘾脑区临床诊断的专属性和敏感性的标准要求差距还比较大。

Markus Heilig 等人针对这一质疑，提出针锋相对的意见：质疑者忽视了一个事实，即神经成像不能用来诊断许多神经和精神疾病，如癫痫、偏头痛、亨廷顿氏舞蹈症、双相障碍、精神分裂症等。因此，要求采用大脑扫描的方式来诊断成瘾，实质是对神经成像在临床中的作用认识不清的表现。

在可预见的未来，神经成像技术虽然不能用来诊断成瘾，但它可以加深我们对成瘾背后机制的认识和理解。对成瘾机制的深入认识和理解又有助于提出新的治疗方法，特别是对一些还未有针对性药物治疗的成瘾，新的治疗方法有助于解决此类成瘾问题。

质疑四：当下成瘾的视角过于注重大脑，而忽视社会和环境因素的影响。

质疑者认为，以大脑为中心的成瘾观忽视了药物成瘾者在药物获取和使用过程中所受到的社会性因素影响，像社交需要、社会支持、社会经济地位等。

Markus Heilig 等人对此质疑举例回应。比如，利用动物模型，研究人员发现早年缺乏社交活动的个体在成年后增加了对成瘾物质的摄取动机；还有研究人员发现，增加社交机会可对个体的成瘾行为具有保护性作用。

在人类的研究中，也发现了社会支持和社会经济地位与多巴胺 D2 受体（D2 受体的可获取性是成瘾易感性的生物指标）的关联性，个体的社会支持和经济地位可改变多巴胺 D2 受体的可获取性，这会增加成瘾的易感性。还有研究从种族及文化的角度分析了成瘾的社会性因素。

因此，成瘾的脑疾病观并没有否定社会性因素对成瘾的影响，反而通过对多巴胺受体的研究展示了社会性因素对大脑功能的影响，这为成瘾行为的干预和预防提供了一条新的路径，也为社会性因素对成瘾如何产生影响提供了物质基础。

质疑五：成瘾是强迫性驱动还是自由性选择？

质疑者围绕强迫性开展"成瘾是决定论还是自由意志论"的话题。传统的成瘾理论认为成瘾是从可控到强迫性觅药和用药的过程。但是，成瘾领域对强迫性的界定并未统一，有学者认为强迫性是物质使用行为习惯化和敏感化的结果，也有学者认为强迫性使用是成瘾药物及线索诱惑凸显的表现，还有学者认为强迫性是受负性情绪状态驱动的结果。

正是由于没有对强迫性统一的认识，质疑者倾向于从字面解释强迫性，比如，强迫性使用酒精或毒品的个体只能依赖酒精或毒品，而不能做其他事情。

此外，质疑者还用动物实验的例子来举证成瘾是自由意志选择的结果。他们引用 Ahmed 等人的大鼠实验结果，即训练自我给药（可卡因）的大鼠在被提供糖块选择时，它们会选择糖块而放弃可卡因，这个实验在海洛因、甲基苯丙胺、酒精等成瘾物质上也得到了重复。就此，质疑者认为成瘾不是强迫性行为，而是可自由选择的行为。

面对这些质疑,Markus Heilig 等人首先回应强迫性界定的问题。他们认为在成瘾领域,强迫性药物使用是以药物为中心、非灵活性、对药物使用的不利后果不敏感化的行为。虽然这一现象未必在每个成瘾者身上呈现,但它反映了成瘾的一个重要临床症状,并且这一症状被 DSM-5(《精神疾病诊断与统计手册》第五版)作为物质成瘾的重要诊断标准。

面对成瘾选择性的质疑,Markus Heilig 等人认为成瘾行为的选择性和"成瘾是种脑疾病"并不冲突,恰恰反映了成瘾是大脑病理性选择的结果。正是由于大脑受成瘾的损害,出现了成瘾选择偏好,如选择即时强化、偏好风险决策等,才使得成瘾者即使在有益选择存的情形下,也会做出具有不利后果的选择,有时甚至不惜以生命为代价。

Markus Heilig 等人总结认为,对"成瘾是种脑疾病"观点的坚持,并不是为了让神经科学凌驾于其他学科之上,而是使神经生物学的视角在成瘾领域得以有价值的利用。比如,对成瘾机制的生物学理解及相应的干预、心理学对成瘾的理解和干预、戒治相关政策的设计等,都可从成瘾神经科学的研究中受益。

最后,Markus Heilig 等人认为成瘾领域对不同学科的整合需求更加迫切,它内在的机制需要多重学科领域的探索实践,并且成瘾者受益最大化必是来自学科融合的应用。

二、与戒毒相关的联合国公约与宣言

在联合国成立之前,国际禁毒立法集中于打击毒品的供应,对于戒毒治疗和康复等环节则没有规定。1945 年联合国成立后,逐步建立涉及戒毒的法律制度,国际禁毒立法开始由单纯的"控制"向"控制与矫治相结合"的法律体系转变。联合国先后通过了多部国际禁毒公约,就戒毒工作提出了相应要求和指导意见,为矫治和挽救毒品成瘾人员、保护人类的生命与健康发挥了重要作用。

(一)《1961 年麻醉品单一公约》(1972 年修订)

1972 年修订后的《1961 年麻醉品单一公约》在确认麻醉品成瘾对于个人、人类社会、经济存在巨大危害的基础上,认为应采取防止滥用麻醉品的措施。《1961 年麻醉品单一公约》第 38 条明确了防止滥用麻醉品的措施:一是各缔约国应特别注意如何防止麻醉品滥用,对关系人早作鉴别、治疗、教育、善后护理、康复,及使之重新与社会融为一体,并采取一切可能措施以求其实现。二是在使麻醉品滥用者获得治疗、善后护理、康复,及重新与社会融为一体方面,各缔约国应尽可能促进有关工作人员的训练。三是各缔约国应采取一切可能措施,以帮助因工作需要了解麻醉品的滥用及其防治问题的人员获得相关信息,并应当在麻醉品滥用情势有蔓延危险时,促进一般民众了解相关问题。对于毒品犯罪兼滥用者,《1961 年麻醉品单一公约》提倡以戒毒治疗矫治作为刑罚替代措施或附加措施,第 36 条 1 款第 2 项规定:"虽有前项规定(有关毒品犯罪的规定),于麻醉品的滥用者犯有上述罪行时,缔约国仍可自订规定,使其依第 38 条第 1 项的规定获得治疗、教育、善后护理、康复,并重新与社会融为一体,此可作为判罪或科处刑罚的替代措施,亦可作为判罪或科处刑罚的附加措施。"

(二)《1971 年精神药物公约》

为预防并制止精神药物滥用,《1971 年精神药物公约》也参照《1961 年麻醉品单一公约》作了类似规定。其第 20 条规定的防止滥用精神药物的措施有:一是各缔约国应采取一切可行措施,以防止精神药物滥用,并对关系人早作鉴别、治疗、教育、善后护理、康复,并使之重新与社会融为一体。各缔约国应当共同努力达到此目的。二是在使精神药物滥用者获得治疗、善后护理、康复,及重新与社会融为一体方面,各缔约国应尽可能促进有关工作人员的训练。三是各缔约国应协助因工作需要了解精神药物之滥用及其防治问题的人员获得相关信息,并应于此种物质滥用情况有蔓延危险时,促进一般民众对相关问题的了解。第 22 条第 1 款第 2 项规定:"虽有前项(毒品犯罪)规定,对于精神药物滥用者犯有上述罪行时,缔约国仍得自订规定,使其依第 20 条第 1 项的规定获得治疗、教育、善后护理、康复,并重新与社会融为一体,这可作为判罪或科处刑罚的替代措施,也可作为科处刑罚的附加措施。"

(三)《国际药物滥用管制战略》

进入 20 世纪 80 年代,国际社会毒品问题依然严峻。1981 年 12 月 16 日,联合国大会通过《国际药物滥用管制战略》,此决议是联合国所作的第一次重大努力,对全球性药物滥用问题所应采取的国际与国家行动提出了全面的看法。决议措施包括减少对非法药物的需求,防止不恰当或非法地使用合法药物,使药物滥用者得到治疗和康复,并能重建与社会的关系。

(四)《管制麻醉品滥用今后活动的综合性多学科纲要》

1987 年 6 月 12 日至 26 日,联合国在维也纳召开麻醉品滥用和非法贩运问题部长级会议,会议提出了"爱生命,不吸毒"的口号,并将每年 6 月 26 日定为"国际禁毒日",以引起世界各国对毒品问题的重视,号召全球人民共同抵御毒品的危害。会议还通过了《管制麻醉品滥用今后活动的综合性多学科纲要》,提出防止和减少对麻醉药品和精神药物的非法需求、控制供应、查禁非法贩运、治疗和康复等四项目标。对麻醉品成瘾矫治策略、治疗政策,评估现有的治疗和康复方法和技术制定,合适的治疗方案,培训工作人员,减少滥用麻醉品传染的疾病发病率和传染人数,在刑事司法和监狱内对麻醉品成瘾罪犯实施治疗,使接受治疗和康复的人重新参与社会生活等方面规定了具体目标,并为各项目标的实现提供了综合性纲要指导,从而进一步完善毒品成瘾矫治策略、政策、技术和方法,成为国际戒毒工作的指导性纲领。

(五)《政治宣言》和《全球行动纲领》

1990 年 2 月 20 日,联合国第一次联大特别会议在总部召开。会议一致通过了《政治宣言》和《全球行动纲领》,并宣布 1991—2000 年为联合国禁毒十年。《政治宣言》提出了范围全面、多学科协作的禁毒战略,达成了"促进有效的治疗、戒毒康复和恢复社会生活"

的戒毒工作协议内容。《全球行动纲领》提出了落实《政治宣言》的具体措施:一是各国优先应对预防和减少麻醉品滥用,通过必要的政策和立法调整取缔吸毒的国家战略、计划和方案,包括合理分配用于预防、治疗、戒毒康复和重新回归社会的资源和服务。二是管制和消除对麻醉药品和精神药物的非法需求,制定针对吸毒者的戒毒治疗和康复方面的具体综合措施,以及针对儿童戒毒康复的方案。三是各国在社会、卫生、法律和刑罚方面的战略应包括向吸毒者和吸毒罪犯提供重新回归社会、戒毒康复和治疗的方案。这些方案应按照国家法律和规章并以尊重基本人权和个人尊严为基础,适当照顾到个别吸毒成瘾者的不同需要。四是经常在国家、区域和国际范围内进行关于吸毒者的治疗、戒毒者的康复和回归社会等领域的最新发展和技术的培训与交流。五是劳工组织应编写和印发使戒毒者可重新参加职业活动和职业训练的相关方案准则等。

《全球行动纲领》确立了禁毒"二位平衡理论",即减少毒品非法需求和减少毒品非法供应,这成为指导国际禁毒工作的基本理论原则。减少毒品非法需求,就是一方面针对吸毒人群,通过早期诊断及有效的治疗和身心康复等综合性干预措施,使之尽早离开毒品;另一方面针对未吸毒人群特别是吸毒高危人群,采取宣传教育的手段,预防和减少新的吸毒者产生,从而降低社会对毒品的需求。减少毒品非法供应,就是通过国家立法,用国家法律重典制裁种毒、运毒、制毒和贩毒者,通过警方、海关等部门的共同努力,加强对毒品的种植、加工、生产、运输、销售等环节的控制,对麻醉药品严格管理,堵源截流,切断毒品来源。

(六)《政治宣言》和《减少毒品需求指导原则宣言》

《政治宣言》和《全球行动纲领》发布后的一段时间内,减少毒品需求仍多停留在纸面,落地的具体计划和方案并不多见。为此,1998 年 6 月 8 日,联合国召开第 2 次专题会议审议禁毒问题,会议通过了《政治宣言》和《减少毒品需求指导原则宣言》。《减少毒品需求指导原则宣言》提出了制定国家和国际药物管制战略中减少需求部分的指导原则,指出减少需求方案应当涉及预防工作的各个方面,从劝阻初次使用到减少毒品对健康和社会的有害后果。这类方案应当包括宣传、教育、提高公众认识、早期干预、咨询、治疗、康复、防止复发、疗后护理和重新融入社会。

《减少毒品需求指导原则宣言》还提出要注重吸毒罪犯的特殊需要,第 14 条规定:"为了促进滥用药物的罪犯重新融入社会,各会员国政府应视情况并根据本国的法律和政策,考虑规定药物滥用者应接受治疗教育、疗后护理、康复和重新融入社会的一些措施,作为定罪或处罚的替代办法,或与处罚同时使用。各会员国应视情况在刑事司法系统内,开发提供教育、治疗和康复服务以帮助药物滥用者恢复能力。在这一总体情况下,需要并应当鼓励刑事司法、卫生保健和社会系统之间紧密合作。"

《政治宣言》申明会员国的决心:要拨出必要的资源来为吸毒成瘾的儿童、妇女和男子提供治疗和康复措施并使他们重新融入社会,恢复尊严和希望。《政治宣言》将 2003 年定为与公共卫生、社会福利和执法部门密切合作制定新的或加强原有的减少毒品需求战略的指定期限,并承诺到 2008 年在减少需求领域取得重大的、可衡量的成绩。

（七）《关于打击非法药物的区域合作和相关事项的巴库协定：二十一世纪展望》

在 2005 年 9 月 12 日至 16 日在巴库举行小组委员会第四十届会议上，联合国通过了《关于打击非法药物的区域合作和相关事项的巴库协定：二十一世纪展望》，在减少毒品需求方面强调了对滥用者的治疗、使其康复和减少滥用毒品的危害。与会者商定，小组委员会各成员国应：（1）使人们更多地认识到滥用毒品可能带来的健康、社会和心理问题，特别是提高年轻人的认识；（2）考虑在必要情况下修订国家立法，以便利于成瘾者的治疗和康复，可采用的方法如设立毒品法庭、警方安排参加自愿治疗方案，以及其他被认可的替代治疗办法；（3）注意对滥用者的早期介入，促使他们恢复和重新融入社会，防止其因吸毒而传播艾滋病毒／艾滋病和其他血液传播疾病；（4）继续将吸毒预防、治疗和保健纳入国家毒品管制战略和社会经济发展方案，特别是为增强妇女的社会经济能力和儿童福利而设计的方案，包括预防和减少因吸毒致使艾滋病毒／艾滋病及其他血液传播疾病蔓延的相关方案。

该协定还鼓励小组委员会成员国确保患有艾滋病毒／艾滋病和其他血液传播疾病的吸毒者能够得到并且负担得起吸毒治疗，并努力为有艾滋病毒／艾滋病护理和资助需求的吸毒者消除障碍。

（八）《我们对有效处理和应对世界毒品问题的共同承诺》

随着禁毒形势的进一步发展变化，为商量和制定新的应对世界毒品问题的综合平衡战略，2016 年联合国世界毒品问题第三十届特别会议通过了《我们对有效处理和应对世界毒品问题的共同承诺》，对毒品滥用病症的治疗，对滥用者的康复、恢复和回归社会，以及艾滋病毒／艾滋病、病毒性肝炎和其他血液传播疾病的预防、治疗和护理等提出了具体行动建议，将戒毒工作重要性提升至新高度。

《我们对有效处理和应对世界毒品问题的共同承诺》认识到毒品成瘾是一种慢性和复发性的健康障碍，预防和治疗办法主要是循证戒毒治疗、护理和康复方案。其建议：鼓励成瘾者按照国家法律的规定在知情同意的情况下参加自愿戒毒；在预防、治疗、护理、恢复、康复和回归社会措施和方案中，纳入旨在最大限度减少吸毒对公众健康和社会的不良后果的有效措施，包括适当的药物辅助治疗方案、注射器具方案以及抗逆转录病毒治疗及预防吸毒所导致的艾滋病毒、病毒性肝炎和其他血液传播疾病传播的其他相关干预措施；酌情推广并执行联合国毒品和犯罪问题办公室及世界卫生组织制定的毒品滥用病症治疗标准和其他相关国际标准，并向保健专业人员提供关于适当使用这些标准的指导、协助和培训。

从公约内容的演变可以看出，作为减少毒品需求问题的一部分的戒毒治疗，日益受到国际社会的重视。随着对毒品成瘾的认识越来越深入、戒毒治疗研究的进展和实践经验的丰富，国际社会步入循证戒毒治疗、护理和康复方案方向。

三、我国戒毒立法的历程

吸毒问题的复杂性决定了戒毒工作的艰巨性和系统性，从世界各国戒毒的历史和实践来看，依赖于社会自发性是不可能控制毒品滥用问题的。戒毒是国家职能的一个重要方面，其依据于相应的法律规定。追溯禁吸戒毒工作的历史足迹，可以看到各历史阶段的戒毒体制都带有其鲜明的历史背景特色，也都为中国戒毒体制的发展和构建提供了值得借鉴的经验。

(一)清政府时期

中国禁吸戒毒工作起源于清朝的雍正时期，雍正七年(1729年)，雍正皇帝颁布了中国的第一个禁烟诏令——《兴贩鸦片及开设烟馆之条例》，对鸦片的买卖和销售、管理等方面进行了处罚。这标志着中国禁烟历史的开端，也是世界上第一个禁烟令。

继雍正皇帝颁布法令惩处贩卖鸦片及开设烟馆者之后，嘉庆皇帝在1813年颁布了中国历史上第一道惩办吸毒者的法令——《吸食鸦片烟治罪条例》，以刑罚手段制裁吸毒者。《吸食鸦片烟治罪条例》对吸食鸦片者按照身份的不同，规定不同的定罪量刑标准："官员买食鸦片者，照官犯赌博例，即行革职，杖一百，伽号两月；一般军民人等买食鸦片者，杖一百，伽号一月。"

道光皇帝继承了嘉庆时期的禁烟政策，加大了对吸食鸦片行为的惩处。道光十八年(1838年)，道光皇帝颁布了《钦定严禁鸦片烟条例》，将清政府历次发布的有关禁种、禁贩、禁吸的规定合编为39条，这部条例是我国历史上第一部综合性的禁烟法典。《钦定严禁鸦片烟条例》被称为史上最严厉的"禁毒法"，惩治措施极为严厉：所有吸毒人员，在一年半之内必须戒烟，不能戒烟者将被判刑，绞监候(死缓)。

光绪三十二年(1906年)，清政府提出了"十年禁烟计划"，同年11月，光绪皇帝颁布了《禁烟章程十条》，这是清末时期"二次禁烟"的基本法律。这部法律就逐年禁止国内鸦片的种植、销售、吸食等问题作了全面的规定，设置了十年禁烟的总体规划。《禁烟章程十条》对吸毒行为采取逐步戒除的措施，规定凡吸食者，除官吏生员当先戒断外，余则将姓名、年龄、住处、职业、每日吸食量呈报地方官，并领取牌照，作为吸烟购烟之据。

1909年2月1日，国际鸦片委员会会议在中国上海外滩汇中饭店召开，史称"万国禁烟会"。1909年2月26日，大会通过九项决议案，其中的第2项决议提出了要在各国"逐渐推行吸烟之禁令"。万国禁烟会是世界上第一次国际禁毒会议，在国际禁毒史上具有里程碑的意义。清末时期"二次禁烟"这一禁烟运动在会上得到了各国肯定。

从清代禁毒立法状况来看，中国是当时世界上颁布禁毒法令最早、最多，也是禁毒法律体系最为严密的国家。这个时期的戒毒措施经历了从完全的"入罪惩治型"的"硬戒模式"到分期分类的"强制型戒毒模式"的变化。[①] 但是，由于受历史条件的局限，中国近代的禁毒行动还是以失败而告终。

---

① 张晴：《中国戒毒体制的演变历程和模式比较》，载《云南警官学院学报》2012年第2期。

(二)中华民国时期

辛亥革命胜利后,民国政府继续推行禁烟政策,有关戒毒的法律较之清朝时期更加完善。既在刑法中有相关的法律条款,又有大量的专门戒毒法律;既有中央的戒毒法律,又有地方的戒毒法律;同时还完成了对吸毒行为进行处分的保安处分法,建立了"保安处分型"的戒毒模式,这个时期成为我国历史上毒品成瘾矫治法律较为全面的时期。①

1912年,孙中山发布《大总统令禁烟文》,通令全国严厉禁止鸦片,并提出以后将"于立法时剥夺其(即吸毒者)选举、被选举一切公权"。同年,袁世凯发布《暂行新刑律》规定,对吸食鸦片者处五等(2个月以上1年以下)有期徒刑、拘役或1000圆以下罚金,用刑罚手段督促烟民戒烟毒。经过清末的"二次禁烟"和民国初年革命巨浪席卷下的各省禁烟运动,泛滥成灾的鸦片烟毒在1917年中英会勘完成时,基本得到有效控制。1910年时全国吸毒人数降至500万,是1905年2000万人的四分之一。②

1931年,南京国民政府颁布了《个人或社团创设戒烟所简则》,明确表示支持个人或社团创办自愿戒毒机构辅助烟民除瘾。1932年,出台了《戒烟医院章程》,提出由政府出资在全国各省市设立戒烟医院,县一级设戒烟所,乡镇一级设分所,这些戒烟医院、戒毒所和分所成为戒烟戒毒的专门机构。

1935年,南京国民政府颁布了《禁毒实施办法》,其中第12条、第13条分别规定:从1935年起到1936年年底为止,在2年内将吗啡、高根、海洛因及其配制的毒丸等毒品全部禁绝;从1935年起到1940年年底止,在6年内将鸦片彻底禁绝,开启了国民政府"二年禁毒、六年禁烟"时期。

1935年,南京国民政府发布了《禁烟治罪暂行条例》,第8条规定:"吸食鸦片者处六个月以上二年以下有期徒刑,得并科三百元以下罚金,有瘾者并限期交医勒令戒绝。自愿投戒戒绝后,再犯前项罪者,处一年以上三年以下有期徒刑,得并科五百元以下罚金,并限期交医勒令戒绝。经勒令戒绝后,再犯第一项之罪者,处五年以上十年以下有期徒刑,并科五千元以下罚金,并限期交医勒令戒绝。三犯者处死刑。"

南京政府实行的戒烟制度采用循序渐进的办法,辅以严厉的复吸刑罚制度,取得了比较好的效果,但随着抗日战争的开始,沦陷地取得的戒毒成果付之东流。抗日战争胜利后,南京政府虽颁布了《收复地区戒烟院所设置办法》《收复地区公私医院诊所办理戒烟调验监督规则》《收复地区各省市监制戒烟药剂管理配发办法》《收复地区办理烟民施戒及善后救济事务实施办法》等一系列戒烟制度,但因忙于内战,无暇贯彻执行,戒烟制度名存实亡。③

---

① 张晴:《中国戒毒体制的演变历程和模式比较》,载《云南警官学院学报》2012年第2期。

② 天山医学院:《我国戒毒(禁毒)立法的历史演变》,https://www.tsu.tw/edu/7077.html,下载日期:2024年9月11日。

③ 李文君、阮惠风:《禁毒学》,中国人民公安大学出版社2016年版,第159页。

（三）新中国成立后

中华人民共和国成立后,党和政府凭借对社会的有效控制、强大的政权力量、高效的干部队伍,动员各种社会力量参与,在周密的部署下,使困扰中国百余年的毒品问题得以解决。

1.新中国成立初期

1950年2月24日,中央人民政府政务院发出《严禁鸦片烟毒的通令》,规定自1950年春季开始,吸食烟毒者限期登记,定期戒除,否则予以处罚;各级政府卫生机关,配置戒烟药品,吸食烟毒者可前来购买戒烟,对于贫苦无力购买的烟民,实行减价或者免费医治;在烟毒较盛的城市,则设置戒烟所,成立专门的戒烟机构。组织召开群众会、烟民学习会和烟民家属座谈会,进行广泛动员,号召"烟民自戒为之"。同时,动员带头戒断的烟民现身说法,打消其他烟民的顾虑。由于做了大量深入细致的思想和组织工作,烟民纷纷戒除了吸毒恶习。① 这是一个特定历史时期和背景下的戒毒成果,是一场禁毒斗争,并未形成一套完整的戒毒模式。

2.改革开放之初至1989年

20世纪80年代以来,在我国禁绝毒品30多年之后,在国际毒潮的侵袭下,毒品问题又死灰复燃,并迅速发展蔓延。在吸毒人员不断增多的情况下,1981年8月27日,国务院出台了《关于重申严禁鸦片烟毒的通知》,规定:"对于鸦片等毒品的吸食者,应当由公安、民政、卫生等部门组织强制戒除。"1982年7月16日,中共中央、国务院又发出了《关于禁绝鸦片烟毒问题的紧急指示》,规定:"严禁吸食毒品,取缔地下烟馆。吸食毒品的人,要加强教育,令其到政府登记,限期戒除……或拒不登记,又逾期不戒的,强制收容戒除,并给予必要的惩处。"

《关于重申严禁鸦片烟毒的通知》和《关于禁绝鸦片烟毒问题的紧急指示》是中国改革开放早期的关于戒毒的行政法规,这些法规只是提出了戒毒的要求和规定,并未对戒毒工作做进一步具体划分和细化,也未形成一定的戒毒模式。②

3.1990年至2007年

(1)《全国人大常委会关于禁毒的决定》。1990年12月28日,第七届全国人大常委会第十七次会议通过的《全国人大常委会关于禁毒的决定》,首次确立了中国的强制戒毒体系,明确了强制戒毒体系的基本结构,规定了对吸毒者的处置原则,并成为劳动教养戒毒的法律依据。其中第8条规定:"吸食、注射毒品,由公安机关处十五日以下拘留,可以单处或者并处二千元以下罚款,并没收毒品和吸食、注射器具。吸食、注射毒品成瘾的,除依照前款规定处罚外,予以强制戒除,进行治疗、教育。强制戒除后又吸食、注射毒品的,可以实行劳动教养,并在劳动教养中强制戒除。"

1990年成立的国家禁毒委员会是我国最高的禁毒领导机构,主要负责研究制定禁毒

---

① 李文君、阮惠风:《禁毒学》,中国人民公安大学出版社2016年版,第90页。
② 张晴:《中国戒毒体制的演变历程和模式比较》,载《云南警官学院学报》2012年第2期。

方面的重要措施和政策,协调有关毒品的重大问题,统一领导全国的禁毒工作。

(2)《强制戒毒办法》。1995 年国务院根据《全国人大常委会关于禁毒的决定》制定了《强制戒毒办法》,系统地对强制戒毒加以规范。这个时期的一系列与戒毒相关的法律、法规,逐步明确了吸毒行为的性质、吸毒者的法律处分、戒毒体系、戒毒机构、戒毒对象、戒毒方法等内容,形成了以"强制、劳教戒毒为主,自愿戒毒为辅"的戒毒法律制度,为构建当今中国的戒毒模式进一步打下了前期的基础。① 此时,自愿戒毒体制并没有明确的法律依据,只在 1996 年 5 月 30 日发布的《公安部关于贯彻执行〈强制戒毒办法〉有关问题的通知》第 4 条第 6 款规定中提到,公安机关设立的安康医院,经批准并经审验合格后开展自愿戒毒治疗业务的,应参照卫生部的有关规定制定健全各项管理规章制度。2000 年公安部发布的《强制戒毒所管理办法》第 47 条规定,强制戒毒所可以接收自愿戒毒人员,但并没有规定自愿戒毒者是否仍要接受治安处罚。2004 年以来,在全国推广"社区药物维持治疗"后,"美沙酮替代维持治疗"已成为海洛因成瘾者的自愿戒毒模式。②

(3)配套的行政规章。在此期间,还有很多行政部门出台了相关的行政规章。2000年,司法部依据《关于禁毒的决定》和《劳动教养试行办法》的有关规定,制定了《劳动教养戒毒工作管理办法》,为规范劳教戒毒工作提供了行之有效的制度保证。同年 4 月,公安部发布了《强制戒毒所管理办法》,在戒毒所推行规范化管理。

2002 年,卫生部、国家食品药品监督管理局颁发《苯丙胺类兴奋剂滥用及相关障碍的诊断治疗指导原则》,规范各地对苯丙胺类兴奋剂成瘾者的治疗。公安部下发《公安部关于对吸食苯丙胺类毒品违法人员处理意见的通知》,规范了对吸食苯丙胺类毒品人员的处理。2003 年为推进特殊药品法规建设,国家食品药品监督管理局组织修订了《麻醉药品管理办法》和《精神药品管理办法》。同年,公安部集中开展了强制戒毒所管理秩序专项整治,司法部则颁布了《劳动教养戒毒工作规定》,对戒毒人员的管理、治疗、教育提出了规范性要求,确立了"相对封闭、分期管理、综合矫治、后续照管"的戒毒康复模式。

虽然旧的戒毒体制存在一定的缺陷,但其曾在我国戒毒工作方面发挥了巨大作用,在一定程度上遏制了吸毒人员快速增长的势头,也使一部分成瘾者真正戒除了毒瘾。

在此期间,随着对毒品成瘾问题认识的深入,毒品成瘾是一种慢性、复发性的脑部疾病的理念渐渐成为共识,我国借鉴国际戒毒经验,开始引入科学戒毒理念与方法。医学矫治方案不断进步,从最初单纯针对戒断症状的干预,到逐渐考虑到了对稽延症状的控制,再后来针对精神依赖和复吸逐步开展了后期的康复和防复吸治疗,还从提高社会接纳程度的角度出发,考虑到了康复后的回归社会过程。治疗手段上,从最初的药物治疗开始,逐步扩展到心理、行为等综合治疗手段。③

在实践层面,2003 年我国首批美沙酮维持治疗门诊开始试点工作(目前全国共开设美沙酮维持治疗门诊近 800 个,维持治疗门诊间已经实现计算机网络化管理),各地戒毒

---

① 张晴:《中国戒毒体制的演变历程和模式比较》,载《云南警官学院学报》2012 年第 2 期。

② 李文君、阮惠风:《禁毒学》,中国人民公安大学出版社 2016 年版,第 160 页。

③ 施红辉、李荣文、蔡燕强:《毒品成瘾矫治概论》,科学出版社 2009 年版,第 52 页。

机构开始探索戒毒康复模式,如在司法系统及卫生戒毒机构开展社区治疗模式,认识到心理行为治疗和社区帮教在戒毒过程中的重要性。

4.2008 年《禁毒法》实施至今

(1)《禁毒法》。随着禁毒立法的完善,我国的禁毒工作取得了巨大的成就,但是,禁毒的形势依然严峻,社会需要一部综合的、全面的、系统的禁毒法。2007 年 12 月 29 日,第十届全国人大常委会第三十一次会议高票通过了《禁毒法》,为新形势下的禁毒工作提供了有力的法律保障。《禁毒法》规定了我国现行戒毒制度的基本内容,按照戒毒工作的法律属性、实施主体、开展方式划分了不同的戒毒措施类型,包括自愿戒毒、社区戒毒、强制隔离戒毒、社区康复等。

在《禁毒法》实施之后,各部门和各地方的立法者集中精力逐步填补现有毒品立法的真空,行政立法,地方性禁毒立法、部门规章出现广泛修订的热潮,出台了一批与《禁毒法》配套的司法解释、行政法规、地方性法规、规章。

(2)《戒毒条例》。在《禁毒法》实施三年之后,《戒毒条例》于 2011 年 6 月 22 日由国务院第一百六十次常务会议通过,同日公布实施。《戒毒条例》对于促进戒毒工作具有重要的积极意义,规定了戒毒保障机制、建立戒毒工作体系、细化戒毒法律责任和明确戒毒法规效力四个方面,其中最主要的是规定了自愿戒毒、社区戒毒、强制隔离戒毒和社区康复四种戒毒措施,为每一项戒毒措施规定了相应的具体制度,从而解决了《禁毒法》的具体理解和实际执行问题。这些规定在价值理念上体现了对戒毒人员的权利保障、注重戒毒政策的科学要求和加强戒毒工作的社会联动。

(3)配套的行政规章。2011 年 4 月 1 日,公安部和卫生部公布施行《吸毒成瘾认定办法》,对吸毒成瘾的定义、吸毒成瘾和吸毒成瘾严重的认定、承担认定工作的戒毒医疗机构作了规定,以规范吸毒成瘾认定工作。

2011 年 9 月 28 日,公安部通过《公安机关强制隔离戒毒所管理办法》,在体例结构、条款内容等方面对 2000 年公安部发布施行的《强制戒毒所管理办法》进行了较大规模的修改、补充和完善,对《禁毒法》《戒毒条例》中所规定的强制隔离戒毒措施作了明确具体的阐释,为基层公安机关提供了更规范、可操作的执法依据。2013 年 4 月 3 日,司法部通过了《司法行政机关强制隔离戒毒工作规定》,该规章是在劳教制度即将废除、劳教所即将完全转型为强制隔离戒毒所的背景下制定的。

2013 年 9 月 2 日,为进一步规范强制隔离戒毒诊断评估工作,切实保障戒毒人员合法权益,公安部、司法部、国家卫生计生委共同制定了《强制隔离戒毒诊断评估办法》。强制隔离戒毒诊断评估,是指强制隔离戒毒所对戒毒人员在强制隔离戒毒期间的生理脱毒、身心康复、行为表现、社会环境与适应能力等情况进行综合考核、客观评价。

(4)相关的行政规章。公安部《娱乐场所治安管理办法》,卫生部《戒毒药品管理办法》,卫健委、公安部和司法部《戒毒治疗管理办法》,公安部《吸毒检测程序规定》《吸毒人员登记办法》等法律、法规、规章及其他规范性法律文件涉及戒毒问题。

(5)地方性法律法规。为配合《禁毒法》《戒毒条例》实施,全国各地出台了相应的地方性法规和规章,截至 2024 年年底,我国已有 20 多个省份和武汉市、凉山彝族自治州、珠海经济特区等地级行政区出台了地方禁毒条例。这些地方性禁毒法规在完善禁毒法律体系、推进毒品问题治理体系和治理能力现代化方面,发挥着越来越重要的作用。

四、我国戒毒工作的现状

《禁毒法》和《戒毒条例》实施之后,无论是自愿戒毒机构、社区戒毒康复工作站,还是强制隔离戒毒部门都在探索行之有效的戒毒模式。

2003年,中国疾控中心在云南等地先后开展美沙酮维持治疗门诊试点,并于当年出台《社区药物维持治疗试点工作方案》。截至2023年,全国共设立戒毒药物维持治疗门诊及延伸治疗点1134个,在治人员约4万人。

社区戒毒康复工作比较著名的有广东省的社区戒毒康复社会购买模式、上海市的"自强社会服务总社"、贵州省的"阳光工程"建设、云南普洱市关爱中心社区戒毒模式、云南开远市的"雨露社区"等实践模式。

司法行政戒毒系统中,涌现出贵州"三分四期"戒毒模式、宁夏"3·3·3"工作模式、广西"四四"戒毒管理模式、北京和新疆的"三期五疗一延伸"模式、福建"三期六疗一延伸"的"361"模式、安徽"3451"戒毒模式、河北"365"戒毒模式、陕西"三三三"戒毒管理模式、内蒙古"三期六级"戒毒模式、河南"三五六九"戒毒教育矫治模式、山东"三六三"戒毒模式、广东"三三六"模式、重庆"三期三自"模式、江苏"三四二"模式、浙江"四四五"强制隔离戒毒模式、四川"常春藤生命复原戒毒模式"、海南"精神戒毒法"教育矫治模式、湖南"三定四区五中心"模式、青海的"四期三法两延伸"戒毒模式等的实践和经验总结,为全国司法行政戒毒系统统一模式的创建奠定了基础。2018年5月,司法部印发的《关于建立全国统一的司法行政戒毒工作基本模式的意见》明确,建立以分期分区为基础、以专业中心为支撑、以科学戒治为核心、以衔接帮扶为延伸的全国统一的司法行政戒毒工作基本模式。面对新形势新任务,司法部作出关于完善以强制隔离戒毒为主体、以戒毒康复和指导社区戒毒社区康复为两翼的"一体两翼"战略布局部署。

中国特色社会主义进入新时代以后,我国毒品治理开始由法治化步入现代化,逐步完善毒品问题治理体系,提升毒品治理能力,毒品问题治理政策也随之发生转变。2018年习近平总书记作出指示,我们要走中国特色的毒品问题治理之路,坚决打赢新时代禁毒人民战争。[1] 为对接国家治理体系和治理能力现代化,走中国特色毒品问题治理之路,2018年公安部提出构建"六全"毒品治理体系,即全覆盖毒品预防教育体系、全环节服务管理吸毒人员体系、全链条打击毒品犯罪体系、全要素监管制毒物品体系、全方位毒情监测预警体系、全球化禁毒国际合作体系。[2] 全环节服务管理吸毒人员体系,就是要坚持人文关怀、科学戒毒,不断创新吸毒人员服务管理工作,健全自愿戒毒医疗服务、社区戒毒、社区

---

[1] 《习近平就禁毒工作作出重要指示》,https://www.gov.cn/xinwen/2018-06/25/content_5301084.htm,下载日期:2024年12月16日。

[2] 《2018年中国毒品形势报告》,https://www.mps.gov.cn/n6557558/c6535096/content.html,下载日期:2024年12月16日。

康复、强制隔离戒毒等戒毒康复体系,完善戒毒治疗、心理矫正、帮扶救助、就业扶持等政策措施,积极帮助吸毒人员戒断毒瘾、回归社会,使吸毒人员切身感受到党和政府的关爱和帮助。

戒毒人员作为特殊的群体,在回归社会过程中往往遭遇就业歧视,党的二十大报告明确指出要消除影响平等就业的不合理限制和就业歧视,这无疑为戒毒人员重返社会清除了一大障碍,使戒毒人员也能够通过勤奋劳动实现自身发展的机会。还有一部分戒毒人员由于长期吸毒,导致健康状况较差、劳动技能水平低,沦为困难群体。党的二十大提出要加强困难群体就业兜底帮扶,使这部分困难群体就业得到充分的保障。在现代社会中,拥有一份工作对于保持一个人的自信是极为重要的,没有工作则可能会削弱一个人对自身社会价值的自信。采取有效措施帮助戒毒人员破解再就业难题,这既是社会保障的应有之义,也是推动戒毒人员回归社会和降低复吸率的重要举措,更是维护社会和谐稳定的重要内容。因此,党的二十大会议拉开了戒毒工作的新局面。

链　接

改革开放以来我国禁毒方针的演变①

1.“三禁并举”的禁毒工作方针。迅速蔓延的毒品问题,迫切需要从国家层面统筹全国禁毒工作,制定普遍适用的禁毒工作方针,以指导全国的禁毒工作。1991年6月在北京召开了第一次全国禁毒工作会议,此次会议首次明确提出“三禁(禁贩、禁种、禁吸)并举、堵源截流、严格执法、标本兼治”的禁毒工作方针,并提出力争在两三年内把毒品泛滥的势头压下去,做到“有毒必肃、贩毒必惩、种毒必究、吸毒必戒”。

2.“四禁并举”的禁毒工作方针。从1997年开始,毒品犯罪有了新变化。以冰毒、摇头丸为代表的合成毒品,无论从缴获的数量、犯罪的规模,还是涉及的省份数量来看,都有了很大程度的增加。根据毒品犯罪形势的新变化,为更好地打击制造合成毒品的犯罪势头,1999年8月,国家禁毒委员会在包头召开了第三次全国禁毒工作会议,对我国的禁毒工作方针进行适当调整,在原来“禁吸、禁贩、禁种”的基础上增加“禁制”,即禁止制造毒品,形成了后来的“四禁(禁吸、禁贩、禁种、禁制)并举、堵源截流、严格执法、标本兼治”的新的禁毒工作方针。

上述禁毒方针的确立,很好地指导了当时全国的禁毒工作,是适应当时禁毒斗争形势的,对遏制毒品的蔓延起到了一定的作用。随着禁毒工作的进一步开展及对禁毒工作认识的进一步加深,发现过分倚重于对毒品的打击而采取“堵源截流”的传统禁毒思路来取得禁毒工作的完全胜利是不现实的。

3.“禁吸、禁种、禁贩、禁制并举,预防为本、严格执法、综合治理”禁毒方针。2004年4

---

①　节选自雷志军:《我国禁毒工作方针之历史沿革与发展走向》,载《广西警察学院学报》2018年第1期。

月15日,胡锦涛同志主持召开了专门研究解决毒品问题的中共中央政治局常委会,并指出"禁毒工作必须全社会共同参与,各部门通力合作,综合治理。首先要抓教育,第二要抓戒毒,第三要抓打击,第四要抓管理,最后要抓法制,加强立法"。这是"全面、均衡、协调"解决毒品问题新理念的具体体现。这一新的禁毒理念也体现在国家禁毒委员会制定的《国家禁毒委员会2004—2008年禁毒工作规划》(以下简称《五年规划》)中,即把原来的"四禁并举、堵源截流、严格执法、标本兼治"的禁毒方针,调整为"四禁并举、预防为本、严格执法、综合治理"禁毒方针。新的禁毒工作方针"突出毒品预防,强调综合治理",这是我国在禁毒工作中不断总结禁毒实践、提高禁毒工作实效的体现。"预防为本"体现了既针对当前毒品泛滥的现实进行严厉打击,又从预防的角度减少新增毒品消费问题,传递出解决当前紧迫问题和实现长远治理目标相结合的工作思路。"综合治理"则从以公安执法为主的单一禁毒应对方式转变为禁毒政府行为和社会行为,体现了动员社会力量、实现全员禁毒的工作理念。

4."预防为主,综合治理,禁种、禁制、禁贩、禁吸并举"禁毒方针。2007年12月29日,第十届全国人大常委会第三十一次会议审议并通过了《中华人民共和国禁毒法》(以下简称《禁毒法》),其作为《五年规划》中禁毒法制体系建设的重要组成部分,于2008年6月1日施行。《禁毒法》肯定与继承了之前禁毒方针中"突出毒品预防,强调综合治理"的理念,将"预防为主"放在首位,同时将"综合治理"提前,并按照毒品产生和流通的自然顺序对"四禁"的顺序进行调整,形成了"禁种、禁制、禁贩、禁吸"的新"四禁"排列顺序,最终以法律的形式确立了"预防为主,综合治理,禁种、禁制、禁贩、禁吸并举"作为我国新的禁毒工作方针。

第二章　毒品成瘾机制

万事皆有因果,毒瘾的形成必有其特定的机制。"机制"在《现代汉语词典》(第7版)中的含义之一是"泛指一个工作系统的组织或部分之间相互作用的过程和方式"。毒品成瘾机制就是指毒品成瘾者在生理、心理和社会各方面因素相互作用下逐步形成毒瘾的过程和方式。因此,了解毒品成瘾机制,揭示其形成的原理和发生的过程是必要的,有助于我们更加科学地采取针对性措施来提高戒除毒瘾的成功率。为了叙述方便,暂且把成瘾因素分为生物、心理、社会等因素,这些因素相互交织、重叠、影响,很难作出各因素之间的因果判断。

第一节　毒品成瘾的神经生物学机制

毒品成瘾是一个动态发展的过程,其脑环路机制较为复杂,整个过程都与大脑内多个纵横交互、协同作用的神经环路的结构变化和功能失调有关。长期摄入成瘾药物会导致包括奖赏和执行系统在内的大脑微结构发生适应性改变,进而在认知、行为和生理层面上诱发一系列诸如奖赏失调和执行功能障碍等成瘾症状。药物依赖领域在神经生物学研究方面有了长足进步,尤其是在神经环路和成瘾分子生物学两大领域取得了部分共识的研究成果,[1]涉及神经可塑性、奖赏、学习记忆、神经递质等神经科学多个前沿领域,但是尚未完全阐明成瘾生物学机制。

一、毒品成瘾的神经环路

(一)奖赏环路

在上亿年生物界漫长的进化过程中,生物必须具备一种重要的辨别能力,那就是能够辨别来自体内外的哪些刺激是有利于个体生存和种族延续的,并对这种经验形成较为牢固的记忆。机体之所以能在来自体内外众多刺激中准确辨别出有利于个体生存和种族延续的刺激,是因为机体有一套严格的生物学辨别标准。凡能使机体产生愉悦和欣快感觉的刺激就是有利于个体生存和种族延续的刺激,如美食、运动、性等;使机体出现的欣快和愉悦的程度越高,那么该刺激对个体生存和种族延续就越重要,形成的记忆也就越牢固、越深刻。机体实现上述辨别和记忆功能的生物学基础是"奖赏环路"。

---

[1]　杨良:《药物依赖学:药物滥用控制与毒品成瘾治疗》,人民卫生出版社2015年版,第35页。

"奖赏环路"主要由伏隔核、中脑边缘多巴胺能神经系统和腹侧苍白球组成。中脑边缘多巴胺能神经系统环路是中枢"奖赏系统"的关键部分,起源于中脑腹侧被盖区,通过前脑内侧束投射到边缘系统和皮层的多巴胺能神经元胞体,终止于伏隔核。另外,前额叶皮层、杏仁核、海马、终纹状核存在下行至腹侧被盖区的长程谷氨酸能环路和抑制性的 γ-氨基丁酸神经环路,同时伏隔核内的神经元还进一步投射到腹侧苍白球并通过腹侧苍白球投射到其他脑区。

奖赏系统能激活人的行为,使其活跃程度发生改变。同时奖赏系统能强化学习行为,改变并指引未来行为的趋向,包括激发能产生兴奋的行为及逃避负性情绪。虽然各种毒品的化学结构差异巨大,在体内初始作用的靶点也各不相同,但它们都能像美食和性刺激那样,直接或间接上调奖赏环路的多巴胺能神经系统功能。而它们上调多巴胺浓度的程度远大于食物和性等自然奖赏刺激,所产生的记忆也比自然奖赏刺激牢固得多。[1] 也就是说,毒品"盗用"了机体固有的奖赏机制。

(二)控制环路

控制环路主要由前额叶和前扣带回组成。成瘾人群自我控制能力的缺失和决策行为不当与前额叶皮层功能受损有密切联系,前额叶的功能失调将会导致成瘾者只偏重追求即时奖赏而忽略由此引发的严重后果。[2] 前扣带回对于情绪调控和对奖惩的行为反应具有重要作用,由前扣带回损伤引起的情绪调节功能异常可能是复吸的启动因素。[3]

(三)动机驱动环路

动机驱动环路主要由眶额叶皮层、背侧纹状体、胼胝体下层和运动皮层组成。已有的功能性磁共振成像(fMRI)和正电子发射计算机断层成像(PET)研究表明,当成瘾者暴露于药物相关线索环境下时,眶额叶皮层出现激活,而当药物及其相关线索消失后,眶额叶的活动也会显著下降。[4] 临床研究发现,眶额叶的损伤与强迫性寻求奖赏有关,即使药物强化作用消失,成瘾者仍然会不受控地寻求药物刺激。[5] 药物寻求与摄入成为成瘾者行为活动的主要驱动力。

---

① 郝伟、赵敏、李锦:《成瘾医学理论与实践》,人民卫生出版社 2016 年版,第 47 页。

② Royall D. R., Lauterbach E. C., Cummings J. L., et al., Executive Control Function: A Review of its Promise and Challenges for Clinical Research. A Report from the Committee on Research of the American Neuropsychiatric Association, *Journal of Neuropsychiatry & Clinical Neurosciences*, 2002, Vol.14, No.4, p.377.

③ Berking, M., Margraf, et al., Deficits in Emotion-regulation Skills Predict Alcohol Use during and after Cognitive-behavioral Therapy for Alcohol Dependence, *Journal of Consulting & Clinical Psychology*, 2011, Vol.79, No.3, p.314.

④ Adin off B., Sr D. M., Best S. M., et al., Limbic Responsiveness to Procaine in Cocaine-addicted Subjects, *American Journal of Psychiatry*, 2001, Vol.158, No.3, p.396.

⑤ Rolls E. T., Grabenhorst F., The Orbitofrontal Cortex and Beyond: From Affect to Decision-making, *Progress in Neurobiology*, 2008, Vol.86, No.3, p.216.

(四)学习记忆环路

学习记忆环路主要由海马、伏隔核、杏仁核和尾状核壳核构成。在成瘾形成的初期,药物及其相关线索通过增加大脑内局部多巴胺能神经元的活性产生奖赏强化效应,促进对该线索的刺激或预示该刺激的奖赏效应的关联性学习。[1] 到了成瘾的后期,即使奖赏强化效应消失,药物相关线索还是会唤醒成瘾者的奖赏记忆,引起他们对药物的强烈渴求从而导致复吸。

(五)内感受作用环路

内感受作用环路主要由脑岛、腹内侧前额叶皮层和部分边缘系统脑区组成。脑岛是内感受作用环路的关键脑区,与腹内侧前额叶共同通过察觉机体内部活动状态的改变来控制情绪和道德决策。脑损伤研究表明,成瘾者对药物的渴求和复吸与脑岛活动异常有关,因此脑岛的反应可以作为预测是否发生复吸的标记特征。[2] 长期滥用成瘾药物会打破机体原来的平衡,过度凸显药物奖赏反应,强化成瘾者对药物相关线索的动机价值判断和奖赏学习记忆,弱化对药物摄入相关的动机驱动行为的控制,最终导致成瘾戒断再复吸的恶性循环。[3]

二、成瘾的相关神经递质系统

神经递质是实现神经环路功能的物质基础。根据现有的研究结果,几乎所有已知的中枢神经递质都不同程度地参与毒品成瘾,其中研究最多也是最重要的,是多巴胺能和谷氨酸能神经递质系统。

(一)中脑边缘多巴胺能神经系统

多巴胺(DA)是目前大脑中最主要的神经递质,中脑边缘多巴胺能神经系统介导的奖赏效应是成瘾启动的第一步,几乎所有的毒品都能直接或间接激活此多巴胺能神经通路,但它们的初始作用机制并不相同。阿片类毒品通过激活中脑腹侧被盖区内的 γ-氨基丁酸(GABA)能中间神经元上的阿片 μ 受体而抑制 GABA 能神经元的活动,从而解除GABA 能神经元对腹侧被盖区内多巴胺能神经元的抑制,使其在投射靶区伏隔核释放的多巴胺量增加。[4] 可卡因和苯丙胺类兴奋剂作用于多巴胺能神经末梢,可卡因通过抑制

---

[1]　Maldonado R.，Valverde O.，Berrendero F.，Involvement of the Endocannabinoid System in Drug Addiction，*Trends in Neurosciences*，2006，Vol.29，No.4，p.229.

[2]　Droutman V.，Bechara A.，& Read S. J.，Roles of the Different Subregions of the Insular Cortex in Various Phases of the Decision-making Process，*Frontiers in Behavioral Neuroscience*，2015，Vol.9，No.9，p.309.

[3]　Baler R. D.，Volkow N. D.，Drug Addiction：The Neurobiology of Disrupted Self-control，*Trends in Molecular Medicine*，2006，Vol.12，No.12，p.560.

[4]　郝伟、赵敏、李锦：《成瘾医学理论与实践》,人民卫生出版社 2016 年版,第 60 页。

多巴胺转运体阻断多巴胺重摄取；苯丙胺类兴奋剂既能抑制多巴胺转运体阻断多巴胺重摄取，也能通过逆转囊泡单胺转运体2和质膜单胺转运体功能，促进多巴胺逆转运增加多巴胺释放而增加细胞外多巴胺含量。[①] 两种途径协同作用，使位于突触间隙的多巴胺堆积。

大麻可通过激活GABA能神经元和谷氨酸能神经元上的大麻素受体1抑制GABA的释放，从而增加腹侧被盖区内多巴胺能神经元末梢在伏隔核内的多巴胺释放。尼古丁可激活位于腹侧被盖区内多巴胺能神经元的$α4β2$烟碱型乙酰胆碱受体，从而增加腹侧被盖区内多巴胺能神经元末梢在伏隔核内的多巴胺释放。乙醇可通过作用于$GABA_A$受体和NMDA[N-甲基-D天冬氨酸]受体，以某种间接方式增加多巴胺释放。[②]

早期认为，多巴胺是产生奖赏（欣快感）的物质基础，而近年来研究则发现，多巴胺还介导了奖赏预期误差和与奖赏相关的关联性学习。当奖赏比预期更好或在期望之外出现时，多巴胺能神经元为正反应，而当奖赏比预期更差或在期望时间不出现时，多巴胺能神经元出现负反应。毒品使突触间隙多巴胺水平过度而持续升高，使大脑误以为毒品奖赏比预期好，使得毒品的价值凸显，诱发觅药用药行为。由于毒品诱发的多巴胺释放量比食物等天然奖赏物诱发的多巴胺释放量更高、更持久，一方面使毒品相关的刺激—奖赏之间的关联性学习更强烈，另一方面也使天然奖赏目标贬值。另外，多巴胺也介导了行为—结果关联性学习和习惯学习（刺激—反应关联性学习）。[③]

（二）谷氨酸能神经系统

如上所述，多巴胺能神经系统主要介导了毒品的奖赏强化，在奖赏相关的关联性学习中发挥重要作用，而对长时程关联性记忆影响较小。谷氨酸系统则不然，虽然谷氨酸也参与奖赏相关的关联性学习，但它与长时程关联性记忆关系最为密切，起到了关键作用。因此，在成瘾启动和形成过程中多巴胺能神经系统的参与是必需的；而在成瘾维持和复吸中，谷氨酸系统的参与是不可或缺的。[④] 在毒品成瘾过程中，谷氨酸直接或间接调节多巴胺能神经系统功能；同样，多巴胺也能通过中脑边缘皮质投射而影响谷氨酸功能。[⑤]

（三）其他神经递质系统

除了多巴胺和谷氨酸外，内源性阿片肽、GABA、5-羟色胺等神经递质通过与多巴胺、谷氨酸系统相互作用，参与了药物成瘾过程。例如，内源性阿片肽和5-羟色胺调节多巴胺能神经系统功能，GABA不仅调节多巴胺能神经系统，还调节谷氨酸系统功能。

① 郝伟、赵敏、李锦：《成瘾医学理论与实践》，人民卫生出版社2016年版，第60页。
② 郝伟、赵敏、李锦：《成瘾医学理论与实践》，人民卫生出版社2016年版，第60～61页。
③ 郝伟、赵敏、李锦：《成瘾医学理论与实践》，人民卫生出版社2016年版，第60～61页。
④ 郝伟、赵敏、李锦：《成瘾医学理论与实践》，人民卫生出版社2016年版，第62页。
⑤ 郝伟、赵敏、李锦：《成瘾医学理论与实践》，人民卫生出版社2016年版，第62页。

GABA 是脑内最主要的抑制性神经递质,与兴奋性的神经递质共同协调大脑的正常功能。[1]

综上所述,大脑内各个脑区之间形成了复杂的神经投射网络,通过突触间联系及神经递质的传递相互作用,因而某一物质对大脑的影响势必会涉及多个脑区、多种神经元和神经递质。

三、成瘾的神经可塑性

中枢神经系统可塑性是长时程行为改变的基础,毒品引发的信号(如多巴胺释放)通过细胞内信号传导和基因表达可以引起神经可塑性的变化,导致神经元编码信息的长时程改变,从而产生持久的成瘾行为。神经可塑性是神经元突触对所接受的刺激作出的功能和结构的适应性应答反应,可分为结构可塑性和功能可塑性。结构可塑性主要指神经元结构重塑,包括神经元胞体大小的改变,以及树突分支和树突棘形态、数量的改变等。功能可塑性主要体现在突触传递功能的改变,表现形式主要有突触传递的长时程增强和长时程抑制,谷氨酸及其受体是介导突触功能可塑性最重要的神经递质系统。[2]

毒品诱导的突触可塑性根据不同药物、不同给药方式、不同脑区、同一脑区不同神经元类型,甚至同一细胞不同的树突部位而异,在特定的神经回路有相应的突触重组模式。另外,毒品诱导的神经可塑性在停药后还能维持数月乃至更久,从而导致异常的成瘾行为和长期戒断后的复吸。

四、成瘾的转录因子及表观遗传学调节

毒品引起的成瘾行为改变是由神经核团和神经通路调控的,而神经核团和神经通路的结构和功能又是以神经可塑性为基础的;神经可塑性的改变则是由蛋白表达的时间、空间和量的改变所决定的。因此,转录因子和表观遗传学调节机制是药物成瘾神经生物学机制的基础和最重要的组成部分。[3]

(一)与药物成瘾相关的转录因子

环磷腺苷效应元件结合蛋白(CREB)是一种调节基因转录的蛋白质,在神经元再生、突触形成和学习记忆等方面具有重要的调节作用。可卡因、苯丙胺类兴奋剂和阿片类毒品反复使用均可使伏隔核、背侧纹状体、前额叶皮质、杏仁核等核团 CREB 表达上调、活性增强,并能持续较长时间。在伏隔核脑区内,CREB 活性升高对精神依赖来说是一种负反馈机制,与奖赏耐受和戒断期的负性情绪状态表达相关。这些因素促进了自身给药行为的形成和维持,与复吸关系密切。[4]

---

① 郝伟、赵敏、李锦:《成瘾医学理论与实践》,人民卫生出版社 2016 年版,第 63 页。
② 郝伟、赵敏、李锦:《成瘾医学理论与实践》,人民卫生出版社 2016 年版,第 64 页。
③ 郝伟、赵敏、李锦:《成瘾医学理论与实践》,人民卫生出版社 2016 年版,第 67 页。
④ 郝伟、赵敏、李锦:《成瘾医学理论与实践》,人民卫生出版社 2016 年版,第 67 页。

除了 CREB 外,与成瘾相关的转录因子还有 ΔFosB 和 NF-$_\kappa$B 等。虽然发现了多种与药物成瘾相关的转录因子,但是没有一种分子的改变能像成瘾行为那样持久,因此脑内一定存在着更为稳定的受转录因子调控的持久性改变。据推测,一种可能性是虽然转录因子表达的改变持续时间不够长,但由其引起的神经元可塑性改变可能更稳定、更持久;另一种可能是转录因子表达的改变启动了可长期存在的染色质结构重塑,引起基因表达和突触结构发生更持久的改变。[①]

(二)表观遗传调节

当环境(例如毒品)因素以持久的方式对我们的基因产生影响时,基因的活化程度就会消失或增强,使表观遗传发生变化。表观遗传改变会导致基因表达的改变,但它不涉及 DNA 的化学碱基序列改变。相反,它涉及对 DNA 或其周围的蛋白质进行化学修饰,从而改变基因表达。基于成瘾动物模型的研究发现,成瘾物质主要通过表观遗传学的以下三种方式影响脑内奖赏环路相关基因的表达:组蛋白修饰如甲基化和乙酰化、DNA 甲基化和非编码 RNA。[②] 成瘾的表观遗传学机制主要有三方面:一是在青少年期或成年期机体反复暴露于毒品,引起相关基因表达发生稳定表观遗传学改变,从而导致易感个体成瘾;二是由于暴露于某些环境导致长期的基因表观遗传学变化,最终影响机体对毒品的易感性和发展为成瘾的可能性;三是在生殖细胞形成阶段,由于毒品或者环境因素的影响导致的表观遗传学改变传递到子代,从而影响子代的易感性和发展成为成瘾的可能性。[③]

五、未来的研究方向发展

(一)新技术和新手段推动毒品成瘾研究的进步

成瘾神经机制的研究,离不开新技术和新工具的开发和应用。美国的"脑计划"将研究技术的开发作为重点攻关领域,其根本原因在于现有研究技术体系难以对结构和功能上高度复杂的神经系统展开深入研究。既往关于毒品成瘾生物学机制的研究大多通过药理学方法,时间和空间特异性均较差。近年来,光遗传学、化学遗传学、基因编辑、跨突触神经通路示踪技术、高分辨率光学成像技术、多通道电生理记录、高时空分辨率的脑功能成像等,为深入解析毒品成瘾的神经生物学机制提供了可能。

毒品成瘾的确切机制仍需要更多的研究进行探索,借助神经科学技术可实现在体检测不同环路和神经递质系统在成瘾中的作用。例如,在体光纤记录[④]和钙成像[⑤]等技术可用于

---

① 郝伟、赵敏、李锦:《成瘾医学理论与实践》,人民卫生出版社 2016 年版,第 69 页。

② 郝伟、赵敏、李锦:《成瘾医学理论与实践》,人民卫生出版社 2016 年版,第 85 页。

③ 郝伟、赵敏、李锦:《成瘾医学理论与实践》,人民卫生出版社 2016 年版,第 84～85 页。

④ Sych Y., Chernysheva M., Sumanovski L. T., et al., Highdensity Multi-fiber Photometry for Studying Large-scale Brain Circuit Dynamics, *Nature Methods*, 2019, Vol.16, No.6, pp.553-560.

⑤ Patriarchi T., Cho J. R., Merten K., et al., Ultrafast Neuronal Imaging of Dopamine Dynamics with Designed Genetically Encoded Sensors, *Science*, 2018, Vol.6396, No.360, pp.6379-6381.

实时监测特定类型神经元的活性变化,从脑区和环路水平验证其在成瘾中的确切机制;在体荧光探针技术则为检测成瘾过程中各种神经递质水平的实时改变提供了可能。[1]

近年来,脑影像学研究为临床研究药物成瘾提供了更为直观的证据,随着功能性磁共振成像技术、正电子发射计算机断层成像、经颅磁刺激、多导程脑磁图(MEG)、多导程脑电图(EEG)等技术的出现使观察各种状态下成瘾者大脑的实时活动成为可能,推动脑科学研究向无创、实时、精细、全方位多层次的方向发展。

(二)研究理念向系统生物学过渡

与基因组学、蛋白质组学等各种"组学"研究不同,系统生物学是一种整合型研究范式和研究理念。传统的分子神经生物学和细胞神经生物学过于看重单个基因、蛋白质或细胞的功能,而缺乏对基因调控网络、生物系统组成之间相互关联的结构和系统功能的整体把握和研究。系统神经生物学是将神经系统内协同发挥某一神经系统功能的不同性质的构成要素[基因、mRNA(信使核糖核酸)、蛋白质、生物小分子等]整合在一起进行研究。[2]

第二节　毒品成瘾的遗传学基础

遗传学关注的是基因 DNA 序列的变化所导致的基因表达水平的改变,遗传因素与环境以一种极为复杂的方式相互作用而影响成瘾的发生。

一、毒品的遗传度

大量研究发现,不同的毒品所致的成瘾具有不同的遗传度,为 39% ～ 72%。相比较而言,可卡因的遗传度最高,约为 72%,其次是阿片类毒品,接着是咖啡因、镇静剂、大麻、苯丙胺类兴奋剂,致幻剂的遗传度最小,约为 39%。遗传度越接近于 1,说明遗传作用越大,越接近于 0,说明环境作用越大。

二、遗传学危险因素

暴露在同样的敏感环境因素(如接触毒品)中,携带有某种或某些基因的个体会表现出较高的易感性,更容易从娱乐性使用毒品逐渐发展成为成瘾者,遗传学研究中将与成瘾相关的基因称为危险基因或遗传学危险因素。遗传学危险因素在不同程度上影响着个体的生物学特征,如基因表达及蛋白产物、蛋白与蛋白间相互作用、神经网络和再生、神经元突触形成及可塑性变化等,通过直接和间接两种方式最终影响到机体的成瘾。首先,遗传

---

[1]　Feng J., Zhang C., Lischinsky J. E., et al., A Genetically Encoded Fluorescent Sensor for Rapid and Specific in Vivo Detection of Norepinephrine, *Neuron*, 2019, Vol.102, No.4, p.745.

[2]　Volkow N. D., Morales M., The Brain on Drugs: From Reward to Addiction, *Cell*, 2015, Vol.162, No.4, p.712.

因素直接影响机体对毒品的反应性,如耐受性及快感体验在很大程度上决定了成瘾发生的可能性。其次,遗传因素通过影响个体一些特殊的性格特征,如冲动、冒险和好奇等行为,间接影响成瘾的形成,而且在成瘾发生发展的不同阶段,不同的性格特征起到了不同程度的作用。①

迄今为止,相当多的研究发现并证实了与成瘾相关的基因及其遗传变异,有些是不同毒品所特有的基因,有些则是与多种毒品成瘾相关的基因。② 例如,有研究表明,约 70% 的阿片类毒品滥用的遗传学危险因素是有特异性的,致幻剂滥用的遗传学危险因素不具有特异性。

▌三、成瘾受遗传因素和环境因素的共同影响

成瘾是一种由环境因素和遗传因素共同影响的慢性、复发性的脑部疾病,没有一个或一组特定的基因可以完全决定个体最终是否会发展为成瘾者。某种遗传因素引起的成瘾易感性增强并不意味着成瘾行为一定会在携带这种遗传因素的个体上发生,甚至于一些携带"完全防御基因"的个体,会在某些特定的环境条件下开始使用毒品并最终发展为滥用和依赖。多种环境因素及毒品的可得性与遗传因素共同作用,影响着成瘾的发生发展。③

遗传学危险因素与环境中的风险因素共同作用,在成瘾发生和发展的不同阶段起着不同程度的作用。研究发现,对绝大部分成瘾者来说,环境因素在毒品使用初期、规律性使用到强迫性使用及复吸的不同阶段均有非常重要的作用,而在 30%～60% 的吸毒者中,遗传因素在最终发展为强迫性使用的过程中起到了更为重要的作用。④

第三节　毒品成瘾的心理机制

▌一、毒品成瘾的心理行为过程

各种类型的成瘾行为症状表现可能有所不同,但成瘾者通常会经历类似的心理过程。吸毒者通常都会经历一个从基于好奇、寻求解脱、追求刺激、出于新鲜感等心态尝试吸毒,到养成吸食毒品的习惯,再到形成毒品依赖的心理转变过程。吸毒者成瘾心理包括循环往复的行为失控、心理自责、自我控制这三个阶段。⑤

---

① 郝伟、赵敏、李锦:《成瘾医学理论与实践》,人民卫生出版社 2016 年版,第 73 页。
② 郝伟、赵敏、李锦:《成瘾医学理论与实践》,人民卫生出版社 2016 年版,第 74 页。
③ 郝伟、赵敏、李锦:《成瘾医学理论与实践》,人民卫生出版社 2016 年版,第 74 页。
④ 郝伟、赵敏、李锦:《成瘾医学理论与实践》,人民卫生出版社 2016 年版,第 74 页。
⑤ 吴宇棋、钱磊、杨漫欣:《毒品成瘾的心理机制探究》,载《医学与社会》2012 年第 11 期。

（一）行为失控

行为失控是个体对某种特定的行为产生不断增强而难以控制的冲动和渴望,当这种心理紧绷状态达到临界值难以自控时,个体就会不顾一切寻求发泄。在毒品成瘾者中,其行为具体表现为个体产生对毒品的渴望和冲动,且欲望不断增强,最终难以克制吸毒。毒品依赖者的生活模式并非自愿,而是受毒瘾控制,在对抗毒瘾的过程中,他们需要更多毒品或更加极端的成瘾行为,以掩盖其更高的痛苦水平,随着成瘾耐受性增加,痛苦也逐渐增加。

（二）心理自责

心理自责是当其成瘾行为实现后,个体会产生负罪、沮丧、羞愧和自责等心理,并可能下决心控制或戒断这种行为。具体表现为,当吸毒者获得快感后,个体会为耗费大量精力和金钱、违反法律和社会道德感到自责,并对由此产生的关于家庭生活、工作和人际关系的负面影响感到害怕和沮丧,可能下决心戒毒。与普通人相比较,吸毒者更倾向于采用幻想、自责、逃避、自罪、合理化等消极且不成熟的方式处理问题。

（三）自我控制

自我控制是个体主动采取一些措施预防其失控行为,但不久又会产生对此行为的不断增强的渴望。在毒品成瘾者中,其行为具体表现为个体下决心减少或不再吸毒,并可能给自己立下行为规定,但当毒品戒断带来生理折磨时,自责心理逐渐消除,或当遇到某种情境或诱惑后,其吸毒欲望被再次诱发。

吸毒成瘾者这三个阶段循环往复,陷入一种难以自拔的"行为失控—心理自责—自我控制"的循环过程。每个阶段,吸毒者的心理过程都受到来自家庭和社会的压力和诱惑,以及吸毒者自身人格缺陷的共同作用。

二、解释毒品成瘾的心理学假说

相对生物学机制毒品成瘾的心理机制更加复杂,引发了心理学家们从人格、认知、行为等方面对吸毒成瘾的机制进行研究和解释。

（一）人格特质理论对成瘾行为的分析

有一部分吸毒人员是在内心空虚、遭受挫折和承受压力时,为了寻求解脱和逃避现实而开始吸毒的。不过在一个开放性的、竞争激烈和发展迅猛的社会里,人们遭受挫折、失意和各种压力是难以避免的,只是程度不同罢了。但是,在现实环境给人造成的精神压力或心理压力面前,有的人心理承受能力强,而有的人心理承受能力相对较差需要从吸毒行为中寻求解脱,这是为什么呢? 心理学家研究后认为,人的心理承受力受行为者的人格特质影响。一个人的人格发展越完善,就越能对自我作出符合实际的评价。面对压力时,其对自我态度、自我行为的调节能力就更强,也就越能形成稳定的心理特征,反之就容易出现心理不稳定和心理危机。一些心理承受能力差的人,由于自我调节能力较差,难以摆脱心理危机,从而会通过吸食毒品来降低他们的不满情绪或帮助他们追求快乐。

心理发展是人们客观行为的一个准备过程,在产生吸毒行为这种违反社会规范的行为之前,吸毒者必然经历了一个心理准备的过程。临床研究也发现了某些明显的人格类型,如愤怒的、冲动性的、社交异常的个体易于成瘾。与成瘾行为抗争的个体常表现出消极情绪,认为他们自己是受害者或牺牲品。站在旁观者的立场,可以感受到成瘾者似乎并不担忧自己的现状,并未从不良的过往经历中学到什么。成瘾者通常还表现出关心自己远远超过关心别人,即使他们知道自身存在许多问题,也不愿做出改变,甚至抗拒改变。成瘾者总是难以应对自己的情绪,他们不相信他人,对他人采取防御行为,总认为别人会威胁到自己,难以与他人相处并保持亲密的关系,具有非常低的自我形象。

研究认为,存在着易产生物质依赖的人格缺陷者,包括变态人格、孤独人格和依赖性人格。这些人格缺陷所表现的共性特征是易产生紧张、焦虑、欲望不满足、情感易冲动、自制力差、独立性差、意志薄弱、外强中干、好奇、模仿。部分心理学专家倾向使用"依赖性人格"来解释吸毒的原因,它的主要特征包括:缺乏自我控制和自我尊重,享乐主义,缺乏对未来筹划的能力,精神和情绪经常处于抑郁状态。依赖性的人格导致他们易产生依赖主要表现在两个方面:一方面,他们秉持快乐原则从毒品中寻求最基本的满足;另一方面,他们对吸毒行为的后果置若罔闻,仅仅寻求短效的满足,极易对致瘾源产生依赖。① 而毒品滥用又导致吸毒者人格特征进一步发生改变,人格缺陷进一步发展,尤其对青少年更为严重。吸毒人员往往就是在这样的恶性循环中一步步加深毒瘾,逐步沉沦,最终发展成为精神障碍,使得其戒治毒瘾更加困难。

(二)心理控制源理论对成瘾的解释

心理控制源的概念是美国学者 J. B. Rotter 首先提出的,指个体认为可以在多大程度上把握和控制自己的行为。J. B. Rotter 把心理控制源分为内控型和外控型。内控型的人认为一件事之所以成功或者是失败,根本原因在于自身的行动和努力,而非外力因素。而外控者则恰恰相反,他认为成功的最主要原因是运气、机会或命运:如果运气好,可能自己并不需要付出如此大的努力就可以获得成功;而如果自己运气不好,则已经注定失败,任何努力都会是徒劳而无功的。② 因此内控者能够看到自己的行为和后果之间的一致性,并体会到控制感;而外控者则往往把行为后果归结为机遇、运气或自己无法控制的力量。自控知觉是一个人自控的一种意向,当一个人对某件事持有内控的观念时,那他就可能采取行动,它构成了自控的重要成分——自控倾向。人的心理控制源倾向不是一种特质,也不是一种先天性倾向,会随着环境条件的变化而变化。如果一个人的生活需要长期

---

① 刘玉梅:《论青少年吸毒成瘾的心理机制》,载《内蒙古农业大学学报(社会科学版)》2009 年第 6 期。

② 刘祯:《心理控制源的概念及主要研究关系》,载《社会科学管理与评论》2013 年第 2 期。

受人照顾或受人约束,则其心理控制源会向外控方向转变。[1]

现有的研究成果表明,毒品成瘾者的内控性偏低,有比较高的外控倾向。高外控者更易产生焦虑、抑郁的情绪。他们倾向于相信行为的结果由外部因素所控制,而更不相信成功要依靠自己的努力。高外控者往往缺乏自我把握和控制的能力,所以可能更多地将其戒毒的失败归结于外部因素。虽然导致毒品成瘾者复吸的因素很多,但其内在的心理控制源的高外控倾向与其复吸的行为不无关系。由于毒品依赖者的内控水平低,有着较高外控倾向,加上吸毒以后,社会、家庭对他们的行为不能接受、疏远,因而更容易导致他们严重的心理障碍和问题行为。[2]

(三)强化理论对成瘾的解释

行为主义理论认为,人的大脑有三分之一的结构属于行为强化系统。反复做一件事情就会使行为强化系统过度兴奋,交感神经系统高度变化,这样人便会对反复从事的行为成瘾。[3] 在强化理论中,用于解释人们吸毒成瘾行为如何形成的强化机制包括积极(正性)强化和消极(负性)强化两种。

所谓积极强化,是指某种行为给个体带来的快乐感受和体验促使其重复实施这种行为。以吸毒为例,积极强化是指毒前影响奖赏环路和相关的神经递质,由此带来的欣快感、舒适感和兴奋体验给吸毒者留下深刻记忆,驱使吸毒者重复吸毒。其中,毒品带给吸毒者的快乐具有非同寻常的威力,是驱使吸毒者一再吸毒的直接驱动力。积极强化更多地属于心理依赖的范畴,或者是心理与生理依赖的综合体,而不仅仅是一种生理依赖。临床研究发现,在吸毒的初始阶段,虽然部分吸毒者对毒品的生理依赖还没有形成,但他们从吸毒中所获得的欣快感驱使他们一而再、再而三去吸毒。这种快乐随着吸毒的持续会日益强烈,从而使得吸毒行为的驱动力也越来越强有力。可见,吸毒带来的积极情绪体验如欣快、兴奋、舒适等是强化个体吸毒行为的驱动力。

消极强化,是指因为某种行为能使个体的痛苦得以减轻甚至免除,因此为了减轻或免除痛苦,个体便再次实施这种行为。在个体对毒品产生生理依赖后,一旦停止摄入毒品,个体就会出现包括痛苦、不适感、抑郁、烦躁等消极情绪体验在内的戒断综合症状。一旦再次摄入毒品,个体的上述痛苦症状便会自动消失。可见,吸毒带来的痛苦、不适等消极情绪体验的减轻或摆脱也强化着个体的吸毒行为。

对积极强化和消极强化在毒品成瘾形成过程中的作用机制进行进一步分析可以发现,在积极强化机制中起决定作用的是个体对愉悦感的追求,属于享乐驱动;而在消极强化机制中起决定作用的是个体对不良情绪体验如痛苦感的排除,属于去痛驱动。在现实生活里,任何一个毒品成瘾现象,通常都存在积极强化和消极强化两种机制,但两者的作

---

[1]　梅松丽、张明、刘莉:《成瘾行为的心理学分析》,载《医学与社会》2006年第10期。

[2]　杨玲、李明军等:《毒品吸戒问题研究——来自心理学的探索》,科学出版社2010年版,第40～41页。

[3]　梅松丽、张明、刘莉:《成瘾行为的心理学分析》,载《医学与社会》2006年第10期。

用与地位则是不尽相同的,在某些毒品成瘾现象中,积极强化是主要的;而在另一些成瘾现象中,消极强化则是主要的;在毒品成瘾的某一时期,积极强化占据优势,特别是在吸毒初始阶段;而在另一些时期,消极强化占据优势,这种情况更多出现在成瘾之后,在戒毒过程中产生,成瘾人员复吸很大程度上也是这种机制作用的结果。

(四)条件反射理论对成瘾的解释

条件反射理论是苏联生理学家巴甫洛夫通过对动物观察并进行实验后得出的。根据巴甫洛夫对狗进行的成瘾戒瘾实验,曾被注射吗啡上瘾了的狗,经过戒毒后,虽然从生理上戒了毒,但当它一看到与当初注射相联系的刺激时,就会产生与此相联系的条件反射,而这种条件反射激起了其对毒品的渴求。吸毒者刚开始吸毒时,共同吸毒的伙伴、吸毒的场所环境、吸毒工具等刺激都是一些无关刺激,吸毒时则伴随这些刺激产生独特的欣快感。长期吸毒后上述无关刺激与欣快感反复同时出现,就变成了条件刺激,表现为吸毒成瘾者一见到毒友、吸毒环境、吸毒器具、矿泉水瓶等,便产生条件反射,唤起记忆中对吸毒的欣快感受,以至于产生强烈的觅药渴求。这种条件刺激引发的心理渴求才是复吸反复发生的关键。即使戒毒者在戒毒所成功戒毒之后,一旦上述的情景线索再次出现,戒断反应又会再次产生。由于上述条件反射是通过反复操作,通过激活大脑内源性奖赏系统来完成的,所以吸毒成瘾机体的记忆表现为三级记忆,而成瘾则十分难以戒断。[1]

(五)自动化行为理论对成瘾的解释

认知研究者认为,毒品成瘾是一种自动化的行为,毒品滥用是由储存在长时记忆中的自动化行为控制的。成瘾记忆是在使用成瘾物质的过程中逐渐形成的,和其他的长期记忆一样,成瘾记忆中既有可陈述的情景、情绪记忆如奖赏记忆,也有难以描述的、在长期用药过程中形成的、属于程序记忆的吸毒习惯动作和技术。

吸毒成瘾的过程是这样的:成瘾者的用药行为从最开始的娱乐性用药行为、“目标—导向”行为演变成强迫性的自动化用药行为,习惯性的自动化用药行为被认为是成瘾的重要特征。[2] 毒品使用初期,毒品的奖赏效应令吸毒者持续使用药物,同时提高了毒品与各相关线索间的联结,使这些刺激线索条件化,形成相关线索反应。成瘾者一旦暴露在相关线索下,就会引发习惯性的毒品寻求行为,如果无法得到药物,则引发强烈的心理渴求。毒品寻求行为变成了“刺激(相关线索)—反应(药物寻求和使用行为)”模式,是经典条件学习的结果。不断重复的吸毒行为,造成毒品似乎劫持了吸毒者的神经生物机制的状态:大脑只对“药物奖赏”进行反应,与奖赏效应有关的记忆逐渐形成,趋向奖赏的(成瘾)行为越来越巩固的同时,各相关线索的凸显性与日俱增,导致吸毒者对之产生生理唤醒和机械

---

① 刘玉梅:《论青少年吸毒成瘾的心理机制》,载《内蒙古农业大学学报(社会科学版)》2009 年第6 期。

② 朱亮:《海洛因成瘾者心理渴求和自动化用药行为的神经机制研究》,广州大学 2018 届硕士学位论文。

性的注意偏差。因此,各类相关线索与药物奖赏效应的联结是成瘾记忆的关键环节。吸毒发展为一种"相关线索—行为"的条件反应,并在长期的使用过程中,成为一种以自动化动作呈现的习惯性吸毒。[1]

第四节　毒品成瘾的社会机制

毒品成瘾主要是生理和心理方面的问题,但作为一种越轨行为,它为何发生,特别是初次发生,却是受到各种社会因素的影响。同样的,尽管从开始吸毒到成瘾这个过程中,吸毒者持续使用毒品除了生理和心理机制在发生作用,社会因素依然在某些方面可以找到作用的痕迹。

■一、成瘾的社会学假说

（一）社会学习理论对毒品成瘾的解释

社会学习理论认为,包括吸毒在内的所有越轨行为如同守法一样都是社会习得的。个体通过与他人(尤其是重要他人)交往过程的相互影响,学会判断自己行为的结果。通过他人的态度,行为人确定自己的行为是可取的还是不可取的。社会学习理论的四个核心要素为差异接触、模仿、差异强化、定义。

1.核心要素

（1）差异接触。差异接触指的是周围人(特别是重要的人)对某一行为的看法和行为会对自身的看法和行为产生强大的影响。当一个人接触到的有利于某一行为的看法多于不利于这一行为的看法时,他很可能会从事这一行为,这一观点在犯罪学领域得到了广泛的证实。研究发现,如果个体经常与酗酒的同龄人在一起,他自己也很有可能沾染酗酒行为。国内外多项研究结果表明,青少年的药物滥用也完全适用于这一理论。

（2）模仿。模仿指的是个体观察行为榜样之后做出相似的行为。行为榜样可以是青少年钦佩的人,如娱乐明星或体育明星、与青少年有亲近关系的人、青少年可以直接观察到其行为的人。当几个行为榜样沉溺于同一行为时,模仿的可能性会增加。行为榜样作为学习的参照物,其亲社会行为和越轨行为都可能被模仿,对青少年产生正面或负面的影响。

（3）差异强化。差异强化指的是某一行为带来的预期或实际回报和惩罚可能强化、削弱或减少个体实施该行为。例如在研究青少年吸烟问题时提出,如果青少年的吸烟行为被他的同龄群体表扬、赞同或接受,那么他就更倾向于保持或增加吸烟行为。相反,如果该行为受到惩罚时,则结果可能相反。惩罚是一个人遭受或可能遭受的各种社会性和非

---

① 杨玲、李明军等:《毒品吸戒问题研究——来自心理学的探索》,科学出版社 2010 年版,第34~35 页。

社会性损失,例如对被捕的恐惧、羞愧感、身体损伤等。在青少年吸毒的研究中得出结论,实际或预期的奖励和惩罚是毒品使用频率的显著预测因素。

(4)定义。定义指的是个人对于某一行为的态度或评价。一个人对某件事的定义与他所接触的各种社会关系是密切相关的,通过模仿他人和差异强化最终内化为个人的信念。例如青少年接触酗酒的同龄人,他们这一酗酒的团体可能将酗酒定义为很酷、很受欢迎的行为。有人在研究青少年的酒后驾驶行为时发现,青少年对于酒后驾驶行为的态度受到其家人和同龄人等青少年主要接触的群体的影响,这些群体对于酒后驾驶行为的定义会内化为青少年自身的定义并影响他们的行为,青少年会以一种与自己的定义相一致的方式行事。根据相关的研究结果,青少年吸烟的频率随着他们对吸烟的态度而变化,当他们的态度越倾向于吸烟时,吸烟的频率就会越高。因此,青少年对吸毒的定义也会影响他们的吸毒行为。

2.学习的对象

学习的对象主要是身边亲密关系成员,包括父母、同伴和社区其他榜样。

(1)父母。父母对青少年吸毒行为的影响主要表现在两个方面:一是父母本身存在吸毒行为,青少年通过模仿家长的行为沾染了毒品。相关研究表明,吸毒的青少年的父母或其他家人很可能也存在吸毒的问题。青少年在吸毒初期内心是很矛盾的,他们知道自己的行为是错误的,而父母的错误做法正好为青少年提供了一些正当性的借口,越陷越深。二是家庭关系不和谐。在我国青少年吸毒的研究中,相关专家认为,导致青少年吸毒的家庭因素包括家庭成员之间的冷漠和疏离、父母施加的压力和父母树立的错误榜样。在中国的家庭教育文化背景下,孩子在父母的呵护下成长,父母的行为、观点和教育方法会直接影响青少年对毒品的认知和态度,进而影响青少年的吸毒行为。

(2)同伴。同伴是青少年交流最密切的群体,长期的学校生活使青少年与同伴在一起的时间甚至多于与父母在一起的时间,同伴的行为不可避免地会影响到青少年。这种影响有多种行为机制,包括为他们提供吸毒的机会、模仿吸毒行为、歪曲对毒品的认识等,这种现象符合毒品亚文化理论。青少年普遍希望自己合群,社会学习理论认为青少年为了与同伴相似,通常会模仿同伴的行为。吸毒者通过身边熟悉的人介绍而初次接触毒品的占多数,在毒品亚文化的影响下,初次吸毒者尝试毒品之后,如果他切身感受的吸毒体验符合(或部分符合)毒品亚文化,如"醉了吃一点马上就精神了""吸毒很酷"等话语,他就对此信以为真,会继续吸食毒品,也会越来越倾向于认同毒品亚文化;如果他初次的吸毒体验不符合毒品亚文化的话语,不但没有出现期待中的感觉,反而是头晕、难受,劝说、引诱他吸毒的同伴也会借口第一次吸毒的难受是身体不适应所造成的而鼓动他继续尝试毒品,他还会继续受同伴的影响,结果越陷越深,最终不能自拔。[①]

(3)社区其他榜样。社会水平理论认为,社区中事业有成者如富裕的成年人,不但是自己孩子的榜样,也是社区内其他孩子的榜样,他们树立了传统行为的榜样,且不容忍不

---

① 杨玲、李明军等:《毒品吸戒问题研究——来自心理学的探索》,科学出版社 2010 年版,第 34～35 页。

当行为,即使是别人的孩子的行为。如果社区里富裕成年人的比例增加时,榜样增加了,对不良行为约束的力量也会增加,毒品使用和滥用的风险就会降低,吸毒问题也会减少。相反,如果社区里能够提供行为模范作用的富裕的成年人较少,比如一些地区有大量的成年人没有工作,青少年暴露于偏差行为人的风险就会增加,他们看到不端行为时不愿意去制止和干预,这可能会导致该社区的毒品风险增加。除了富裕的成年人外,社会知名人士往往也是青少年的榜样,如娱乐明星有着大量的粉丝,明星人物的一言一行都会对崇拜他们的粉丝产生莫大的影响。尤其在网络发达的社会里,所谓流量明星产生的影响范围更为广阔。

(二)社会控制理论对毒品成瘾的解释

社会控制理论研究从"人为什么不犯罪"的角度来研究犯罪问题。社会控制理论认为,驱使个人进行犯罪行为的动机是人性的一部分,每个人都是潜在的犯罪人;如果放纵自己的欲望的话,任何人都会自然而然地实施犯罪。根据社会控制理论者的看法,人们之所以不犯罪,是由于有外在的社会控制机制将其抑制;人们之所以犯罪,也是由于抑制或控制人们不犯罪的力量薄弱,而不是由于存在着驱使他们犯罪的力量的缘故。外在社会控制机制指诸如学校、家庭、社会组织等社会力量的作用。

社会控制理论强调,个人和社会所建立起的"社会纽带"可以解释人何以不犯罪的问题。"社会纽带"是一个人在社会化过程中形成的一种情感,是正常人格中的一部分。这种纽带通过使个人增强社会责任感,顺从社会传统规范,从而起到防止个体犯罪的作用。当一个人认识到他的家庭或社会上多数人对他的期望值越大,社会道德与社会秩序对他越重要,这个人就越不容易犯罪,反之,如果一个人反对社会传统价值的作用,这种人就容易实施犯罪。

"社会纽带"由四个要素构成:一是依恋,依恋是指个体与他人、学校、家庭和单位的情感联结。一个人如与他人有亲密的感情,尊敬并认同他人,则会在意他人的期待;当不认同他人时,就不会受彼此共有的规范约束。对个体而言,家庭和工作单位是主要依恋对象,个体与他们保持着最密切联系。如果个体对家庭或单位缺乏情感联系,就容易行为失范,可能产生越轨行为,包括使用毒品。二是奉献,奉献指将个人时间和精力投入对传统目标的追求和对未来成功的期盼,也就是树立正确的人生观和价值观。一个人志向越高,他的投入程度就会越高,就越不会从事犯罪活动。因此,一个人走上犯罪或者吸毒的道路,可能是缺乏对成功的追求,缺乏奉献精神。三是参与,参与被解释为对社会传统活动的参与,而参与程度的不同直接影响个体的行为方式。较深入地参与传统活动,就会降低从事越轨行为的时间和精力。四是信仰,信仰是指对传统价值观念和法制观念的态度或者接受意愿。一个人在社会化过程中内化了健康的价值观和自我概念,就会有健全的"社会纽带",强化个人的自我控制力,这时人们犯罪的原始本能可能获得控制或有效缓解,就不会犯罪。相反,一个人内化了不健康的价值观,会更容易犯罪。

依据社会控制理论,吸毒者因为没有很好地建立起应有的"社会纽带",导致他们缺乏社会责任感,违反传统规范,从而走上吸毒的道路。在吸毒人员戒毒过程中,由于"社会纽带"弱,戒毒者无法获得更多更有效的社会支持,因此容易复吸。①

(三)紧张理论对吸毒的解释

紧张理论中的紧张包括社会层面的结构性紧张和个人层面的紧张。莫顿认为,任何社会的文化都有两个共同的特征,即确立了一些它认为值得追求的目标,并以规范制度等形式规定了达到目标的手段。尽管社会认可的目标在整个社会中是一致的,但是达到目标的合法手段因阶层和地位的不同而有差别。因此,当下层阶层的人们无法用合法手段实现社会承认的目标时,就会产生挫败感、愤怒等紧张情绪,这种紧张情绪在那些缺乏合法机会的人身上造成一种失范状态,使他们有可能用犯罪手段去实现目标。不同个体对于这种由于目标与手段之间的矛盾所造成的压力有不同的反应方式,而不同的反应方式又与不同越轨形式有关。应对的方式包括遵从、改革、形式主义、退却主义和叛逆。

吸毒就是退却主义的一种典型表现。退却主义指既不接受通行目标又不满足自己在社会结构中所处的地位,但又无力构建新的价值目标和新的手段。他们希望从现实社会中摆脱出来,同时又不想以任何努力去改变现实结果,就往往以消极行为面对社会,比如吸毒、酗酒甚至自杀等。这是社会层面的紧张,也称社会结构性紧张。广东省戒毒管理局的《"吸第一口毒"的成因调查报告》指出:吸第一口毒前有 8.3% 的吸毒人员是想"提神、减压、改善心情",49.2% 认为社会存在不公,50% 认为自己工作不顺利,他们大多数对社会的认同感较低,特别是在遭遇工作和生活挫折时,由于不懂心理调节,把毒品当作自我安慰的"良药",饮鸩止渴,最终走上吸毒不归路。②

当社会结构性紧张中的个人感受到挫折,会导致其实施越轨或者犯罪行为,这就是个人层面的紧张。压力不仅源于实现经济和教育目标的实际或者预期失败,并且更多来自于大量的有压力或消极的人生经历,即无法获得物质成功可能不是犯罪的唯一原因,犯罪也可能是消极感情状态(如愤怒、挫折、敌视情绪等)的一种结果。这种消极情感状态是由消极的、破坏性的社会关系引起的,包括无法实现积极而有价值的目标而引起的紧张(如学业失败);期望和成就之间的分离引起的紧张,产生相对剥夺感;由于失去个人所看重的刺激物而产生的紧张(如家庭破裂、失恋等);由于遇到消极刺激物而产生的紧张(如被欺凌)。一些人之所以会选择实施犯罪行为,可能就是这种消极情感的宣泄。③ 在青少年群体中,犯罪和吸毒都是应对这种消极情感的方法。有的青少年通过实施犯罪行为而获得价值目标,从而从消极状态中解脱,有的青少年则可能通过吸食毒品的方式逃避消极情绪。

---

① 杨玲、李明军等:《毒品吸戒问题研究——来自心理学的探索》,科学出版社 2010 年版,第 40～41 页。

② 广东省戒毒管理局课题组:《"吸第一口毒"的成因调查报告》,载《犯罪与改造研究》2022 年第 10 期。

③ 杨玲、李明军等:《毒品吸戒问题研究——来自心理学的探索》,科学出版社 2010 年版,第 42 页。

（四）亚文化理论对毒品成瘾的解释

亚文化是为某些群体和某一地域的群体所认同的非主流的文化现象。亚文化是文化多元与繁荣的表现,但是也有部分亚文化是文化领域中的恶性毒瘤。[1] 亚文化理论的基本观点是,社会的低阶层成员由于没有社会经济地位而被传统的主流社会排斥在外,为了获取相互支持、相互保护和相互满足各种需要,持有相同思想和价值观念且处境相同的成员便纠集在一起,寻求一种不同于常规的能够使自己感觉到自我价值的生活方式,如参加不良团伙、从事越轨和犯罪等。这些脱离社会主流文化的社会群体称为亚文化群。

毒品滥用为现行法律和道德所不容,毒品滥用者自发地联结起来形成毒品亚文化群,产生独特的文化现象。毒品亚文化在现代社会有它特有的发展趋向:一是大众化与时尚化趋向,表现为吸食人群范围广,涉及各行各业。随着享乐主义文化影响的扩大,毒品加紧对娱乐文化的渗透,娱乐活动进一步向情感宣泄升级。空虚的人迫切寻求解脱、刺激,欲宣泄情绪,而毒品助长了这些人进入幻觉世界的主观性体验。"彰显个性、追求快乐、象征身份"成为亚文化圈赋予毒品的积极特征,毒品被当作流行文化、前卫文化以供娱乐。二是符号消费趋向,受消费主义、享乐主义价值观的影响,社会消费重心发生转移,由物品的功能性消费转向符号性消费。消费真相不在于它的功能用途,而在于符号寓意。在吸食毒品的人的眼中,吸食毒品象征着身份和地位。

那么毒品亚文化是如何吸引其成员吸食毒品并逐步成瘾呢? 客体关系学派提出,在个体心理发展中,对关系的需求是最原始的,出于对关系的渴求,个体倾向于进入圈子。而亚文化圈的存在为吸毒群体提供外部环境支撑和内在心理信念支撑。圈子通过内部的文化压力将个体与正常世界隔离,使个体表现出更多的心理服从性。

当进入圈子后,个体为减少内心冲突所带来的不适感,以群体内部认同的观念调整自身,产生从众行为。此时,个体丧失个体自觉性,最终失去自我理性判断和独立选择,嵌入群体内部,使这个群体形成一个坚实的"心理群体"。心理群体的典型特征是自觉个性的消失,思想情感高度一致。

（五）标签理论对毒品成瘾的解释

标签理论又称为标定理论、社会反应理论,是借鉴社会学理论中的符号互动理论来对犯罪原因进行解释的一组理论,强调包括司法系统、家庭、学校等在内的正式和非正式社会反应系统的犯因性,认为社会将一些实施了背离主流社会规范行为的人定义为越轨者或犯罪人,一旦这些人认同、内化了这一负向标签,他将加入越轨或犯罪群体,再次实施犯罪。

标签理论将越轨划分为"初级越轨"和"次级越轨"。该理论认为,几乎每一个人都可

---

① 赵雪莲、何丹:《论明星吸毒的原因及负面效应——从社会心理学的视角分析》,载《湖北警官学院学报》2015 年第 6 期。

能偶尔发生越轨行为,绝大多数的这类行为都是暂时的、试探性的、轻微的和容易隐瞒的。这类第一次发生的行为,虽然违背了普遍的行为规范,但行为者本人与别人并没有察觉到这种行为,是次级越轨。例如,一个青年人出于好奇而吸了一次毒,这个行为并没有引起很多人的注意,行为者本人也不承认自己是越轨行为者。但是,如果这样的行为被公布于众,而且行为者的朋友、父母、工作单位等也视这个人为吸毒者,他就有可能发展成为再次进行越轨行为,即次级越轨再次尝试吸毒。当再次吸食毒品或实施其他越轨行为被发现,不但别人这样看——如认为某人是吸毒者、小偷等——而且行为者本人也会有意无意地接受了这些"标签"。一旦某人被贴上了越轨行为的标签,他周围的人就会对他另眼相看。这就会迫使他与其他越轨行为者为伍,以越轨行为者自居,按照这种行为模式去做,并将此类行为变成自己的习惯,甚至终生沿着这条路走下去。① 吸毒是一种越轨行为,也同样遵循这种行为发展模式。吸毒者在被社会标定为吸毒者后,自己也认同了自己这个角色,在主流社会排斥之下他只好与同样是吸毒人员的人为伍,在不断重复吸毒行为中发展成为吸毒成瘾者。

吸毒成瘾者戒毒成功的标志是回归社会。回归社会从实质上说,不仅仅指在形式上回归社会,更重要的是社会功能的恢复。通过戒毒康复治疗,吸毒人员在身心方面彻底摆脱对毒品的依赖,身体机能基本恢复,拥有健康的身体以面对工作和生活。在社会生活方面,愿意参加工作,能够自食其力,获得基本生存的尊严。离开了既有的吸毒社交群体,能够建立起正常健康的社交关系,较好回归家庭和融入社会。这些社会功能恢复之后,该戒毒人员复吸的风险就大为降低,可视为戒毒取得阶段性成功。而吸毒人员的标签阻碍了社会对吸毒人员的接纳,在就学、就业、获取社会保障等方面存在障碍。同时因为自我身份标定也阻止吸毒人员融入社会,使其无法实现真正的回归社会。回归社会的障碍可能导致吸毒人员自暴自弃,从而导致复吸逃避现实。

二、影响毒品成瘾的社会因素

社会因素对吸毒和成瘾既可以是保护性因素,也可以是促进吸毒和成瘾的风险因素。

(一)人口学特征

人口学特征包括性别、年龄、种族、社会经济地位等。

1.性别

男性毒品成瘾者多于女性,目前对性别在成瘾方面的生物学差异尚未探明,但是性别的社会角色差异被广泛认可。调查显示,我国吸毒人群中男性与女性的比例约为4∶1。就饮酒而言,男女性别的这种差异可归因为社会规范、社会标准等。② 但是随着合成毒品滥用的流行,女性吸毒比例快速增加,尤其是未成年人。例如,根据广东省戒毒管理局发

---

① 刘柳、王盛:《吸毒人群心理体验的质性分析——基于标签理论的视角》,载《河南警察学院学报》2019年第5期。

② 郝伟、赵敏、李锦:《成瘾医学理论与实践》,人民卫生出版社2016年版,第113页。

布的数据,2016—2018 年全省登记吸毒人数以男性为主,男、女性比例约为 9∶1。而 2016—2018 年查获的 18 岁以下吸毒人员中,男性 3766 人,占 72.9％,女性 1403 人,占 27.1％;男、女性比例约为 7∶3。可以看出,与全省登记吸毒人员性别构成相比,新发现的未成年吸毒人员虽仍以男性为主,但女性占比较高。[①]

2.年龄

首次吸毒的年龄越小,将来发展成成瘾问题的可能性更高。研究显示,青少年在 17 岁前吸毒,其后期毒品成瘾的可能性会急剧上升。[②] 这可能是由于毒品对发育中的大脑产生有害影响,也可能是由早期社会和生物危险因素的混合造成的,包括缺乏稳定的家庭或家庭成员、遭受身体或性虐待、有基因或精神疾病。

3.种族

尽管已有证据显示,种族(民族)不同,成瘾行为的发生率也有所不同。但由于在具体研究中,种族(民族)变量又可能与生物功能水平、社会经济地位、宗教、种族主义与种族歧视等多个因素有关,而这些因素也可能影响着成瘾行为,这使得种族(民族)与成瘾行为的关系在解释上更为复杂。因此,种族(民族)对成瘾的影响,目前还难以定论。[③]

4.社会经济地位

社会经济地位由受教育程度、职业状况、收入水平等方面组成。研究显示,社会经济地位与烟酒滥用和毒品成瘾等行为之间存在着一个明显的社会经济地位梯度曲线。该梯度曲线的一般规律是社会经济地位越低的群体,物质滥用与成瘾行为的发生率越高。而童年期社会经济经历、基础医疗与更高层次医疗的可获得性又是影响社会经济地位梯度曲线的潜在因素。[④]

(二)社会文化环境

不同社会文化背景的人对毒品有着不同的态度,文化因素不仅决定是否可以接受毒品,也对毒品成瘾的患病率起到重要的影响。例如,在美国,吸食大麻可以说是一种文化:很多美国人认为,吸食大麻就是和抽烟喝酒一样正常的事,超过八成的人认为应该将大麻合法化。亚利桑那州立大学研究人员的调查显示,在 2018 年接受调查的近 50000 名 8 年级、10 年级和 12 年级学生中,33％的人尝试过某种大麻,24％的人尝试过大麻浓缩液。大麻浓缩物的四氢大麻酚(THC)含量是传统大麻花的三倍多,高剂量 THC 与大麻成瘾、认知障碍和精神病的风险有关。[⑤]

---

① 广东省戒毒管理局:《广东未成年人吸毒戒毒人数分析》,http://gdjdj.gd.gov.cn/gdjdj/zwgk/sjfb/content/post_2677836.html,下载日期:2024 年 8 月 11 日。

② [美]迈克尔·库赫:《为什么我们会上瘾:操纵人类大脑成瘾的元凶》,王斐译,中国人民大学出版社 2017 年版,第 96 页。

③ 杨梅、高鹏程、廖艳辉:《物质成瘾的社会心理因素》,载《中国药物依赖性杂志》2014 年第 6 期。

④ 杨梅、高鹏程、廖艳辉:《物质成瘾的社会心理因素》,载《中国药物依赖性杂志》2014 年第 6 期。

⑤ 杜新忠:《2018 年美国监测未来的调查结果》,http://www.jhak.com/index.php? m＝content＆c＝index＆a＝show＆catid＝61＆id＝2902039,下载日期:2024 年 10 月 20 日。

(三)社会压力

更多的生活压力容易引发和维持人们的毒品成瘾行为,并使得处于戒毒后的个体更容易出现复吸。在压力方面,最值得关注的是童年负性经历,如家境贫困、家庭冲突频繁、目睹家庭暴力可能增加成年后毒品成瘾的风险。据报道,遭遇过童年期创伤的个体较未遭遇过童年期创伤的个体更倾向于使用毒品和酒精。[①] 成年后的负性生活事件如失业、失恋、离异、亲人死亡等也可能增加毒品使用和成瘾行为的发生。

另外,社会上毒品的可获得性、群体亚文化对使用毒品的赞许性评价、家庭和学校因素与同伴压力等也是促进毒品成瘾的社会性因素。

---

① 杨梅、高鹏程、廖艳辉:《物质成瘾的社会心理因素》,载《中国药物依赖性杂志》2014 年第 6 期。

第三章　毒品成瘾的认定

　　毒品成瘾认定标准受到吸毒以及毒品成瘾观念的影响。由于中华民族在历史上曾痛遭鸦片之害,社会公众在情感上对吸毒者非常自然地存在一种排斥心理,新中国成立后的立法和执法更是对吸毒行为进行了严厉打击和惩罚。在这种态势下,吸毒者"违法"的标签被无限强化,而"病人""受害者"的身份却被无限弱化。[①] 例如,公安部1998年《关于对吸食、注射毒品人员成瘾标准界定问题的批复》(以下简称1998公复[3号])没有采用毒品成瘾医学标准,而是将其界定为"有证据证明其吸毒,且查获时尿样毒品检测为阳性的,认定为成瘾",对吸毒成瘾采"行为说",即只要有证据证明有吸毒行为就可认定吸毒成瘾。

　　基于对毒品成瘾人员"病人、违法者、受害人"三重身份的科学理解,《禁毒法》的实施改变了过去对吸毒人员一味强调惩罚的立场,确立了"采取各种措施帮助吸毒人员戒除毒瘾,教育和挽救吸毒人员"的戒毒方针。与此相配套的《吸毒成瘾认定办法》(2016年修订)也将吸毒成瘾定义为慢性、复发性的脑部疾病,并在第3条规定吸毒成瘾认定的主体除了公安机关,还有其委托的戒毒医疗机构。但是在第4条中,确定了在吸毒成瘾认定中,公安机关为主,戒毒医疗机构为辅的原则:"公安机关在执法活动中发现吸毒人员,应当进行吸毒成瘾认定;因技术原因认定有困难的,可以委托有资质的戒毒医疗机构进行认定。"因此,关于毒品成瘾的认定就存在两个标准:吸毒成瘾的法律认定标准和毒品成瘾的医学诊断标准。

第一节　吸毒成瘾的法律认定

▌一、吸毒成瘾认定概述

（一）吸毒成瘾认定概念

　　《吸毒成瘾认定办法》(2016年修订)第3条规定了吸毒成瘾认定的概念,是指公安机关或者其委托的戒毒医疗机构通过对吸毒人员进行人体生物样本检测、收集其吸毒证据或者根据生理、心理、精神的症状、体征等情况,判断其是否成瘾以及是否成瘾严重的工作。公安机关在执法活动中发现吸毒人员,应当进行吸毒成瘾认定。

---

　　① 刘晖:《吸毒成瘾认定标准的基本架构——兼评〈吸毒成瘾认定办法〉》,载《广西警官高等专科学校学报》2012年第1期。

根据《吸毒检测程序规定》(2016年修订),人体生物检测样本为采集的被检测人员的尿液、血液、唾液或者毛发等生物样本。

1.尿液检验。大多数毒品是通过尿液排泄,通常情况下只需收集被检测者的尿液作为检测的标本,其成本较低,操作简单,检测速度快,且结果准确,因此,尿检是目前使用最广泛的一种吸毒检测方法。但是尿液检测也存在不足,由于人体代谢因素的影响,会存在检出时限的问题;尿液检材也比较容易被污染,如食盐、漂白剂或清洁剂等化学物质可以破坏尿样的毒品代谢成分,影响检测结果。

2.血液检验。吸毒人员吸食毒品后,毒品在体内代谢进入血液循环,因此对血液进行处理分析,也可判断出被检测人员是否吸毒。但由于吸毒者是携带传染性疾病的高危人群,此法对采集者有一定的危险,同时,被采集者有时也可能不接受。[1] 传统的血液检测由于需要去医院抽血进行检测,程序较复杂,快速检测会受到一定的影响。

3.唾液检验。与其他生物检材相比,唾液的收集可避免对被检测人及其隐私的侵犯;收集设备简单,且易于近距离监控,有效防止作弊行为;易净化,可大大降低体内杂质对整个检验的干扰;可根据代谢物在唾液中的比率,推断药物的摄取时间。唾液检测也存在一些不足,如检测窗口时间短,唾液采集装置不完备,易受污染,对某些成分如大麻检测灵敏度低等。

4.毛发检测。通过对毛发分析不仅可以推测出个体使用的毒品种类及其滥用史,还克服了体液分析存在的很多不利影响,其具有难掺假易取材、结果可靠、可长期保存和毛发中的毒品的代谢较慢等优点,因而拥有体液分析不可替代的优势。目前,毛发中的毒品分析仍存在很多问题,如不同人种、不同生理部位间毛发的差别,如何增加水解效率等。

毛发检测可以证明提取毛发之日前6个月之内的摄入毒品行为,这意味着毛发检测可以作为行政处罚的一定依据。《治安管理处罚法》第22条规定:"违反治安管理行为在六个月内没有被公安机关发现的,不再处罚。前款规定的期限,从违反治安管理行为发生之日起计算;违反治安管理行为有连续或者继续状态的,从行为终了之日起计算。"这是法律关于治安处罚时效的规定。毛发检测吸毒行为的存在,从技术上看可以延伸至之前更久远的时间,但《治安管理处罚法》的时效规定为6个月,也就是说,如果证明6个月以内存在吸毒行为,是可以作为治安违法行为施以行政处罚的。当然,这一处罚的实现还需要其他的证据予以配合。[2]

(二)吸毒成瘾认定的主体资格

《吸毒成瘾认定办法》(2016年修订)第4条规定了吸毒成瘾认定的主体资格是公安机关及其委托的有资质的戒毒医疗机构。承担吸毒成瘾认定工作的戒毒医疗机构及其医

---

① 刘艳:《不同生物检材在毒品检测中的适用》,载《科学技术创新》2019年第17期。

② 包涵:《〈涉毒人员毛发样本检测规范〉再解读》,http://www.gsjdxc.com/Show/2610,下载日期:2022年8月19日。

务人员,应当依照《戒毒治疗管理办法》的有关规定进行毒品成瘾认定工作。

1.公安机关

承担吸毒成瘾认定工作的人民警察,应当具有二级警员以上警衔及两年以上相关执法工作经历,经省级公安机关、卫生行政部门组织培训并考核合格。公安机关认定吸毒成瘾,应当由两名以上人民警察进行。

2.戒毒医疗机构

戒毒医疗机构,是指经省级人民政府卫生行政部门批准从事戒毒医疗服务的戒毒医院或设有戒毒治疗科的其他医疗机构。戒毒医疗机构认定吸毒成瘾,应当由两名承担吸毒成瘾认定工作的医师进行。根据《吸毒成瘾认定办法》(2016 年修订)第 14 条的规定,承担吸毒成瘾认定工作的医师,应当同时具备以下条件:符合《戒毒医疗服务管理暂行办法》(现已被《戒毒治疗管理办法》所取代)的有关规定;从事戒毒医疗工作不少于 3 年;具有中级以上专业技术职务任职资格。

根据《戒毒治疗管理办法》第 12 条规定,从事戒毒治疗的医师应当具有执业医师资格并经注册取得“医师执业证书”,执业范围为精神卫生专业。

二、吸毒成瘾认定的法律标准

《吸毒成瘾认定办法》(2016 年修订)第 1 条明确规定了其立法原则,即“规范吸毒成瘾认定工作,科学认定吸毒成瘾人员,依法对吸毒成瘾人员采取戒毒措施和提供戒毒治疗”。《禁毒法》第 33 条规定,对吸毒成瘾人员,公安机关可以责令其接受社区戒毒;第 38条规定,对于吸毒成瘾严重,通过社区戒毒难以戒除毒瘾的人员,公安机关可以直接作出强制隔离戒毒的决定。与此相配套的《吸毒成瘾认定办法》规定了吸毒成瘾和吸毒成瘾严重的两种法律认定标准。

(一)吸毒成瘾认定的法律标准

《吸毒成瘾认定办法》(2016 年修订)第 7 条规定,吸毒人员同时具备以下情形的,公安机关认定其吸毒成瘾:

1.经血液、尿液和唾液等人体生物样本检测证明其体内含有毒品成分

这里的人体生物样本检测并没有把毛发检测作为证明其体内含有毒品成分的一种检测手段,而是在第三种情形中作为吸毒史的证据。这是因为毛发检测不能检测当下(每个个体的代谢速度不一样,毛发生长速度也不一样,一般情况下吸毒后要间隔一段时间才能在毛发中检测出毒品代谢成分)的吸毒行为,检测的是曾经的吸毒行为。[①]

---

① 　有些地方把毛发也纳入本项所列的“人体生物样本”范围,如《福建省办理吸毒案件有关问题的指导意见》规定:“毛发样本毒品成分含量实验室检测结果,适用于《吸毒成瘾认定办法》第七条第一款第一项所列‘人体生物样本范围’。毛发样本毒品成分含量实验室检测结果,在第七条第一款第一项和第三项不能同时适用。同次应用时,用于第一项的,不能再重复用于第三项。”

2.有证据证明其有使用毒品行为

吸毒行为的认定是一个十分重要的问题,涉嫌吸毒人员具备了第一种情形,并不能证明他是吸毒。因病人治疗疾病服用相关药物(如癌症病人使用吗啡)、误食,或被诱骗、强迫等被动摄入毒品等情形,导致其吸毒检测结果呈毒品阳性的,不能认定为吸毒行为。因此,当涉嫌吸毒人员具备了第一种情形,还要根据其他证据证明其吸毒行为。吸毒行为是违反《治安管理处罚法》的行为,公安机关在办理吸毒行政案件时应当符合《治安管理处罚法》的相关规定。《治安管理处罚法》第93条规定:"公安机关查处治安案件,对没有本人陈述,但其他证据能够证明案件事实的,可以作出治安管理处罚决定。但是,只有本人陈述,没有其他证据证明的,不能作出治安管理处罚决定。"

一般来说,在满足第一种情形情况下,证明吸毒的主要证据是嫌疑吸毒人员的口供、同伴的佐证和当场收缴的吸毒工具、毒品等。

有些毒品不具备人体含毒成分检测条件的,如非法吸食、注射复方磷酸曲马多、卡西酮类、恰特草等新精神活性物质,在认定其吸毒行为时,更应当从严把握证据标准。[①]

3.有戒断症状或者有证据证明吸毒史

有戒断症状或者有证据证明吸毒史包括曾经因使用毒品被公安机关查处、曾经进行自愿戒毒、人体毛发样品检测出毒品成分等情形。

(1)戒断症状

戒断症状通常能够体现吸食者对毒品的依赖程度,是依赖性的指示针。由于滥用毒品种类不同,其戒断症状的具体表现也存在差异。具体情形参照原国家卫生和计划生育委员会制定的《阿片类物质使用相关障碍诊断治疗指导原则》和《苯丙胺类兴奋剂滥用及相关障碍的诊断治疗指导原则》、原卫生部制定的《氯胺酮依赖诊断治疗指导原则》确定。

(2)有证据证明吸毒史

为规范完善吸毒行为的证据,《吸毒人员登记办法》第2条规定:"本办法所称吸毒人员登记,是指公安机关、司法行政部门、医疗卫生机构对吸毒人员自然状况、吸毒违法行为及处理情况、戒毒情况及其变更情况等加以记载和管理的活动。公安机关应当对登记的吸毒人员建立工作台账,并将登记信息录入'全国禁毒信息系统'吸毒人员数据库,实行信息化管理。"这一规定使"有证据证明有吸毒行为"得以容易实现。

将曾经使用毒品被公安机关查处作为曾经吸毒的证据使用,表明《吸毒成瘾认定办法》还是没有摆脱《关于对吸食、注射毒品人员成瘾标准界定问题的批复》采"行为说"的框架。按照这一情形,第二次因吸毒被公安机关查获就可以认定吸毒成瘾。

(二)吸毒成瘾严重认定的法律标准

《吸毒成瘾认定办法》(2016年修订)第8条规定,吸毒成瘾人员具有下列情形之一

[①] 《福建省办理吸毒案件有关问题的指导意见》规定:"对于非法吸食、注射复方磷酸曲马多、阿普唑仑、溴西泮等精神药品、麻醉药品、苄基哌嗪、卡西酮类、恰特草等新精神活性物质,又不具备人体含毒成分检测条件的,应当从严把握证据标准。对于本人供认,且有同案人员或者在场人员指认,并查获有相应精神药品、麻醉药品或者新精神类活性物质的,应当认定为吸毒行为。"

的,公安机关认定其吸毒成瘾严重:

1.曾经被责令社区戒毒、强制隔离戒毒(含《禁毒法》实施以前被强制戒毒或者劳教戒毒)、社区康复或者参加过戒毒药物维持治疗,再次吸食、注射毒品的。

戒毒人员只要在被决定或被责令参加戒毒措施或参加戒毒药物维持治疗后再次吸毒,不论间隔多长时间,《吸毒成瘾认定办法》规定可直接认定其为吸毒成瘾严重。尽管戒毒人员在成功脱毒或接受戒毒药物维持治疗后再次吸毒的原因错综复杂,但再次吸毒的事实毕竟能从一个侧面反映出其较差的自控力,并在实际上造成对国家戒毒资源的浪费,因此《吸毒成瘾认定办法》规定被采取戒毒措施后又再次吸毒的可直接认定其吸毒成瘾严重。再次表明《吸毒成瘾认定办法》还是没有摆脱《关于对吸食、注射毒品人员成瘾标准界定问题的批复》采"行为说"的框架。

2.有证据证明其采取注射方式使用毒品或者至少三次使用累计涉及两类以上毒品的。

由于毒品的耐受性,吸毒者之前的吸食剂量已经达不到最初的效果,所以需要增加剂量及调整服用方式。初吸者一般是烫吸或鼻吸,到最后才会发展为注射。将毒品直接注射到静脉血液,是吸收最快、作用最强的一种方式,也是最危险的方式。成瘾严重的吸毒人员为追求最初的感觉,就会采取危害极大的注射方式。采取注射方式使用毒品说明毒瘾已经特别严重了,《吸毒成瘾认定办法》规定可直接认定某为吸毒成瘾严重。

《吸毒成瘾认定办法》(2016年修订)第24条明确了所称的两类及以上毒品是指阿片类(包括鸦片、吗啡、海洛因、杜冷丁等)、苯丙胺类(包括各类苯丙胺衍生物)、大麻类、可卡因类和氯胺酮等其他类毒品,明确了认定成瘾严重的毒品种类标准。

《吸毒成瘾认定办法》中所称的两类及以上毒品,是多药滥用的一种形式。多药滥用是指出于非医疗目的,同时或先后在较短时间内使用两种或两种以上成瘾药物。一般有三种情况:使用同一类型中的若干种药物;同时使用两类或两类以上药物;滥用一类药物之后交替地使用其他类药物。

多药滥用的原因包括:为增强快感,追求更为强烈的刺激(如"冰麻佣",将冰毒加麻古按比例混合搭配而成);为减少毒副反应,将中枢神经兴奋剂与抑制剂兼用(有的吸毒者在服用了大量的摇头丸后为了抑制兴奋,会再服用安定之类的镇定安眠类药物);原来的药物不能得到或供应不足时,用其他药物或毒品替代或补充(如海洛因成瘾者常因经济上的原因而使用"精神科套餐"静脉注射,常见的"精神科套餐"是一支地西泮注射剂加一片丁丙诺啡舌下片和一支盐酸异丙嗪注射液混合后静脉注射);黑市毒品不纯,客观上形成多药滥用;有些毒品如"开心水"多数同时含有多种毒品成分。

由于药物之间的相互作用(协同或叠加),多药滥用对人体的伤害加重,主要表现中毒概率大幅提高和戒断时症状更加严重。多药滥用一旦发生不良反应,所表现出来的症状往往比较复杂,难以确认病因,导致治疗难度大幅提升,严重的可能导致死亡。如长期口吸入掺杂盐酸奎宁的海洛因可导致双目失明、听力障碍、呼吸和心脏功能受抑制,重者可昏迷致死。

医学上的多药滥用范围比《吸毒成瘾认定办法》中规定的两类及以上毒品范围大得

多,前者的药物概念包括了所有的成瘾性物质,而不仅仅是管制的毒品。

3.有证据证明其使用毒品后伴有聚众淫乱、自伤自残或者暴力侵犯他人人身、财产安全或者妨害公共安全等行为的。

海洛因等传统毒品多为麻醉类药物,吸食者吸食后多会在飘飘欲仙的感觉中昏昏欲睡。而冰毒、摇头丸、K粉等合成毒品属于兴奋剂或致幻剂,吸食后有兴奋感、发泄欲和性冲动等药效反应,极易出现聚众淫乱、自伤自残、打架斗殴等行为。另外,吸毒者吸食毒品后多会出现感知错位、注意力无法集中、幻视幻听等症状,导致各种肇事肇祸案事件发生,如果危害对象是不特定多数人的人身、财产安全,将构成以危险方法危害公共安全罪,依法受到严惩。《吸毒成瘾认定办法》规定这些吸毒后的行为表现是认定吸毒成瘾严重的最直接证据之一。

第二节　毒品成瘾的医学诊断标准

毒品成瘾临床诊断意义重大,正确的临床诊断是展开戒毒治疗和康复干预的前提与基础。《吸毒成瘾认定办法》(2016年修订)第18条规定:"戒毒医疗机构及其医务人员应当依照诊疗规范、常规和有关规定,结合吸毒人员的病史、精神症状检查、体格检查和人体生物样本检测结果等,对吸毒人员进行吸毒成瘾认定。"毒品成瘾的临床表现复杂,高发生率的多药滥用、精神障碍共病等使诊断更加困难。由于吸毒问题的敏感性,所获得的资料可能不重要、不正确,也增加了误诊的可能性。因此,毒品成瘾的诊断要从多方面入手。

一、毒品成瘾的临床诊断方法

毒品成瘾的诊断方法主要是依据病史(毒品使用史、治疗史、既往史、个人史)及检查(体格检查、精神检查、实验室检查)来完成。

(一)病史采集

病史是临床诊断的路标和线索,完整而准确的病史往往可以解决大约半数以上的诊断问题。病史采集要全面系统、真实可靠、客观准确、规范标准,并且能够反映疾病的动态和演变进程。

1.毒品现用史:所使用毒品的种类、剂量和每日使用次数。

2.过去使用史:专指过去曾经吸毒或戒毒的历史,包括首次吸毒的年龄和吸毒年限、戒毒和反复吸毒的次数。

3.治疗史:既往治疗环境、治疗次数、时间、方法、效果、戒后停用时间、患者的合作程度、患者对治疗的态度、动机及评价、复用原因等。

4.个人史:患者从小到现在的生活经历、受教育程度、工作史、生活环境、是否欠债、有无违法与犯罪记录、出生情况、早期发育情况、健康情况及婚姻情况等。

5.家族史:包括家族遗传史(如父代及兄弟姐妹有无特殊性格、酗酒、吸毒、癫痫、精神疾病等)、家庭经济情况、居住条件、邻里关系、家庭特殊习惯或传统等。

(二)检查

1.体格检查

检查是否患有明显的躯体疾病及并发症。体格检查是在问诊基础上进行的全面又有重点的深入系统检查,努力发现重要的诊断线索。

2.精神检查

吸毒成瘾者在吸毒前后往往有心理或人格方面的问题,必要时需做人格测定。注意患者外貌和行为、语言思维、心境问题、智力、记忆力、定向力、自知力等。药物依赖患者是精神障碍高发群体,毒品成瘾在临床常见的精神症状可表现为感知觉障碍、思维障碍、注意障碍、记忆障碍、智能障碍、定向力与定向障碍、意志障碍、情感障碍、意识障碍、动作与行为障碍、自知力缺失等。

3.实验室检查

实验室检查包括血、尿、粪三大常规检查,人体生物样本检测,以及性病检查 HIV(人类免疫缺陷病毒)试验、肺部 X 线检查、乙肝病毒检测、心电图检查等。毒品成瘾的实验室检查不仅鉴定是否存在滥用毒品情况,同时实验室检查还可结合临床资料发现与检出并患疾病及相关病变,对成瘾者健康现状提供评估的客观依据。

▌二、毒品成瘾的医学诊断标准

关于毒品成瘾的诊断标准,有 ICD-11(国际疾病分类第十一版)[①]、DSM-5(美国精神医学学会出版的《精神疾病诊断与统计手册》第五版)和 CCDM-3(中国精神疾病诊断标准第三版)三个标准。卫生部发布的《阿片类物质使用相关障碍诊断治疗指导原则》《苯丙胺类兴奋剂使用相关障碍诊断治疗指导原则》[②]中,参照的是 ICD-10,因此,本节主要介绍 ICD-10 的标准。ICD-10 中 F1 类为使用精神活性物质所致精神和行为障碍,临床症状和综合征包括急性中毒、有害使用、成瘾综合征、戒断综合征、伴有谵妄的戒断状态、精神病性障碍、迟发的精神病性障碍和遗忘综合征。下文与第八章仅介绍与毒品成瘾直接相关的依赖综合征和戒断综合征的诊断标准。

[①] 经过十余年的修订,2018 年 6 月 18 日,世界卫生组织(WHO)发布了国际疾病分类第十一版(ICD-11)。ICD-11 于 2022 年 1 月 1 日正式生效,由各成员国投入应用。

[②] 《吸毒成瘾认定办法》(2016 年修订)第 7 条规定:"戒断症状的具体情形,参照卫生部制定的《阿片类药物依赖诊断治疗指导原则》和《苯丙胺类药物依赖诊断治疗指导原则》、《氯胺酮依赖诊断治疗指导原则》确定。"随着戒毒医疗技术的不断发展和新的戒毒理念的问世,上述两份阿片类毒品和苯丙胺类毒品的成瘾诊断治疗指导原则已经不能满足戒毒医疗工作的需要,为此国家卫生计生委 2017 年发布了修订后更名为《阿片类物质使用相关障碍诊断治疗指导原则》,国家卫生健康委 2019 年发布了修订后更名为《苯丙胺类兴奋剂使用相关障碍诊断治疗指导原则》。

（一）依赖综合征

1.诊断要点

ICD-10 标准中,确诊依赖综合征(成瘾)通常需要在过去一年的某些时间内体验过或表现出下列中的至少 3 条:

(1)对使用该物质有强烈渴望或冲动感。

(2)对精神活性物质使用行为的开始、结束及剂量难以控制。

(3)当活性物质的使用被终止或减少时出现生理戒断状态,其依据为:该物质的特征性戒断综合征;或为了减轻或避免戒断症状而使用同一种(或某种有密切关系的)物质的意向。

(4)耐受的依据,例如必须使用较高剂量的精神活性物质才能获得过去较低剂量的效应(典型的例子可见于酒精和鸦片依赖者,其日使用量足以导致非耐受者残疾或死亡)。

(5)因使用精神活性物质而逐渐忽视其他的快乐或兴趣,在获取、使用该物质上或从其作用中恢复过来所花费的时间逐渐增加。

(6)不顾其明显的危害性后果而持续性使用活性物质,应着重调查使用者是否实际上已经了解或估计使用者已经了解损害的性质和严重程度。

依赖综合征可针对一种特殊物质(如烟草或安定)、一类物质(如鸦片等)或范围较广的不同物质(某些人会规律性地出现服用可以得到的任何药物的冲动感,并在禁用时表现出不适、激越和/或戒断状态的躯体体征)。

2.诊断要点解读

(1)依赖综合征的核心特征为呈现反复或持续的精神活性物质使用状态,存在对物质使用的失控现象(如使用的时间、用量、环境等不受控制,不一定伴有主观的对物质使用的渴求和冲动),物质使用成为生活优先活动(如忽视了日常活动、责任、健康、其他享乐),伴有生理特征(如耐受性、戒断症状)。

(2)如果只有戒断症状,不能诊断为依赖综合征,如给肿瘤晚期疼痛患者使用阿片类止痛药,停药后患者出现戒断症状,此种情况不能诊断阿片类物质依赖综合征。注意依赖综合征的核心症状为对物质使用的失控、物质使用成为优先活动。

(3)人们常因为需要改善情绪、提高注意力、促进社交活动而使用精神活性物质,但只有具备对物质的使用失控、将物质使用作为首要活动这样的核心症状时,才能考虑依赖综合征的诊断。

(4)考虑物质所致障碍时,除了诊断物质依赖综合征,还应诊断物质所致躯体或精神障碍。

(5)如果在受控的环境下,应当要注明。如果目前处于处方药治疗中,如美沙酮或丁丙诺啡治疗且不符合阿片类物质使用障碍,也应当注明。

（二）戒断综合征

1.诊断要点

戒断综合征表现出来的症状是依赖综合征的主要特征,如果这些症状是就诊的原因或严重到足以引起医疗上的重视,则戒断综合征应作为主要诊断,但依赖综合征也应当考虑。躯体症状依所用药物而异,心理障碍(例如焦虑、抑郁和睡眠障碍)也是戒断综合征的常见特征。病人往往报告戒断症状因恢复使用精神活性药物而得以缓解。应注意当最近未使用药物时,戒断症状可由条件性/习得性刺激所诱发,对这类病例只有症状达到一定程度时才能诊断为戒断综合征。

2.诊断要点解读

(1)长期反复使用精神活性物质,突然停用或减少使用剂量后出现戒断综合征。每种物质出现戒断症状的时间长短不一,主要和物质在体内的半衰期长短及停用前的使用剂量有关。戒断综合征的临床特征往往与急性中毒的特征相反。

(2)躯体症状依所用药物而异。心理障碍(例如焦虑、抑郁和睡眠障碍)也是戒断综合征的常见特征。

(3)酒精戒断综合征的症状是震颤、出汗、焦虑、躁动、抑郁、恶心和不适等。该综合征在停用酒精6~48小时后出现。如无并发症,在2~5日后消退。可以并发癫痫大发作,并可发展成谵妄(又称为震颤性谵妄)。镇静剂戒断综合征的许多特征与酒精戒断综合征相同,还可伴有肌痛、抽搐、认知扭曲和身体形象扭曲等。阿片类药物戒断综合征症状为流涕、流泪、肌痛、寒战、起鸡皮疙瘩等,在24~48小时后出现肌肉和腹部绞痛,觅药行为突出,且在身体症状减轻后继续有觅药行为。兴奋剂戒断综合征没有中枢神经系统抑制物质戒断所致的综合征那么明确,通常出现情绪明显抑郁,并伴有不适、乏力和行动不稳。

(4)戒断症状可无并发症,也可伴有抽搐、谵妄等,如酒精戒断。

(5)致幻剂、吸入剂没有戒断综合征。

常见毒品成瘾的诊断见第八章。

三、毒品成瘾的常用临床诊断量表

诊断评定量表在毒品成瘾的临床诊断中具有重要临床价值,大多数戒毒医疗机构和临床研究单位多引用或参用国际较为通行的诊断量表,或根据自编评定量表在临床上运用,目前较为通用的诊断量表有以下几种。

（一）成瘾严重程度指数量表（ASI）

ASI是由美国宾夕法尼亚的成瘾研究中心的McLellan和Luborsky等人开发的、应用于药物滥用和依赖者的半结构式访谈问卷,主要用于评估成瘾的严重程度、决定治疗需求和评价治疗效果。ASI目前得到了广泛的运用,在美国,ASI已经成为评估药物成瘾严重度最广泛的量表之一。

ASI通过30~40分钟的调查者与被调查者面对面的访谈,收集被调查者最近30天的生活状态以及相关生活经历,包括 7 个维度,即躯体健康、毒品成瘾、酒精成瘾、职业功能、违法犯罪、家庭及社会关系和精神健康。该量表可以测量有关症状对被调查者的影响和被调查者渴望治疗的主观感受,在预测治疗和评价治疗效果方面用途广泛。

我国学者连智、刘志民参考 DSM-4、ICD-10、ASI 及阿片治疗指数的原则和内容,根据我国药物滥用的实际情况并结合个案分析,收集具有普遍性和典型的病例,编制了阿片成瘾严重程度量表。

(二)酒精、烟草和活性物质使用筛查量表(ASSIST)

酒精、烟草和活性物质使用筛查量表(ASSIST)是由 WTO 资助,由澳大利亚 Ali 等研究者开发的一份问卷,用于筛查成人中所有级别的问题或危险物质使用情况。ASSIST 包括八个问题,涉及烟草、酒精、大麻、可卡因、苯丙胺类兴奋剂(包括摇头丸)、吸入剂、镇静剂、致幻剂、阿片类药物和其他药物。ASSIST 访谈问卷适用于所有人群的精神活性物质使用相关问题的筛查,除非有严重认知功能损害而不能接受访谈。

ASSIST 根据每个访谈问卷的回答情况进行评分,对每种精神活性物质使用的筛查结果总分可分为低、中、高 3 种风险水平。低风险表示被调查者目前物质使用方式对其健康与其他问题风险较低;中风险意味着目前物质使用方式对健康与其他问题有危险;高风险意味着目前物质使用导致其健康、社会、经济、法律、人际关系方面出现严重问题,很可能存在依赖。ASSIST 的评分是下一步简要干预的基础。ASSIST 还根据筛查结果情况设计了一套简要干预方法:对低风险者反馈其检查结果,即告知每种物质的风险评分,继续保持这种低风险状态对其健康具有积极意义;对中风险者需提供相应的健康知识教育;对高风险者提示其极有可能存在精神活性物质滥用或者依赖问题,因此对高风险者需要提供进一步的治疗信息及转诊建议等,积极鼓励其接受进一步治疗或者停止使用精神活性物质。

(三)药物依赖诊断量表(SCID-DD)

本量表为 Spitzer 于 1986 年编制的临床用诊断提纲中的有关药物依赖部分,可用作 DSM-5 的药物依赖诊断。由于诊断量表具有可以数量化、规范化和客观化海洛因滥用者表现出的不确切、不容易描述的症状的优点,因此,使用 SCID-DD 对药物滥用进行研究提供了一个标准化的工具,便于不同医疗机构作出统一的、标准的诊断。

SCID-DD 包括 A、B、C、D 四部分,A 为必备条件,包括 A-0(药物使用)、A-1(问题使用)、A-2(多种药物使用)等 3 项。A-1 又分为 3 项,符合其中任何一项,即属于有"问题使用";B 为症状标准,按 DSM-5 药物依赖阿片类戒断症状学排列,共 9 项;C 为病程标准;D 为成瘾年龄和病程。A、B、C 三部分标准均符合者,按 DSM-5 可诊断为药物依赖,A、C 两部分符合而 B 部分不符合标准,但 B-7 和 B-9 中至少有一项回答肯定者,按 DSM-4 可诊断为药物滥用。

(四)汉密尔顿抑郁量表(HAMD)

汉密顿抑郁量表由 Hamilton 于 1960 年编制,是临床上评定抑郁状态时应用得最为普遍的量表,有 17 项、21 项和 24 项等 3 种版本。这项量表由经过培训的两名评定者对患者进行 HAMD 联合检查,一般采用交谈与观察的方式,检查结束后,两名评定者分别独立评分;在治疗前后进行评分,可以评价病情的严重程度及治疗效果。

依据各项目反映的症状特点,HAMD 可分为 7 个因子,分别为:(1)焦虑/躯体化,由精神性焦虑、躯体性焦虑、胃肠道症状、疑病和自知力、全身症状 5 项组成;(2)体重,即体重减轻 1 项;(3)认知障碍,由自罪感、自杀、激越、人格或现实解体、偏执症状和强迫症状 6 项;(4)日夜变化,仅日夜变化 1 项;(5)迟缓,由抑郁情绪、工作和兴趣、迟缓和性症状 4 项组成;(6)睡眠障碍,由入睡困难、睡眠不深和早醒 3 项组成;(7)绝望感,由能力减退感、绝望感和自卑感 3 项组成。因子分可以反映来访者或病人的抑郁症状的特点,同时也可反映心理或药物干预前后靶症状的变化特点。

总分也是一项很重要的资料,能较好地反映病情的严重程度,即症状越轻,总分越低,症状越重,总分越高。通过在心理咨询或药物治疗前后总分的变化来衡量各种心理、药物干预的效果。

HAMD 评定方法简便,标准明确,便于掌握,可用于抑郁症、躁郁症、神经症等多种疾病的抑郁症状之评定,尤其适用于抑郁症。

(五)汉密尔顿焦虑量表(HAMA)

汉密尔顿焦虑量表由 Hamilton 于 1959 年编制,是精神科临床中常用的量表之一,包括 14 个项目,采用 0 到 4 分的五级评分法。由经过培训的两名评定者对患者进行 HAMA 联合检查,采用交谈与观察的方式,检查结束后,两名评定者分别独立评分;在治疗前后进行评分,可以比较治疗前后症状和病情的变化。

量表包括躯体性和精神性两大焦虑因子结构,躯体性的焦虑有肌肉系统、感觉系统、心血管系统症状、呼吸系统症状、胃肠道症状、生殖泌尿系统症状和自主神经系统症状等 7 项组成;精神性焦虑,由焦虑心境、紧张、害怕、失眠、认知功能、抑郁心境和会谈时的行为表现等 7 个项目组成。通过因子分析,不仅可以具体反映病人的精神病理学特点,也可反映靶症状群的治疗结果。

HAMA 能很好地衡定治疗效果,以及比较治疗前后症状变化,它是一致性比较好的量表。

(六)海洛因渴求问卷(HCQ)

渴求是药物滥用者对过去体验过的精神活性物质效应期待、使用的倾向及对药物的渴望。渴求水平是不断变化的,受环境因素、躯体状况、情绪状态等影响。无论渴求是处于意识水平,还是处于意识水平之外,它是一种主观体验,也表现为性质上从弱到强的外在行为。

该量表共 25 个条目 4 个因子(分量表),因子分别是:用药倾向、用药渴望、效果期待和自我控制。以症状出现的频度作为评分标准,采用 1~7 分七级评分。25 个条目的原始分值累加成量表总分,得分越高则渴求程度越严重。

(七)症状自评量表(SCL-90)

SCL-90 是世界上最著名的心理健康测试量表之一,是当前使用最为广泛的精神障碍和心理疾病门诊检查量表。本测验的目的是从感觉、情感、思维、意识、行为直到生活习惯、人际关系、饮食睡眠等多种角度,评定一个人是否有某种心理症状及其严重程度如何。它对有心理症状(即有可能处于心理障碍或心理障碍边缘)的人有良好的区分能力,不适合于躁狂症和精神分裂症。本量表不仅可以自我测查,也可以对他人(如其行为异常,有患精神或心理疾病的可能)进行核查,假如发现得分较高,则应进一步筛查。

本测验共有 90 个自我评定项目,测验的 9 个因子分别为:躯体化、强迫症状、人际关系敏感、抑郁、焦虑、敌对、恐怖、偏执和精神病性,还有一个附加项目,作为第 10 个因子来处理,以便使各因子分之和等于总分。

SCL-90 的统计指标主要为两项,即总分和因子分。90 个单项分相加之和为总分,能反映其病情严重程度。SCL-90 测得的是一个人某段时间(近一周内)的症状水平,是反映一个人当时某段时间里自我感觉的心理好坏状态,易受多项因素的影响,特别是生活事件的影响。

(八)阿片戒断症状量表(OWS)

OWS 是 Bradlev 等人在 1987 年编制的,用于评价阿片依赖戒断症状严重程度的量表,20 世纪 90 年代由中国药物依赖性研究所引入我国。此量表将有关阿片戒断症状和体征总结为 32 项,这 32 项症状/体征基本涵盖了所有阿片戒断症状,具有操作比较简单、实用的特点。每项症状/体征根据严重程度分为 0～Ⅲ 级评定:0 级表示无任何症状/体征;Ⅰ 级表示轻微或偶尔出现的症状/体征,无须特殊治疗/处理;Ⅱ 级表示中等程度的症状/体征,要求治疗;Ⅲ 级表示严重的症状/体征,一天中大部分时间受此症状/体征困扰,有强烈要求治疗的欲望。

单项分的高低反映此项症状的严重程度,总分为各单项分的总和,反映了阿片类药物戒断症状的严重程度,分数越高表示戒断症状越严重。

(九)阿片类依赖稽延性戒断症状评定量表

阿片类药物依赖稽延性戒断症状评定量表共有 19 项,包含有躯体症状、情绪症状、渴求症状、睡眠障碍 4 个因子分。指标分单项分、因子分和总分 3 项统计指标。单项分分数高低与各项条目的严重程度呈正相关,19 个项目的原始分值累加成量表总分,分数越高,表示稽延性戒断症状越严重。

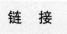

DSM-5 物质使用障碍诊断标准[①]

DSM-5 将 DSM-4 的物质滥用和物质依赖合并为一个诊断，即物质使用障碍。这是因为在临床和研究情境中区分滥用和依赖很困难，并且物质滥用诊断的信度很低。DSM-5 对物质使用障碍的诊断标准包括控制受损，尽管已产生消极的社会、职业和健康后果仍继续使用物质，冒险使用，以及耐受或戒断的迹象。使用者必须在 12 个月的时间里出现与物质使用障碍有关的两项或更多症状才符合诊断标准。

物质使用障碍的诊断标准如下：

（一）中央控制受损

1.物质的摄入常常比计划使用的量更大或时间更长。

2.个体一直想停止使用或规律使用，多次尝试但都不成功。

3.在获得、使用物质或从其恢复的必要活动上花费大量的时间。

4.对于使用物质有渴求或强烈的欲望或迫切的要求。

（二）社交受损

5.反复的物质使用通常导致无法履行家庭、工作或学校的责任。

6.尽管物质使用引起或加重持久的或反复的社交或人际交往问题，但仍继续使用物质。

7.由于物质使用而放弃或减少重要的社交、职业或娱乐活动。

（三）冒险使用

8.在可能造成躯体伤害的情况下仍反复使用物质，例如开车或操作机器。

9.尽管认识到物质使用可能引发或加重持久的或反复的躯体或心理问题，仍继续使用物质。

（四）药理学标准

10.耐受：需要明显增加剂量才能达到中毒或所需效应，或继续使用同一剂量，效应会明显减低。

11.戒断：特征性的物质戒断症状，或使用摄入相同或相似的物质来缓解或避免戒断症状。

严重程度：轻度——存在 2～3 项症状；中度——存在 4～5 项症状；重度——存在 6 项及以上症状。

---

① ［美］苏珊·诺伦-霍克西玛：《变态心理学》，邹丹等译，人民邮电出版社 2017 年版，第 437～438 页。

第四章　毒品成瘾治疗概述

第一节　毒品成瘾治疗的基本原则

毒品成瘾的治疗目标和原则与其他慢性疾病类似,以预防为主,早发现早治疗。当发展到毒品成瘾状态,由于其临床特点非常复杂,除了对毒品的依赖外,还合并一系列躯体与心理社会不良后果,复吸率很高,应采取生物、心理、社会综合干预,以降低成瘾程度,预防复发,恢复躯体、心理社会功能,减少毒品危害为主要治疗目标。

一、成瘾治疗的基本原则

(一)成瘾是一种影响大脑功能和行为的复杂但可治疗的疾病

滥用成瘾物质会改变大脑的结构和功能,即使停止使用该物质后很长一段时间内这种改变依然存在。这或许可以解释为什么药物滥用者即使在长时间停止使用物质后,仍有复发的风险。因此,成瘾的治疗是一个长期的过程,但成瘾是可以治疗的。研究表明,积极参与治疗是取得良好治疗效果的保证,即使是严重成瘾者也能从治疗中受益。

(二)个体化治疗原则

治疗方法因成瘾物质种类和成瘾者特征而异。将治疗环境、干预措施和服务与患者的特定问题和需求相匹配,对于其最终成功地恢复家庭、工作和社会功能至关重要。同样重要的是,治疗要适合个人的年龄、性别、种族和文化。

(三)治疗应具方便性与可及性

由于物质成瘾者对是否参与治疗存在矛盾心理,对于有潜在治疗需求的物质成瘾者而言,如果其治疗需求不能立即得到满足或者比较方便地获得治疗的话,很可能失去或延迟治疗机会。与其他慢性疾病一样,越早治疗取得积极效果的可能性越高。

(四)采取综合性治疗措施

有效治疗必须解决成瘾者个体的毒品滥用以及任何相关的医疗、心理、社会、职业和法律问题,采用综合措施进行全面治疗对患者最终康复具有关键性作用。

（五）保持足够的治疗时间至关重要

适宜的治疗持续时间因患者个体差异而异，取决于成瘾者问题和需求的类型和程度。研究表明，大多数成瘾者至少需要 3 个月的治疗才能显著减少或停止毒品使用，而且治疗时间越长，效果越好。戒毒是一个长期的过程，经常需要多阶段的治疗。与其他慢性疾病一样，成瘾可能会发生复发，这表明需要恢复或调整治疗。由于成瘾者往往过早离开治疗，因此治疗计划应包括让戒毒者参与并保持治疗的策略。

（六）行为疗法（包括个人、家庭或团体咨询）是最常用的治疗形式

各类行为疗法的侧重点各不相同，涉及解决成瘾者的改变动机，提供停止使用毒品的激励，培养抵制毒品的技能，以建设性和奖励性的活动替代毒品使用，提高解决问题的技能促进更好的人际关系。此外，在治疗期间和治疗之后参与团体治疗和其他同伴支持项目有助于保持操守。

（七）积极采取药物治疗

药物治疗是许多成瘾者治疗的重要组成部分，尤其是结合咨询和其他行为疗法时。根据各种毒品的特点，已有许多有效的药物治疗，例如，美沙酮、丁丙诺啡和纳曲酮在帮助海洛因或其他阿片类毒品成瘾者稳定生活和减少毒品使用方面是有效的。阿坎酸、二硫仑和纳曲酮可用于治疗酒精依赖的药物。对于尼古丁成瘾者，尼古丁替代产品（贴片、口香糖、含片或鼻喷雾剂）或口服药物（如安非他酮或伐仑克林）可以作为综合行为治疗计划的有效组成部分。

（八）治疗方案的灵活性

在治疗和康复过程中，成瘾者可能需要不同的服务和治疗内容的组合。根据治疗效果及成瘾者的需求修改治疗方案，确保方案适合成瘾者变化的需求。除咨询或心理治疗外，成瘾者可能还需要药物治疗、其他医疗服务、家庭治疗、育儿指导、职业康复和/或社会和法律服务。

（九）积极治疗共患的精神障碍

由于毒品滥用和成瘾（两者也是精神障碍）经常与其他精神疾病同时发生，因此出现一种精神障碍的患者应评估另一种精神障碍的情况。当这些精神障碍同时发生时，治疗应该同时解决这两个问题（或全部问题），包括适当使用药物治疗。

（十）脱毒治疗只是治疗的第一阶段

药物辅助脱毒只是成瘾治疗的第一阶段，其本身对改变长期使用毒品几乎没有什么作用。虽然药物辅助脱毒可以安全地控制急性戒断的身体症状，可为有效的长期戒毒治疗铺平道路，但仅靠脱毒治疗很难足以帮助成瘾者实现长期戒毒。因此，应鼓励戒毒者在

脱毒治疗后继续接受治疗。

(十一)治疗并非自愿才能有效

来自家庭、就业环境和/或刑事司法系统的监督和压力可以显著提高成瘾者接受治疗、持续参与治疗和治疗干预最终成功的比率。

(十二)监测毒品使用情况

治疗期间必须监测毒品使用情况,因为治疗期间确实会出现再次使用毒品的情形。成瘾者知道其毒品使用情况被监测,这对他们来说是一个强大的激励,可以帮助他们抵御使用毒品的冲动。毒品使用监测还能反映再次吸毒的早期迹象,表明可能需要调整成瘾者的治疗计划,以更好地满足其需求。

(十三)传染病评估与咨询

治疗计划应检测成瘾者是否艾滋病毒/患有艾滋病、乙型和丙型肝炎、结核病和其他传染病,并提供有针对性携带的咨询,必要时帮患者联系治疗。通常,毒品成瘾治疗要解决与毒品相关的行为,这些行为会使成瘾者面临感染传染病的风险。以降低传染病风险为重点的有针对性的咨询,可以帮助戒毒者进一步减少或避免与毒品相关的和其他的高风险行为。咨询还可以帮助那些已经感染的人控制病情。

此外,参与毒品成瘾治疗可以促进成瘾者坚持其他传染疾病的治疗。毒品成瘾治疗机构应该提供快速的现场 HIV 检测,而不是将患者转诊到非现场检测。研究表明,这样做会增加患者接受检测并收到检测结果的可能性。治疗者还应告知患者,高活性抗逆转录病毒疗法(HAART)已被证明在抵抗艾滋病毒方面有效。如果检测呈阳性,应帮助他们联系艾滋治疗。

上述原则是世界各国成瘾治疗者经过数十年实践的经验总结,对现阶段各种物质成瘾的治疗具有普遍的指导作用。[①] 以上 13 条原则不仅针对成瘾治疗者,对病人及其家属、公众和政策制定者都有一定的意义。总体上看,科学的治疗可以减少 40%～60% 的物质成瘾,该比例虽不理想,但与哮喘、高血压、糖尿病等慢性疾病相比已相当可观。[②] 更重要的是,无论戒毒者是否达到彻底戒毒,治疗都大大减少了毒品滥用的严重后果,如失业、犯罪、AIDS 和其他传染病,决不能因为治疗过程漫长且常常复发就怀疑其意义。

二、未成年人毒品成瘾基本治疗原则

未成年时期是尝试毒品的危险时期。在这个时期,控制情绪和奖赏寻求的大脑系统

---

① 郝伟、赵敏、李锦:《成瘾医学理论与实践》,人民卫生出版社 2016 年版,第 473 页。

② 数据来源于美国国家药物滥用研究所(NIDA)2018 年发布的"Principles of Drug Addiction Treatment:A Research-Based Guide(Third Edition)"。

已经完全发育,但控制判断和自我抑制的大脑环路仍在发育中,这会影响未成年人准确衡量风险并做出正确决策的能力,导致他们易冲动行事,寻求新的感觉,并容易受到同龄人的影响,尝试滥用毒品。因此,未成年成瘾者在许多方面不同于成年成瘾者,对未成年人成瘾的治疗也不同于成年人。

(一)未成年人毒品成瘾的特点

1.滥用的毒品种类不同

相比于成年人,未成年人更多滥用冰毒、K粉、摇头丸等娱乐性毒品,除此之外,新兴毒品如合成大麻素等对未成年人的吸引力较大。出于猎奇的心理,未成年人多药滥用的情况也比较多见。

2.危害性更大

虽然相对而言,未成年人吸毒的时间较短,但是由于其处于生理、心理和社会发展的关键期,吸毒对未成年人造成的危害要严重得多。

(1)更容易发展成毒品使用障碍

由于未成年人大脑关键的神经环路仍在发育中,大脑特别容易受到毒品的影响,从而更容易发展为毒品使用障碍。研究发现,早期吸毒是将来发生毒品使用障碍的重要预测因素。大多数患有毒品使用障碍的人在18岁之前开始使用药物,到20岁时发展为使用障碍。对于那些在10多岁就开始使用毒品的人来说,患上使用障碍的可能性最大。[①]

(2)影响关键的发育期和社会转折点

未成年人不仅处于身心发育关键期,也处于正常社会化进程的关键期,早期的毒品使用还会影响未成年人关键的发育和社会转折点。例如,研究表明,青少年长期使用大麻会导致智商下降,即使成年后戒掉,智商也无法恢复。因吸毒而导致的记忆力或思维能力受损以及其他问题可能会使年轻人的社会和教育发展脱离正常轨道,并阻碍其回归正常轨道。

3.存在更广泛的共生的生活问题

许多因素会影响未成年人尝试毒品,除了未成年人自身的脆弱因素外,生活环境起着重要的作用,生活环境的不良加重了未成年人自身的脆弱因素。未成年人生活环境包括包括家庭、学校、社区以及交往的朋友,这些因素往往交集在一起,共同将未成年人推向吸毒的边缘。因此,未成年人尝试毒品往往意味着这些因素中的多个出现了问题。

4.自愿寻求治疗的动机不强

与成年人相比,未成年人不太可能感到自己需要帮助或自行寻求治疗。未成年人比成年人更难看到自己的不良行为模式,难以客观地识别出他们需要帮助。当他们接受治

---

① Dennis，Michael，et al.，Changing the Focus：the Case for Recognizing and Treating Cannabis Use Disorders，*Addiction*，2002，Vol.97，No.s1，pp.4-15.

疗时,原因往往与成年人不同。一般而言,接受治疗的未成年人中有部分是父母或监护人送去的,有部分是由公安机关决定的,如社区戒毒。

链 接

入门药物理论[①]

1975 年,美国哥伦比亚大学的 Kandel 提出了入门药物(gateway drugs)及药用滥用发展过程阶段性升级的理论。其后 Kandel 和其他学者对这一理论进行了补充和论证。Kandel 指出,青少年的药物滥用多从合法物质烟草、酒精滥用开始,将来发展到滥用非法物质,并往往由使用较温和的大麻毒品开始,发展到滥用危害性更大的毒品,如海洛因、可卡因等。因而烟草和酒精被认为是入门药物,大麻还被看作是入门毒品。

许多有关青少年药物滥用的流行病学统计结果都支持 Kandel 入门药物及药用滥用发展过程阶段性升级的理论,青少年开始使用合法药物的时间越早,以后越容易使用非法药物;开始使用非法药物的时间越早,以后更可能滥用和产生依赖。因而有效地预防或推延青少年开始使用合法药物,将能大大地降低他们以后使用非法药物的可能性。

(二)未成年人成瘾治疗的原则[②]

与成年人成瘾治疗一样,对未成年人成瘾的治疗不能"一刀切",需要考虑到整个人的需求,包括他的身心发展阶段和认知能力,其家人、朋友和其他人对他的影响,以及心理或身体健康状况。这些问题应与成瘾治疗同时解决,才能有效解决未成年人复杂的成瘾问题。

1.未成年人物质使用问题需要尽快识别和解决。成瘾性物质对发育中的大脑有长期负面影响,不仅对个体造成巨大危害,还会干扰其积极的家庭、同伴关系和学校表现,因此尽早识别和干预未成年人物质使用很重要。

2.即使未成瘾,未成年人也可以从干预中受益。对未成年人来说,任何成瘾性物质使用(即使只是"尝试")都值得担忧,因为这会让他们暴露在物质使用和相关高风险行为的危险中,并可能导致未来更多的物质使用。父母和其他成年人应该监督,不要低估可能出现的偶然尝试成瘾性物质事件的重要性。

3.体检是询问青少年是否使用成瘾物质的机会。一些标准化筛查工具可用于帮助体检医生确定未成年人是否使用成瘾性物质以及使用的程度,若使用程度严重,则将未成年人转介至物质滥用治疗机构。

4.法律干预和制裁或家庭压力在促使未成年人进入、留住并完成治疗方面可发挥重

---

① 节选自郝伟、赵敏、李锦:《成瘾医学理论与实践》,人民卫生出版社 2016 年版,第 420 页。

② 本部分参照了美国国家药物滥用研究所(NIDA)2014 年发布的"Principles of Adolescent Substance Use Disorder Treatment:A Research-Based Guide"。

要作用。患有物质使用障碍的未成年人很少觉得自己需要治疗，而且几乎从不主动寻求治疗。研究表明，即使被强制或不情愿地进行治疗，也能产生治疗效果。

5.物质使用障碍的治疗应该针对未成年人的独特需求。治疗计划从全面评估开始，确定未成年患者的优势和劣势。治疗应当考虑未成年人的心理发展水平、性别、与家人和同龄人的关系、在学校的表现、社区环境、文化和种族因素，以及特殊的身体或行为问题。

6.治疗应该满足未成年人整个人的需求，而不是仅关注未成年人的物质使用。最好的治疗方法包括支持未成年人更大范围的生活需求，例如与医疗、心理和社会福利有关的需求，以及住房、学校、交通和法律服务。如果不能同时满足这些需求，可能会影响未成年人治疗的成功。

7.行为疗法在解决未成年人物质使用问题上是有效的。由训练有素的临床工作者提供的行为疗法，通过增强未成年人改变的动机，帮助他们远离成瘾物质。临床工作者提供保持戒断的激励，改变与物质滥用有关的态度和行为，帮助家庭改善沟通和整体互动，提高生活技能，以应对压力环境和处理可能引发强烈成瘾物质渴求的环境线索。

8.家庭和社区的支持是治疗的重要方面。家庭成员的支持对未成年人的康复尤其重要，父母（包括兄弟姐妹）可以积极支持青少年并一起参与治疗。除了提供道德和情感上的支持外，父母还可以在支持治疗的实际方面发挥关键作用，例如安排时间和预约，以及通过家规和监督提供所需的活动安排和监督。基于家庭的物质滥用治疗通常除了解决未成年人的物质使用问题外，还解决一系列相关的问题，包括家庭沟通和冲突、其他共生的行为、心理健康和学习障碍问题、学校或工作出勤问题和同龄人交往等。研究表明，基于家庭的治疗非常有效。

此外，社区成员（如学校教师、家长、同龄人和导师）可以鼓励需要帮助的未成年患者接受治疗，并在治疗过程中给予支持。

9.有效治疗未成年人物质使用障碍还需要识别和治疗他们可能患有的其他心理健康状况。滥用成瘾性物质的未成年人还经常患有其他疾病，包括抑郁症、焦虑症、注意力缺陷多动障碍、对立违抗性障碍和行为问题。尤其是那些有违法犯罪行为的未成年人，应接受其他精神疾病筛查。这些问题的治疗应与物质使用障碍的治疗相结合。

10.应当识别和解决诸如遭受暴力、虐待或自杀风险等敏感问题。许多滥用成瘾性物质的未成年人有遭受身体、情感和/或性虐待或其他创伤性历史。如果怀疑有虐待存在，应根据当地法规和报告要求，将其转介至相关部门或机构。

11.在治疗过程中监测物质使用情况很重要。经过治疗的未成年人可能会经历复发。复发的诱因各不相同，可能包括压力、吸毒同伴的诱惑。在重新使用毒品还未发展到更严重的后果之前，尽早识别和调整治疗很重要。复发表明需要更多治疗，或者需要调整未成年人当前的治疗计划，以更好地满足其需求。

12.保持足够的治疗时间，并在治疗结束后持续护理很重要。成瘾治疗的时间取决于未成年人问题的类型和程度，但研究表明，如果坚持治疗3个月或更长时间，效果会更好。由于复发经常发生，因此可能需要多次治疗。许多未成年人还受益于治疗后的持续护理，包括物质使用监测、家庭随访，以及将家庭与其他所需服务联系起来。

13.检测未成年人是否患有 HIV 等性传播疾病以及乙肝和丙肝,是成瘾治疗的重要组成部分。无论是注射还是非注射使用毒品,未成年人患上性传播疾病以及通过血液传播疾病的风险都增加,包括艾滋病毒、乙型肝炎和丙型肝炎。所有类型的毒品使用会改变判断和决策的能力,增加未成年人进行无保护性行为和其他高风险行为的可能性,包括共用受污染的注射器、不安全的纹身和身体穿刺行为。成瘾治疗可以减少未成年人的毒品使用,并通过提供咨询来帮助他们矫正或改变高危行为,从而减少风险的发生。

第二节　毒品成瘾治疗的目标及效果评价

一、毒品成瘾治疗的主要目标

尽管一种对某个人有效的成瘾治疗方式并不一定对其他人都有效,但所有形式的治疗都有相同的目标。

(一)帮助成瘾者减少或停止使用毒品

毒品对人体造成直接的或继发性的损害,毒品成瘾使这些损害不断加重,甚至不可逆转。因此,停止和减少毒品的使用,减轻其对成瘾者的伤害是成瘾治疗的首要目标。虽然,让成瘾者戒断毒瘾、不再使用毒品是最终的目标,但是,在对阿片类毒品成瘾的治疗中,常常采用替代疗法,采用依赖性潜力低、作用时间长的阿片类药物来替代海洛因等成瘾性大的毒品,并逐日减少戒断药的用量直至戒毒。

(二)改善躯体与精神健康

使用毒品不仅破坏了人的正常生理机能和免疫功能,导致各种躯体合并症,严重的还会导致死亡。毒品对中枢神经系统功能的影响可导致各种心理精神障碍,如人格改变、焦虑抑郁、幻觉妄想等,因此治疗毒品成瘾者的躯体与精神障碍,促进躯体与精神健康是成瘾治疗的重要目标。

(三)改善家庭及社会功能

毒品成瘾可严重地损害成瘾者的生活,损害其家庭功能、社会功能及职业功能,并影响家庭成员如配偶、子女的身心健康。像治疗高血压和糖尿病等慢性复发性疾病一样,对毒品成瘾者进行长期治疗,可使成瘾者治疗后和在长期的治疗过程中恢复正常的生活模式,恢复正常的家庭功能和社会功能,恢复其职业功能,回归社会。[1]

---

[1]　郝伟、赵敏、李锦:《成瘾医学理论与实践》,人民卫生出版社 2016 年版,第 472 页。

（四）减少成瘾相关危害

毒品成瘾的特征为不顾后果地、不可控制地和强迫性使用成瘾物质的行为。毒品的使用不但危害自身健康，还会引起乙型肝炎、丙型肝炎、性病等公共卫生问题，其中最严重的就是艾滋病的感染和传播。另外，成瘾物质使用与各种违法犯罪行为相关。因此，减少各种传播疾病的高危害行为、减少违法犯罪行为等，也是成瘾治疗的目标之一。

二、成瘾治疗效果评价

成瘾治疗是一个长期、综合和系统的治疗，几乎涉及成瘾者生活的所有方面，如躯体、心理、家庭和社会支持系统等。治疗过程是帮助成瘾者恢复或重建多方面功能的过程，在治疗过程中成瘾者每个方面改善和进步都是疗效的体现，而不应仅关注成瘾者是否使用毒品，即是否复发，而应该采取多方面综合评价，包括躯体健康状况、认知/行为改变、毒品使用情况、违法犯罪问题、职业功能、家庭功能和社会功能。

（一）躯体健康状况

躯体一般状况，如常规体格检查项目指标得到改善，传染性疾病如艾滋病、肝炎、结核和性传播疾病发生率降低，均可认为是治疗的效果。

（二）认知/行为改变

主要包括成瘾者对治疗的认知和态度、成瘾者对情绪控制能力的改善和行为改变的大小，具体表现为病人认识、避免、应对和处理最可能滥用毒品的情境的能力与技巧的提高等。这些改变可看作是治疗效果评价的重要指标之一。[1]

（三）毒品使用情况

包括毒品使用的量、频度和使用方法。毒品使用的量、频度减少意味着毒品需求降低，毒品使用方法从注射改变为口服，意味着对身体伤害的降低，均说明治疗的有效性，也意味着减少了与成瘾相关的犯罪。

（四）违法犯罪问题

毒品和违法犯罪有着紧密联系，治疗后成瘾者违法犯罪行为发生率降低，意味着成瘾者对社会的危害减少，是成瘾者适应社会的一个表现。

（五）职业功能

严重的毒品成瘾者往往丧失工作能力，通过治疗，成瘾者能够就业获得收入，拥有生存发展能力，拥有稳定的工作，是戒毒人员再社会化的基本条件。因此，职业功能的改善

---

[1]　郝伟、赵敏、李锦：《成瘾医学理论与实践》，人民卫生出版社2016年版，第474页。

是戒毒人员转变为一个正常人的重要标志之一,也应该看作评价治疗效果的指标。

(六)家庭功能

由于长期吸毒导致成瘾者承担家庭责任与义务的意识和能力遭到破坏,家庭所承载的生育功能、教育功能、感情功能、保障功能和经济功能丧失,夫妻之间的感情、性爱等也难以维持。如果通过治疗能够使这些功能部分或全部恢复,这对于病人家庭和社会的稳定均有着积极的作用,因此也应该作为评价治疗效果的重要指标。

(七)社会功能

社会功能缺陷是指由于毒品滥用和(或)精神障碍导致的社交功能障碍和对社会应尽职责能力的下降。经过治疗,成瘾者能够从事有意义的日常活动,如工作、学习、志愿服务、照顾家人、创造性活动,以及能够独立地参与社会活动,就意味着成瘾者社会功能得到改善。这也是成瘾者能够适应无毒品生活和回归正常社会的重要指标,当然也是治疗效果评价的最终指标。

第三节　成瘾治疗的基本程序

■一、成瘾治疗的基本程序

成瘾治疗必须满足患者医疗方面、心理方面、社会方面、职业方面和法律等诸多方面的需求,以帮助病人从成瘾状态中恢复。不论患者处于何种治疗阶段及治疗环境,采用何种治疗模式,治疗均包括以下核心内容:治疗评估、治疗计划及三种基本干预方法,即药物治疗、心理行为治疗和社会干预的综合治疗措施等。只有包括这些核心要素的治疗才能获得最佳治疗效果。

(一)治疗评估

治疗评估是成瘾治疗的第一步,指使用某些诊断工具对成瘾者存在的各种问题及各种个体治疗需求进行诊断与评估的过程,这是了解成瘾者问题原因及决定采取何种治疗模式的前期。全面的治疗评估包括:毒品滥用及相关问题严重程度;躯体健康问题如一般健康状况,传染性疾病如 HIV 感染、肝炎、结核、性病等;心理健康及精神疾病情况;社会功能;家庭及社会关系;教育及工作情况;违法犯罪情况;社会经济状态及问题等。治疗评估可以采用相关的评估工具、结构化或标准化访谈或自评量表等形式。[①]

---

① 郝伟、赵敏、李锦:《成瘾医学理论与实践》,人民卫生出版社 2016 年版,第 476 页。

（二）确定治疗目标

治疗目标是指临床治疗预期达到的最终结果。治疗目标的确立须建立在对患者病情充分认识和治疗资源情况掌握的基础上。一般情况下,成瘾治疗目标是通过医学治疗和综合干预使成瘾者彻底摆脱毒品依赖,逐步恢复健康,重返正常社会生活。但有些情况与基本目标存在差异。例如,有些成瘾者吸毒年限较长,吸毒剂量较大,依赖程度较深,而体质条件又不良,如果将这类患者的治疗目标一步到位定为完全康复或基本康复,则既不现实,也难实现。所以,治疗目标的确定实际上是设立了一种对治疗结果的期望,建立了医患双方对最终治疗结果的评估标准。特别是当患者对治疗结果的期待与医师确定的治疗目标不完全一致时,会导致患者治疗依从性降低,影响临床治疗的最终结果。治疗目标越明确,治疗方案越简单,选择治疗的药物和方法越容易,则治疗操作越易行,治疗目标也就越容易实现。[①]

（三）制订治疗计划

治疗计划由治疗目标决定,而针对一个治疗目标又常常有多个治疗方案或多种治疗药物。因此,根据治疗目标,制订治疗计划时,需要综合考虑成瘾者的情况和所使用的毒品的药理学特性。遵循安全、有效、经济、方便和规范的治疗原则,确定治疗药物的剂量和治疗方法的疗程。治疗计划需与戒毒者共同制订并获得他们的认同,治疗计划必须针对戒毒者的个体化需求而制订,执行治疗计划过程中可能会涉及转诊及跟进其治疗进展情况,戒毒者可能需要单一治疗模式或联合治疗模式。

（四）实施治疗

确定治疗计划,标志着成瘾治疗的开始。成瘾治疗包括医学干预、心理干预与社会干预三种基本干预方法。

（五）评估治疗效果和调整干预措施

确定治疗目标时,也就同时设定了反映疗效的观测指标与毒性的观察终点,需要在治疗过程中对这些指标和终点进行检测,以评估治疗效果,进行动态干预和调整。由于个体差异,对一个具体患者而言,所谓的"首选"药物和"标准"方案并不一定能产生最佳治疗效果。要实现个体化和最优化治疗方案,目前最实用的方法还是治疗—监测—治疗模式。[②]

二、成瘾治疗的三个阶段

完整的戒毒康复治疗,包括脱毒、康复、后续照管三个密不可分的阶段。

---

① 杨良:《药物依赖学:药物滥用控制与毒品成瘾治疗》,人民卫生出版社 2015 年版,第 215 页。
② 杨良:《药物依赖学:药物滥用控制与毒品成瘾治疗》,人民卫生出版社 2015 年版,第 216 页。

（一）脱毒治疗

脱毒治疗是指在有效隔绝成瘾物质的前提下，使用药物或其他方法缓解和消除成瘾者的躯体戒断症状，帮助他们停止使用毒品并安全度过急性戒断反应期。此阶段的主要目标是接受脱毒治疗，消除对成瘾物质的躯体依赖的同时治疗躯体合并症，使躯体情况达到稳定状态，为进入康复阶段打下基础。主要方法有药物脱毒治疗（替代性药物治疗、非替代性药物治疗和拮抗性药物治疗）、物理脱毒治疗（如针灸）和自然脱毒治疗（如自然戒断法）。此阶段是戒毒治疗的第一步，随后应转入后两个阶段。若只进行单纯的脱毒治疗，则疗效不佳。目前，临床脱毒时间尚无统一标准。不同毒品和相同毒品滥用剂量的不同所导致的依赖性质及程度有很大差异。所以，应根据实际情况确定脱毒治疗的时间，例如，一般情况下海洛因依赖临床脱毒时间为3～4周，甲基丙胺（冰毒）临床脱毒期2～3周即可基本完成。

（二）康复阶段

脱毒完毕绝非是戒毒治疗的终结，在常规的脱毒治疗中，由于药物的作用只是消除了生理戒断症状，而戒毒者的心理、神经功能、身体状况还未恢复，行为还未得到矫正，这些都是导致复吸的因素，因此需要有一个过程来处理脱毒后的稽延性戒断症状、心理和行为问题，这个过程就是康复阶段。

稽延性戒断综合征是指进行脱毒治疗后，戒断症状消失，但仍然有许多的身体不适和痛苦现象，可持续数个月甚至数年之久。稽延性症状包括睡眠障碍（入眠困难、多梦易醒等）、疼痛（头痛、腹痛、腰痛、四肢肌肉骨节疼痛等）、情绪症状（情绪恶劣、焦虑、抑郁、烦躁、易激惹、挫折感等）、消化道症状（胃部不适、厌食、腹泻、便秘等）、渴求毒品（心瘾）、全身乏力等。稽延性戒断症状是急性脱毒期后药物治疗和心理社会康复的重要内容，处理不当常导致复发。

在康复阶段对戒毒人员进行的各种治疗措施，即康复治疗，是指在停止使用成瘾物质的基础上，采用生理、心理、社会医学模式的理论与方法，对他们进行行为矫正、心理干预治疗、相关躯体和精神疾病治疗，以及帮助他们恢复个人、家庭及社会功能的系统治疗，为保持长期戒断、回归社会创造条件。康复阶段一般需要3～12个月。

（三）后期照管阶段

后期照管指的是戒毒者回归社会之后，建立监督、扶持、帮教系统对其进行后续照管，以便对戒毒者提供心理、专业或职业辅导以及其他方面的支持和帮助，使他们能作为一个正常人适应并融于正常的社会生活之中。此阶段一般需要1～2年，主要通过社会帮教让戒毒者接受职业培训、重返社会辅导，学习重返社会后可能发生的各种问题以及处理办法，接受拒绝毒品训练，学习应对和处理现实生活中的各种困难，预防复发，使戒毒者恢复职业与社会功能，保持长期戒断与健康状态。

第五章　毒品成瘾的医学干预

成瘾是一种慢性、复发性的脑部疾病,同时还伴有多种精神疾病共病和因成瘾行为所导致的各种躯体疾病,因此,医学干预特别是药物治疗是成瘾治疗的基础,只有在使用药物有效控制戒断症状和各种躯体疾病症状的前提下,各种心理行为治疗和康复治疗的正常实施与顺利进行才能有所保证。

第一节　药物治疗

一、药物治疗的主要目的

在毒品成瘾治疗的不同阶段使用不同的药物治疗,可起到帮助成瘾者缓解戒断症状、治疗并发症和精神共病,将成瘾者保留在治疗程序中,并最终实现康复与预防复吸的作用。

（一）消除或缓解戒断症状

戒断症状包括急性戒断症状和慢性迁延性戒断症状。不同的毒品成瘾的戒断症状表现、程度和特点均有所不同,需要使用适当的药物进行治疗。例如,对毒品稽延性戒断症状,如失眠、焦虑、抑郁等症状,可在医师指导下酌情使用小剂量镇静催眠及抗抑郁药;对于阿片类毒品急性戒断症状可以采用美沙酮、丁丙诺啡替代递减治疗。

（二）抢救急性中毒

一次急性大量使用任何成瘾物质,均可能导致急性中毒,这会对机体造成损害甚至危及生命。例如,过量吸食海洛因时,吸食者的呼吸通常会减慢或停止。因此,针对急性中毒的正确诊断和抢救治疗是不可缺少的。

（三）预防复吸

复吸是毒品成瘾常见的和共同的特征,几乎是不可避免的。因此,使用适当的药物进行治疗预防复吸是非常重要的策略。例如,针对阿片类毒品的防复吸治疗可以使用纳曲酮。

(四)治疗共患精神疾病

毒品成瘾与精神障碍的共病现象是一个非常普遍的问题,研究显示,各类毒品成瘾者中其精神疾病如抑郁障碍、焦虑障碍、人格障碍、心境障碍等的患病率远高于正常人群。这些精神疾病与毒品成瘾互为因果,相互影响。[1] 在共患精神障碍的毒品成瘾者中,合理使用精神障碍治疗药物,可提高患者接受成瘾治疗的依从性,从而提高整体疗效。例如,对于共病精神障碍的阿片类毒品成瘾者,在美沙酮门诊治疗的同时使用精神障碍治疗药物,能够延长其接受美沙酮治疗的维持时间。

(五)治疗艾滋病及其他性传播疾病

由于共用注射针具和在药物影响下的无保护性行为,毒品成瘾者中 HIV 阳性感染、艾滋病,以及性传播疾病的发病率远远超过正常人群,结果往往是多种慢性疾病相互影响,严重地降低患者的治疗效果和生存质量。[2] 因此,在成瘾治疗过程中,积极使用药物治疗艾滋病及其他性传播疾病,可以促进毒品成瘾治疗效果的改善。

(六)治疗肝炎、结核等传染性疾病

各型肝炎(特别是丙型肝炎)和结核等传染性疾病在毒品成瘾人群中的患病率也远高于一般人群,因此,倡导和促进成瘾者中的肝炎、结核病患者接受规范抗病毒治疗,可减少将来可能带来的公共卫生问题和社会医疗资源消耗。

(七)治疗其他躯体疾病及并发症

在毒品成瘾治疗期间,针对患者出现的其他各种躯体疾病和并发症进行治疗,也是将成瘾者保留在治疗中的一个重要内容。例如,对长期吸食氯胺酮所导致的泌尿系统损害,虽然没有确切有效的治疗方法,但是使用抗生素对缓解症状有一定的效果。

二、治疗毒品成瘾的常用西药

(一)治疗毒品成瘾的药物

目前治疗毒品成瘾的药物主要针对阿片类毒品成瘾,包括阿片受体的激动剂及拮抗剂,主要药物包括美沙酮、丁丙诺啡和纳曲酮,针对其他毒品成瘾的药物很少。

(二)对症治疗的药物

对于毒品成瘾者出现的各种并发症,可采用相应的对症治疗措施。对于由此引起的

---

[1] 史宏灿、鞠永熙:《毒品成瘾的基本理论与中西医结合防治实践》,高等教育出版社 2014 年第 2 版,第 88 页。

[2] 史宏灿、鞠永熙:《毒品成瘾的基本理论与中西医结合防治实践》,高等教育出版社 2014 年第 2 版,第 88 页。

情绪、行为及精神问题,可采用如下常用的精神科药物处理:

1.镇静催眠药:常见的有地西泮、氯硝西泮等苯二氮䓬类药物。主要用于兴奋性毒品如甲基苯丙胺、摇头丸和可卡因过量中毒时的对症处理,以及用于相关焦虑及失眠症状的治疗。

2.抗精神病药:包括典型抗精神病药物和非典型抗精神病药物,前者有吩噻嗪类药物(氯丙嗪、奋乃静、氟奋乃静、甲硫哒嗪、丙氯拉嗪等),后者包括利培酮(维思通)、奎硫平(思瑞康)、奥氮平(再普乐)、氯氮平等。主要用于治疗毒品成瘾者出现的幻觉、妄想症状。

3.抗抑郁药:主要使用5-羟色胺重摄取抑制剂,常见的有氟西汀、帕罗西汀、舍曲林等。主要用于改善毒品成瘾者的抑郁、焦虑等症状。[①]

(三)药物维持治疗

药物维持治疗主要针对阿片类毒品成瘾者,主要包括美沙酮维持治疗与丁丙诺啡维持治疗。

(四)纳曲酮防复吸治疗

目前公认的对于预防阿片类毒品复吸有效的药物是纳曲酮,其可明显降低戒毒者复吸海洛因的主观感受。

三、中药治疗

我国中医在戒毒方面积累了丰富而宝贵的经验,使用治疗阿片类物质成瘾的中药早在我国18世纪末就已开始,从吸食急救、脱瘾戒断、戒后调养到防止复吸,都形成了一套完整的治疗方案和完善的理论:健康的机体阴阳平衡、气血充盈,而毒品进入人体后,损耗脾肾的阴气,引起阴阳失调、气血亏损,造成湿浊内生,全身各通路堵塞,进而阻塞心窍,完全损害大脑,所以吸毒症表现为全身各种功能全部失调。要达到戒毒的目的,就要调节阴阳、通心窍。

(一)中药戒毒原理

中药戒毒在于安神除烦、清热解毒、扶正祛邪、止痛通气、利尿排毒、补益脾胃,迅速打通全身通路堵塞,使气血运行通畅,机体自然排毒,调节中枢神经系统紊乱,纠正顽固性失眠,增强机体整体免疫功能,平衡阴阳、气血,达到精、气、神足。

我国中药戒毒制剂有纯中药制剂,也有以中草药为主再加其他成分的制剂。剂型除传统汤剂之外,还有颗粒剂、片剂、口服液、胶囊、膏剂、浸膏剂、丸剂、栓剂、针剂等。例如,福康片为乌头、洋金花等纯天然药材经适当加工提炼制成的片剂,不含任何依赖性物质,是国家原卫生部批准的第一个无依赖性的中药与藏药之复方戒毒药,具有温阳补气、解毒

---

① 史宏灿、鞠永熙:《毒品成瘾的基本理论与中西医结合防治实践》,高等教育出版社2014年第2版,第89页。

镇痛、扶正祛邪、舒筋活血、安神除烦的功效。[①]

（二）中药戒毒的特点

1.优点：具有无成瘾性、多靶点治疗，在治疗稽延性症状和防复吸方面疗效显著的特点。

2.不足：目前大多中药戒毒复方都是在传统戒毒古方的基础上演变而来，有效活性成分多而复杂，其戒毒机制比较模糊，药理和毒理方面的研究也相对较少，限制了中药戒毒复方的科学化、标准化和国际化。[②]

一般认为，西药脱毒效果虽较好，但康复较难，而中医药却能在康复期发挥较好的作用，正好弥补西药的不足。因此，若能中西医结合戒毒，取长补短，对提高戒毒疗效具有很大的帮助。

第二节　其他医学干预方法

■ 一、自然戒断法

自然戒断法又称冷火鸡法或干戒法，指强制中断吸毒者的毒品供给，使其戒断症状随时间的推移自然消退，同时对戒毒者予以身体安全的照管。因戒断症状出现时，吸毒者畏寒颤抖、汗毛竖起、浑身起鸡皮疙瘩，状如火鸡皮，故该戒断法有"冻火鸡"之称。这是一种古老的戒断方法，戒毒者要有坚强的毅力，忍受戒断症状的折磨。

脱毒之所以能够采取干戒法，是因为吸毒成瘾者戒断症状的高峰持续时间一般在36～72小时，因此戒毒者只要熬过3天后，症状便会开始好转并减轻，7～10天后绝大部分戒断症状都能消退缓解，实施干戒法的道理就在于此。

这种方法的优点是经济投入小，无须产生费用，戒毒者对痛苦经历的印象深刻，对复吸有一定的心理震慑作用；缺点是成瘾严重的戒毒者会难以承受戒毒过程的痛苦，致使戒毒者常常自伤、自残。

实践结果表明，该方法对于吸毒时间不长、吸毒量不大、毒瘾不重、有坚强毅力的戒毒者是可以应用的，但对那些毒瘾深重、年老体弱、有严重并发症以及严重多药滥用的吸毒者来讲，该法并不适用。

■ 二、休克疗法

戒毒者在戒断时期，可以使用电休克或者胰岛素休克来帮助戒毒者度过戒断时的痛

---

① 史宏灿、鞠永熙：《毒品成瘾的基本理论与中西医结合防治实践》，高等教育出版社2014年第2版，第165页。

② 夏宇、侯小龙、方建国等：《中药戒毒药的研究进展》，载《中草药》2016年第3期。

苦难关。休克疗法指人为地使机体产生一过性休克，以达到某些治疗目的一类治疗方法。临床常用电休克治疗，即通过一定电量经过大脑，使患者意识丧失、发生痉挛，从而达到治疗的目的，也称为电痉挛治疗。治疗前预先使用静脉麻醉药、肌松药减轻患者痛苦及恐惧感。该法临床适应症相对广泛，效果安全可靠。胰岛素治疗是给患者肌肉注射一定剂量的普通胰岛素，致机体出现一系列低血糖反应而达到治疗目的的一种治疗方法。由于其疗效不比精神药物更好，操作技术复杂，治疗期长，费用昂贵，还可能引起发作严重或致死的并发症，致使此方法的应用已越来越少。

三、针灸戒毒

针灸戒毒是一种医学戒毒的新手段，是根据人体经络学原理治疗疾病的方法，用合适的力度将银针扎入戒毒者的相关穴位，提、拉、捻、转，刺激身体自身的阿片类分解酶的生成，从而达到止疼、缓解戒毒者戒断症状的效果，减少其对毒品的依赖性。

在方法上，国外医生多用耳针法，国内针灸工作者则倾向于体针，或用电针，或与耳针相结合，也有用刺血、火针，经皮穴位电刺激，取穴则以头部穴为主，配以四肢部穴位；疗效上，有人曾统计国外文章 21 篇，涉及 2500 多例吸毒者使用针灸戒断的临床研究文献，平均即时戒断率为 46%，随访 1 年时的戒断率约为 10%。国内报道的效果较此为高，但所积累的病例数不够多，故对其确切的疗效有待进一步探讨。[①]

目前对针灸戒断的机理尚未完全明了，从现有文献看，针灸戒毒机制涉及以下几个方面：免疫调节作用、神经化学机制、神经生理学机制、心理调节。但总的来说，针灸戒毒具有安全、有效、简便、价廉、副作用少、痛苦小的特点已得到公认。针灸戒断的疗效不仅不低于其他戒断疗法，而且，还发现针灸戒断并非仅仅是暂时改变成瘾行为，而是能持续改变这种行为，并可在其他戒断疗法疗效不佳时使用，因此是一种值得推广的方法。但针灸戒毒同其他戒毒法一样，都存在着严重的复吸问题，其疗效随时间延长而下降。

其他物理治疗手段包括经颅磁刺激、经颅直流电刺激、深部脑刺激等。目前有研究发现上述物理治疗对改善成瘾者情绪、睡眠障碍及降低心理渴求、改善认知功能等具有积极作用。

四、免疫疗法

20 世纪 70 年代，研究者开始探索利用个体自身的免疫机制来减轻毒品破坏作用的可能性，即免疫药物疗法，包括疫苗、抗体和代谢酶等。毒品不是蛋白质，不带有入侵的特征，不会引起免疫反应。免疫疗法核心特征是毒品小分子免疫原复合物诱导机体产生免疫应答，主动或被动产生的抗体与血清中毒品小分子结合，所形成的毒品—抗体复合物是大分子，难以穿过血脑屏障，从而降低游离毒品浓度并阻止其在大脑的分布，最终影响毒

---

① 史宏灿、鞠永熙：《毒品成瘾的基本理论与中西医结合防治实践》，高等教育出版社 2014 年第 2 版，第 154 页。

品成瘾相关奖赏效应。① 各国学者围绕化学、免疫学和酶学进行了细胞、分子、基因等多层次研究,已经取得突破性进展。目前在研究的有可卡因、尼古丁、甲基苯丙胺、海洛因等精神活性物质的免疫疗法。

这些疗法在动物实验上很成功,但是在后续开展的人体实验中,结果都很糟糕。在人体内产生的抗体浓度一直很低,大约只有1/3的人产生了足够多的抗体。即便这些人产生了抗体,也不会像动物那样当毒品的效果下降就放弃吸食,而是会去寻找更大的剂量,或寻找那些疫苗还不能起作用的、效果更强烈的毒品。

更多的质疑来自对成瘾原因的分析,一个人之所以染上毒瘾,生物化学的改变只是多个必要条件中的一个。成瘾者在生活中的许多方面都出了问题,仅靠生理上的治疗是远远不够的,需要心理、社会多方面综合治疗。

链 接

开颅脑科戒毒手术②

一、"开颅脑科戒毒手术"来源以及发展史

2000年,俄罗斯医学家声称发明了一种非常有效的海洛因戒毒方法,即"开颅脑科戒毒手术"又称"边缘环路阻断术"。当时俄罗斯《论据与事实》杂志评价:这种手术是消除人类社会最可怕的祸根——吸毒成瘾的最有效方法。这种"开颅脑科戒毒手术"的研究始于1998年,两年之后,即2000年,俄罗斯就在圣彼得堡脑科研究所实施了第一例临床手术。俄罗斯仅花了两年时间就从研究到临床实施,仓促感由此可见。

同年,西安某医院率先将这套方法借鉴过来,正式用于临床治疗。紧接着,广东某脑科医院也将"开颅脑科戒毒手术"作为科研项目向当地政府申请立项,2001年获得批准。一时间,媒体蜂拥而上,将"开颅脑科戒毒手术"夸上天,仿佛人类已经找到终结毒瘾的方法。至此,"开颅脑科戒毒手术"在全国各地掀起一股热潮,广东、四川、陕西、湖南、江苏、上海、北京等省市的20多家医疗机构纷纷开展这项手术。

据后期数据统计,截止到2004年卫生部紧急叫停,全国各地共有500多名戒毒患者接受了这项"开颅脑科戒毒手术"。

二、"开颅脑科戒毒手术"原理

从披露的文献来看,"开颅脑科戒毒手术"原理是在吸毒者表现出对毒品强烈渴望时,通过脑磁图、核磁共振和计算机体层成像(CT)机等医疗检测设备,在外部找出吸毒者的大脑内造成毒瘾的病理性犒赏神经中枢,进行标注。找到"敌人"的位置,接下就是消灭,

---

① Pravetoni M., Biologics to Treat Substance Use Disorders: Current Status and New Directions,转引自陈琳、茹琴、周梅等:《毒品成瘾的免疫疗法研究进展》,载《中国医学科学院学报》2021年第1期。

② 节选自吴忠禁毒:《号称复吸率只有10%的"开颅脑科戒毒手术",为什么被紧急叫停?》,https://www.sohu.com/a/275706337_100000354,下载日期:2024年9月19日。

因此需要在吸毒者的头颅对应部位钻两个 6 mm 的小孔,各插入一根直径 2.5 mm 的能发射正负相反的电流射频针的金属针,摧毁这个形成毒瘾的"病理性犒赏神经中枢"。

从理论上讲,这个治疗方案非常完美,难怪当时有医生说,这项手术跟医学上切除肿瘤帮助病人恢复健康的手术没什么两样。

但是在全球首例实施"开颅脑科戒毒手术"场所——俄罗斯圣彼得堡脑科研究所,其所长指出:"手术具有一定的危险性,因此只是对那些无可救药,自己感到绝望并亲自要求做手术的人才施予这样的手术。"

但这并没有阻挡该项手术广泛应用于临床,据俄罗斯方面的数据统计,在短时间内,已经做了多例"开颅脑科戒毒手术",大约只有 35% 的复吸率。这无疑让国内原本对戒毒治疗束手无策的多家医院兴趣顿生。

上述所提的西安某医院曾宣传,在治疗的 60 多例手术中,复吸率只有 15%。随后跟进的其他国内医院更是宣称,经过开颅手术治疗的患者复吸率低至 10%,全国各地一片红红火火。

三、"开颅脑科戒毒手术"副作用

这些医院的宣传,引起业内专家们的质疑,他们认为从医院提供的手术案例来看,最长的观察期还不到一年,根本没法体现该戒毒手术的有效性和安全性。

随着这个被众多吸毒者,以及其家属视为最后一根救命稻草的戒毒手术案例增多,不可逆损伤的副作用数据也逐渐凸显。尽管在准备手术前,医院会告知吸毒者及其家属该手术没有经过安全性、可靠性评估,以及可能导致的后遗症包括复吸、记忆力衰退、人格改变等风险(也有一些医院绝口不提,或是弱化风险),但大多数仍然选择接受。

吸毒者及其家属之所以愿意冒风险,正如一位被吸毒儿子折磨得遍体鳞伤的母亲哭诉:"领回一个白痴儿子也比守着一个吸毒儿子强。"而医院也正是基于吸毒者及其家属的强烈要求,才敢实施这种风险极大的"开颅脑科戒毒手术"。

但是一项没有经过长期观察得出有效性、安全性的新医疗技术,如此仓促地应用在临床治疗上,副作用必然会在治疗患者身上得到体现。

大脑内的神经边缘系统是如何掌控人的食、色等人性和欲望,人类至今没有完全弄清楚。这种摧毁人体脑内某部分神经边缘系统的戒毒手术,除去的不仅仅是毒瘾,更有可能是对其他事物的依赖,比如说性、感情等。

另外,吸毒者脑内的毒品渴求区(即病理性犒赏神经中枢),真的是形成毒瘾的全部根源吗?据说经过"开颅脑科戒毒手术"的患者从数据上看复吸率不高,但一旦复吸,他们的毒瘾比戒毒前更加强烈。那么,他们的毒瘾又从何而来?

当时有四川地方媒体记者对当地进行该手术的患者及其家属进行了跟踪采访,一些戒毒患者在手术后出现性格大变、情绪失控等精神疾病。多名家属反映孩子在做完"开颅脑科戒毒手术"之后,多次出现厌世自杀念头,除了一位成功自杀外,其余几位都被家属及时制止。

与此同时,央视记者也在全国对做过"开颅脑科戒毒手术"的 50 例患者进行了跟踪调查。数据显示,其中 6 名已经复吸,其余 44 名自称未复吸,但其中的 26 人出现明显的副作用,例如脾气变暴躁或变冷漠、记忆力减退、反应迟钝等。

关于"开颅脑科戒毒手术"的高成功率与低复吸率当时还存在一个争议,央视记者在跟踪调查中,在这些做过手术的戒毒患者家里,发现医生开出的药物中,有一款专门针对阿片类毒品(即海洛因)的防复吸药物——盐酸纳曲酮。随后央视记者又咨询44例未复吸的患者,除了2名没服用盐酸纳曲酮外,其余都在服用,时间从半年到一个月不等。

盐酸纳曲酮是1995年经国家正式批准上市,是当时防止海洛因成瘾者复吸的唯一有效药。原理就是使戒毒人员复吸海洛因不会产生任何快感作用,淡化海洛因留在大脑里的快感记忆,起到缓解心瘾的作用。

那么问题来了,戒毒患者的低复吸率到底是"开颅脑科戒毒手术"起了作用,还是盐酸纳曲酮的功劳?如果"开颅脑科戒毒手术"效果真的如医院宣传那么神乎其神,为什么还要戒毒患者继续吃防复吸药物盐酸纳曲酮?

作为救死扶伤的医院,更应该强调和彰显医学人文科学理念,重视人文科学在医学发展中的作用。切不可为了经济利益,漠视患者的健康权,直接将戒毒患者当作实验小白鼠,切莫步历史上恶名昭彰的"前脑叶白质切除术"后尘。

第六章　毒品成瘾的心理行为干预

第一节　概　述

毒品成瘾心理干预可以帮助毒品成瘾者找到并保持治疗动机,学习相关心理行为技巧应对使用毒品的渴求,帮助成瘾者学习替代毒品使用的具有建设性意义的活动与生活方式,增强解决问题、应对内外压力的能力。心理行为干预还可以帮助毒品成瘾者应对自身心理问题,提高与他人沟通及人际交往能力,及早回归家庭及社会。

一、基本目标

心理行为干预的目标根据成瘾者处于不同的治疗康复阶段而有不同的侧重点,治疗早期主要以增加治疗动机、提高成瘾者自信心与自我效能为主,治疗康复中后期主要是以矫正毒品滥用导致的各种心理行为问题,帮助成瘾者学习各种心理技能,提高对毒品的抵御能力,建立健康的生活方式及预防复吸为主。

（一）治疗早期目标

1.激发成瘾者的改变动机

戒毒的内在动机是改变毒品滥用行为的关键,因此心理行为干预的首要目标就是帮助成瘾者认识到毒品对自己生活所造成的危害,戒毒将给自己的生活带来的积极意义,帮助其解决对戒毒治疗的矛盾心理,激发其戒毒的内在改变动机,并且激励他们自己做出改变。可以使用"动机晤谈技术"来达到这一目标。

2.提高成瘾者的自信与自我效能

因毒品成瘾给自己的生活、家庭与工作带来了严重的影响,毒品成瘾具有慢性复发性特点,再加上社会对成瘾者的歧视,成瘾者往往对自己缺乏自信心,认为自己不可能戒毒成功,缺乏自我效能。只有提高毒品成瘾者的自信心,相信自己能戒毒,才能帮助他们戒毒康复。

3.提高治疗的依从性

患者治疗的依从性对保证治疗效果、改善疾病的预后都有至关重要的作用,对于毒品成瘾治疗尤为如此。心理行为干预可以通过帮助成瘾者改变对治疗的态度与不正确认知,以及学习应对戒毒治疗过程中所出现的种种问题的技能,来提高治疗的依从性,改善治疗效果。因此,在戒毒治疗过程中强调心理行为干预,即使是对于已经有相对成熟的药物治疗的阿片类毒品成瘾,也非常重视心理干预,而对于目前无药物治疗的其他毒品成瘾,心理行为干预就显得更为重要。

(二)治疗中后期的目标

1.心理行为矫治

成瘾者因长期吸毒出现一系列心理行为问题,如情绪不稳、悲观、自卑、冲动易怒等,应采取相应的心理行为治疗对这些问题进行矫正,强化不吸毒行为及其他健康行为,使之适应正常的社会生活。

2.改善家庭关系

首先,一个人出现毒品成瘾,往往是其整个家庭关系出现问题的表现,所以通过改善家庭关系,可能治疗其成瘾;其次,吸毒加剧了家庭关系问题。成瘾治疗需要帮助成瘾者制定具体可行的计划,帮助他们改善家庭关系,与家庭成员重建相互信任与理解的关系,争取家庭成员的支持,帮助其保持戒断状态。家庭能否提供积极帮助,对其保持操守、恢复自信十分重要。

3.提高解决问题的能力

成瘾者往往面临各种问题与危机,如外在应激事件、情绪不良、家庭问题、失业、歧视等问题,如不能有效应对,他们可能重新使用毒品来逃避问题,导致复吸。因此心理行为治疗要提高成瘾者解决与应对这些问题与危机的能力,避免其重新使用毒品,降低复吸的可能性。

4.提高心理技能

成瘾者因缺乏应对挫折与压力、调节自我情绪、做决策与解决问题、自我认识等方面的心理技能而滥用毒品,戒毒后又因缺乏这些心理技能而复吸,因此应对患者进行心理技能训练,提高对毒品的抵抗能力。[1]

5.预防复吸

戒毒后有许多因素都可能导致复吸,帮助成瘾者认识和学会处理可能导致复发的高危因素,提高戒毒自我效能,避免破堤效应。

6.建立社会支持系统

戒毒康复者在回归社会的过程中,要顺利融入社会离不开家庭和社会的支持,因此动员家庭和社会力量积极参与戒毒康复工作,建立社会支持网络,为其创造相对良好的戒毒康复环境,是成瘾治疗的重要内容之一。

7.重建健康的生活方式

毒品成瘾者过着以毒品为中心的生活,生活无规律,缺乏健康的社交活动与社交圈,生活在主流社会的边缘,有着与健康人完全不一样的生活方式。戒毒之后,不改变原来的生活方式,将很容易复吸。教会成瘾者过上规律生活,合理安排工作和娱乐时间,以健康生活方式充实自己的生活,也是心理行为干预的一个重要目标。

---

[1] 郝伟、赵敏、李锦:《成瘾医学理论与实践》,人民卫生出版社 2016 年版,第 481 页。

8.重塑人格

吸毒与不健康人格可能互为因果,一些人吸毒可能就是其病态人格的表现,吸毒加剧了其人格的异常,而另一些人是由于长期的吸毒导致其人格发生改变,因此戒毒的核心内容之一是重塑人格,矫正其不健康的人格。

9.从事正当职业

成瘾者多无正当的职业,治疗后无所事事、空虚无聊,容易走上再次吸毒的道路。如果能回归正常就业,不仅有助于他们顺利融入社会,还能切实提高他们的戒断成功概率,降低复吸可能。因此改变毒品成瘾者的工作态度,帮助他们从事正当有规律的工作,有助于患者重建健康生活方式,回归主流社会。

二、心理行为干预的基本技术

毒品成瘾者具有一些共同的特点,如缺乏解决问题的技能、情绪稳定性差、缺乏时间管理技能、无法处理生活中的应激与人际冲突、成瘾治疗后持续存在强烈的心理渴求等,这些都是导致患者复发及影响康复的因素,[①]因此在成瘾心理干预中常用到许多基本技术。

(一)目标设定

在成瘾治疗过程中,治疗师应与患者一起制定改变目标,让其了解自己的治疗目标与努力方向。每个阶段找出成瘾者最希望改善的两三项内容,将其设定为阶段目标,也可以一次只设立一个目标。阶段目标的设定遵循 SMART 目标设立原则,该原则名字源自"specific、measurable、attainable、relevant、time-bound"的首字母缩写,即明确、可衡量、可实现、相关性和时间性。这些原则可以帮助成瘾者确保阶段目标合理且具有挑战性,同时也可以让成瘾者更好地跟踪和实现目标。

(二)解决问题

戒毒康复人员在回归社会过程中,往往比正常人面临更多的问题。对于吸毒者来说,吸毒不仅是一种结果行为,更是一种对问题的消极应对方式。成瘾治疗过程中,学习解决问题的技能有助于远离毒品与康复。解决问题一般包括以下几个步骤:定义问题、分析问题、制定解决方案、实施方案、总结经验。

(三)时间管理

成瘾者既往的生活方式以吸毒为中心,成瘾治疗后,如何有效利用与管理自己的时间是康复过程中面临的重要问题。治疗师可引导患者制订远离吸毒风险的日常活动计划,活动计划尽量详细(如细化到每小时),结合适合患者的兴趣爱好与生活实际,每次会面时

---

① 郝伟、赵敏、李锦:《成瘾医学理论与实践》,人民卫生出版社 2016 年版,第 485 页。

可与戒毒者讨论活动计划的执行情况,并分析未能执行的原因。[1]

(四)情绪管理

相关研究显示,成瘾者的焦虑、抑郁、易怒、悲伤、绝望、无助感、无价值感等负性情绪比常人严重,而成瘾者在体验到负性情绪时,最常使用的应对方式就是使用毒品来缓解或摆脱负性情绪。[2] 因此,情绪问题是毒品成瘾者复吸的一个重要因素,帮助患者学习各种情绪管理的技术有助于预防复发。情绪管理涉及能读出情绪所隐含的信息、能接纳自己的所有情绪、能适当地表达情绪、能找出有效的方法来疏解消极情绪、能避免挫折并安排替代的目标,以及当知觉到某些情境会引起挫折时,可以避开并寻找替代的目标,以获得情绪的满足。

(五)压力管理

成瘾者治疗过程中会遇到各种内外应激,如果不能有效应对会导致复吸,治疗师应与患者讨论其生活中已发生或即将发生的应激,寻找压力的来源,然后在源头上进行疏解,对于不可避免的压力时,讨论应对的策略,学习压力管理的技术。

(六)预防复发

治疗师应与患者讨论其成瘾治疗过程与治疗后的复吸高危情境,帮助患者识别及了解自己的复吸高危情境,学习并提前准备如何应对这些高危情境,包括如何应对心理渴求、如何应对条件反射、如何应对偶吸、如何远离既往不良同伴圈、改变对复吸不正确的认知、改变自动反应模式等,以降低复吸风险,增加患者自我效能。[3]

三、心理行为干预的主要方法

根据不同的理论基础,心理行为治疗可分为动机强化治疗、认知行为治疗、行为治疗等;根据心理行为治疗形式,可分为个体治疗、团体治疗、家庭治疗等。这些治疗方法可单独或联合应用于不同的治疗形式与治疗场所中,是各种毒品成瘾治疗的基本方法。

第二节　动机强化治疗

动机强化治疗,又叫动机性会谈或动机晤谈,是一种以来访者为中心,通过鼓励来访者探索并解决内心矛盾而诱发其行为改变的指导性行为改变方法。其主要目的是增强来访者的治疗动机,促使其接受完整的治疗程序,降低脱失率。对其他心理行为问题,治疗

---

①　郝伟、赵敏、李锦:《成瘾医学理论与实践》,人民卫生出版社 2016 年版,第485~486 页。
②　黄伟聪:《戒毒人员负性情绪的调查及干预研究》,南京师范大学 2018 届硕士学位论文。
③　郝伟、赵敏、李锦:《成瘾医学理论与实践》,人民卫生出版社 2016 年版,第486 页。

者一般要求来访者能认识到自己有心理问题而前来求助,即要求对方具有治疗动机是进行心理治疗的前提。但大多数成瘾者并没有很强的治疗动机,面临缺乏治疗动机的成瘾者,就需要特别的治疗技巧,动机强化治疗就是针对成瘾者这一特点而发展起来的。动机强化治疗采用一定的访谈技巧来帮助成瘾者认识到自己目前或潜在的问题,认识自己的矛盾心理,强化成瘾者改变自己成瘾行为的动机,并帮助改变成瘾行为。最初,动机强化治疗仅用于酒精依赖领域,后来逐渐扩展到各种物质依赖、医疗保健以及心理问题的治疗中。

一、理论基础

动机强化治疗不仅是一种咨询的技巧,还是一种与来访者交往的方式。动机强化治疗是在帮助来访者过程中,接纳和成功帮助对方的技术,解决来访者的矛盾心理。治疗师引导来访者自己发现问题并认识到改变的必要性,帮助其选择如何改变问题的方法。成瘾者的矛盾心理非常普遍,是戒毒康复的主要障碍。该疗法通过与患者共同探索其内在的动机与价值观来解决其矛盾心理。治疗师与成瘾者需建立一种合作关系,治疗师的共情、支持、引导性的咨询方式是促进发生改变的条件。治疗师的角色主要是激发者,兼教育和合作者。

(一)改变阶段理论

动机强化治疗主要是基于改变阶段理论而发展起来的心理治疗技术。改变阶段理论认为毒品成瘾的戒毒康复是一个长期的过程,需经历不同的阶段,根据成瘾者的内在动机把戒毒康复过程分为以下 6 个时期或者 6 个阶段。

1.无意图期,也称为懵懂期、不考虑改变阶段。在毒品成瘾早期,患者还未认识到吸毒给自己身体、心理及家庭带来的危害,因此不认为自己有问题而无改变自己吸毒行为的打算。在毒品成瘾后期,有的成瘾者否认吸毒对自己生活的影响或不相信自己有能力戒毒康复,而不愿意改变自己的行为也属于无意图期。

2.思考期,也称考虑改变期。当吸毒的不良后果越来越明显时,患者开始思考并认识到自己吸毒行为可能有问题,对是否需要改变处于矛盾状态,反复考虑是否要改变自己的行为,权衡改变的得失。

3.准备期。患者经过反复思考,认为吸毒行为给自己带来了许多不良后果与问题,必须采取行动改变自己,开始着手准备改变,并制订具体的行动计划,如收集治疗方法及治疗机构的信息,对治疗时间、治疗费用、家庭事务等进行安排,为治疗作充分准备。

4.行动期。患者做好改变的准备后,便采取具体的行动来改变自己的吸毒行为,如求助于专业机构及专业人员进行戒断治疗,或者自己采取其他方法停止吸毒行为,行动期是行为改变的关键。

5.保持期。患者经过努力,采取一系列行为改变了吸毒行为,如经过脱毒治疗停止了吸毒,这时如何保持已发生的改变及预防复发是治疗成功的关键,也是对毒品成瘾康复的最大挑战,成瘾治疗的目标是尽量延长保持期。

6.复发,患者在保持期虽然经过种种努力,但因为各种原因又开始吸毒,再次回到成瘾状态。戒毒者在康复过程中常常会经历多次复发,因此预防复发是成瘾治疗的关键。

每个毒品成瘾者所经历的康复阶段、处于每一阶段的时间均不相同,并可能多次循环经历这些阶段,所处的阶段及时长与成瘾者心理、生理、家庭、社会等多种因素及治疗模式有关。有的成瘾者长期打算戒毒而不采取行为;有的一旦认识到毒品对自己的影响便努力改变自己的行为;有的成瘾者治疗后保持很长时间才复吸或者能保持长期戒断状态;有的治疗后短期内即复吸,复吸后又重新回到第一个或者第二个阶段,并循环经历改变的阶段。大多数成瘾者可能要经过多次循环才能最终成功保持戒断状态。毒品成瘾康复的过程是一个螺旋式上升的过程,过程中可能会经过多次反复与倒退,成瘾者从中不断总结经验、吸取教训,直至最后成功。[①]

(二)促进改变的策略

在毒品成瘾戒毒康复过程中,治疗者可采取不同策略来影响戒毒者改变自己的态度、认识、情绪及行为,帮助他们成功度过上述几个阶段,最终走向康复。改变一般发生在认识过程与行为过程两个层面。

1.认识过程:主要强调成瘾者的内在态度与认知过程,即如何看待自己的问题。帮助成瘾者增强意识、突然觉醒、自我再评估、环境再评估、改变社会环境等策略均可促进成瘾者改变其认知过程。

2.行为过程:主要侧重于成瘾者的行为和行动,行为过程在改变过程中尤为重要。如何帮助控制促发因素、应对条件反射、强化行为、提高自我效能、建立帮助支持系统等策略,均可影响患者行为改变的过程。

3.促进改变的策略:治疗师可通过许多策略来促进成瘾者改变自己的认识与行为过程,这些策略包括:促动性交谈技巧、心理教育、澄清价值、决定权衡、解决问题、设定目标、预防复吸计划、果断性训练、角色扮演、认知技术、调整环境、角色澄清、行为强化、加强社交技能、澄清需求、评估和反馈等。

4.不同阶段的促进改变策略:由于成瘾患者处于不同的康复阶段,治疗师应根据他们所处的不同阶段采取不同的促进改变的策略,即必须在正确的时间提供正确的帮助,才能成功促进其改变。

■二、动机强化治疗的基本原则

治疗师首先需要与成瘾者建立一种信任、合作的治疗关系。在帮助成瘾者过程中,治疗师接纳、理解对方的感受与需求,通过与其共同探索其内在的动机与价值观来达到解决其矛盾心理的目的,引导成瘾者自己发现问题、认识到改变的必要性,并帮助其选择如何解决问题的方法。

---

① 郝伟、赵敏、李锦:《成瘾医学理论与实践》,人民卫生出版社 2016 年版,第 489 页。

（一）表达共情

表达共情是指治疗师从对方的角度来尊重与理解其经历及其感受与需求，提供支持、引导性的咨询是促进改变的条件。治疗师要认识到毒品成瘾者存在矛盾心理是非常普遍的，也是正常的反应，只有患者自己才能决定是否改变自己的行为，患者是改变的主体，只有接受才能促进改变。对患者表达尊重、接纳与理解，并不等于认同患者的观点与行为，治疗师的作用主要是在戒毒康复的过程中提供支持。

（二）呈现差距

呈现差距是指发现其目前的行为与其理想的或希望的生活间的差距。帮助、引导成瘾者集中注意力发现其目前的状况与理想或希望的状况之间的差距，当成瘾者认识到其目前状态与期望之间的差距时，会强化其改变的愿望。除交谈外，治疗师还可以用其他方式来发现并帮助患者发现差距，如评定其吸毒的严重程度、吸毒对躯体的不良影响等。

（三）避免争论

避免争论指在心理干预过程中，需要尊重与接纳成瘾者的观点与看法，而不是试图说服他们。试图说服成瘾者，认为其存在问题或者需要改变会引起更大的阻力，只有成瘾者自己说出改变的理由，才有可能取得进步，治疗师的目标是"与患者一起前进"。避免争论的具体策略有选择性同意、双向反馈、重建解释等。

（四）化解阻抗

成瘾者在治疗早期具有阻抗是很常见，也是可理解的现象，改变一般会有不适应感，要承诺与付诸努力。如果成瘾者有阻抗，可能需要改变咨询策略来化解阻力，推动改变。责怪对方缺乏动机与阻抗是不利于改变的，应对阻抗可采用简单回应、放大、双向反馈、转移注意力、调整性同意、重建解释、激将法等方法。

（五）支持自信

支持自信指支持成瘾者的自信心，提高其自我效能感，促进改变。产生改变动机的一个重要前提是成瘾者必须相信改变是可能的，许多成瘾者难以改变是由于他们没有戒毒自信，不相信自己有能力改变。治疗师首先要相信成瘾者能够改变，并帮助他们建立自信，让对方看到希望，对改变表示乐观，有可行的方法达到目标。可利用毒品成瘾者既往成功的经历或有相同经历者的成功经验帮助其建立自信，并帮助患者将治疗目标分解成许多可行的具体的步骤。先从容易做到的一些小改变做起。治疗师要善于发现进步，并进行强化，有助于强化患者改变动机，建立自信。

三、基本步骤

动机强化治疗通过反馈、责任、建议、提供改变菜单、共情、增强自我效能感等步骤来帮助成瘾者认识自己的问题,做出决定,改变自己行为的过程。以上步骤各单词的首个字母大写缩写在一起即称为 FRAMES 模式。

（一）反馈（feedback）

通过对患者行为与相关问题进行评估,个体化反馈信息,让其了解目前吸毒给自己身体、心理与生活带来的影响,了解吸毒严重程度,思考自己的问题及解决方法。

（二）责任（responsibility）

对于吸毒问题如何处理,需尊重成瘾者自己的选择,强调患者是改变的主体。

（三）建议（advice）

以非评判性方式为成瘾者提供如何减少或停止吸毒的建议,提高成瘾者对吸毒问题的认识,并提供考虑行为改变的理由。

（四）改变菜单（menu）

根据成瘾者问题提供可供选择的改变策略,让成瘾者选择最适合自己方案或方法,以加强自我控制感、责任感和激发改变动机。

（五）共情（empathy）

采用热情、尊重、理解的咨询方式,让成瘾者感到舒适安全与受欢迎,促使成瘾者坚持治疗,提高疗效。

（六）增强自我效能感（self-efficacy enhancement）

帮助患者建立自信与乐观情绪,鼓励改变,使其相信自己有能力改变。

动机强化治疗在戒毒治疗中应用非常广泛,许多研究证实其是一种非常有效的心理治疗技术,尤其在治疗早期使用有助于建立良好的治疗关系,减少成瘾者的阻抗,提高治疗动机。可以单独作为一种治疗方法或者与其他心理行为治疗联合使用,可以说是毒品成瘾心理行为干预的基本技术之一。

第三节　认知行为治疗

认知行为治疗是根据认知过程影响行为的理论假设,通过认知和行为技术首先改变成瘾者的不良认知,从而矫正不良行为的一种心理治疗。其理论基础是通过识别和改变不合理的认知,来减少或消除不良的情绪或行为（如吸毒）。治疗的主要目的在于改变导致毒品成瘾者适应不良行为的认知过程,对导致吸毒的一系列事件进行干预,帮助成瘾者有效地应对对毒品的心理渴求以及培养远离毒品的各种技能。毒品成瘾的认知行为治疗应用最广泛的是预防复吸,目的是帮助戒毒者加强自我控制以避免复吸。

一、理论基础

认知行为治疗综合了行为主义理论(经典条件反射和操作条件反射)、社会学习理论(观察学习、榜样的影响和认知预期对行为的决定性作用)和认知理论(思维、认知图式、信念、价值观、态度和归因)。

(一)行为主义理论

行为主义理论认为,吸毒成瘾是通过学习和强化习得的行为模式,反之,通过学习和改变行为强化可以矫正成瘾行为。毒品在人体内产生强烈的生理效应,即正性强化作用,同时使人减轻焦虑、放松等作为负性强化作用,都会促使成瘾行为持续发展。治疗措施包括识别诱因、管理冲动和渴求。

(二)社会学习理论

社会学习理论认为,毒品成瘾是受到观察学习和榜样模仿(父母、兄弟姐妹、周围的同伴)、社会强化、预期效应以及自我效能等综合因素的影响,个体通过观察和模仿习得了吸毒行为。吸毒行为作为一种不良应对方式,可能源于成瘾者缺乏恰当的应对技能,自我效能感低下。

(三)认知理论

认知理论认为,认知、情感、行为交互影响,认知因素对情感和行为反应起重要的介导作用。研究发现,一些灾难化、僵化、过度泛化和非理性的歪曲认知和吸毒相关,非理性信念,尤其是对过去的经验持悲观看法是吸毒频率和吸毒量的预测因子。治疗主要是针对成瘾者当前生活中的具体问题,促进反思,制定计划,改变适应不良的认知、情感和行为。

预防复发模式就是针对自我效能感低下和应对缺陷的治疗方法。例如 Marlatt 等人提出的复吸认知—行为模型认为,戒毒康复者在高危情境中的认知与应对模式决定了复吸的可能性。戒毒康复者戒毒后所面临的生活场景中有些是复吸的高危情境,如与既往吸毒有关的人、事、物等,不良的情绪状态,外在应激事件,家庭社会因素,经济状态等内外因素。戒毒者在高危情境中如果不能有效应对,自我效能感就会降低,就会重新开始使用毒品,并在破堤效应和错误归因方式的影响下导致完全的复吸;如果戒毒康复者能够进行有效的应对,他的自我效能感就会提高,复吸的可能性就会降低。[①]

本节以预防复吸为例,介绍认知行为治疗的原理与基本技术。

二、预防复吸的治疗过程

预防复吸的治疗过程主要是让戒毒康复者学会识别导致自己复吸的高危情境并改变

---

① 郝伟、赵敏、李锦:《成瘾医学理论与实践》,人民卫生出版社 2016 年版,第 497 页。

导致复吸的错误认知,与治疗师密切合作,学习有效应对高危情境的方法,提高自我效能,预防复吸迈向康复的过程。

(一)建立良好治疗关系,增强治疗动机

在最初阶段,治疗的主要目的是与戒毒康复者建立良好的治疗关系,采用动机强化访谈方式增强患者的治疗动机,减少患者对改变行为的阻抗和疑虑,将可能存在的问题简要地呈现在患者面前,如习惯行为、危险因素、长期后果、家庭状况等。不只停留在问题的表面,而是明确复吸的危险和后果,增强患者问题的认识,让患者自己做出思考和选择,以使他能够顺利完成治疗。

(二)识别和监测高危情境

戒毒康复者根据治疗师列出的高危情境列表来确定哪些是自己的高危情境,并对该情境下的危险性进行评分;每天进行自我监控,明确有哪些潜在的危险情境(如不良情绪、吸毒朋友的危险邀请、娱乐场所等);戒毒康复者根据录音或录像中的高危场景,描述自己认知和行为上的反应,评估自己有多大的信心拒绝诱惑(自我效能评分),并对在高危情境下的应对技巧进行自我评判。

(三)应对技能训练

针对各种特定的高危情境,培养戒毒康复者恰当的应对行为。常用方法包括控制刺激因素,减少暴露在高危情境下的机会,如抛弃随身携带的毒品或工具;尽量回避与吸毒行为有关的场景,如以往吸毒的地点;通过角色扮演演练如何果断地拒绝朋友的引诱;停止复吸幻想,大声或在心里说"停!",打断幻想;携带"渴求锦囊",在产生渴求感时帮助进行自我控制。

(四)应对渴求

治疗师通过与戒毒康复者讨论渴求,指导他们学习如何应对心理渴求的技能,如帮助戒毒者理解和利用条件反射原理,减少他们对毒品的渴求感。条件刺激和非条件刺激反复结合能够产生条件性反应,反之,没有非条件刺激与条件刺激的反复结合能够使条件反应逐步消失。治疗师尝试帮助戒毒康复者理解和认识条件性渴求感,识别自己的渴求条件性情境,避免暴露到这些情境中,有效地应付这些渴求,降低条件性渴求。[1]

(五)认知重构,改变不合理认知

许多戒毒康复者存在不合理认知是吸毒及复吸的原因,如失足与偶吸是康复过程中常见的一种现象,康复者对失足与偶吸需要有正确的认知。治疗师需要探索戒毒康复者是否对偶吸存在不正确的归因方式,避免发生破堤效应而导致全面复吸。

---

① 郝伟、赵敏、李锦:《成瘾医学理论与实践》,人民卫生出版社 2016 年版,第 501 页。

治疗上通常采用认知重构技术来应对偶吸后的归因和情感反应。将对偶吸内在、稳定和普遍的归因方式重构为外在、暂时和特殊的归因方式。认知重构的内容包括:将偶吸反复归因为外在的、特殊的可控制的因素(要将可控制因素具体化,如可以通过主动回避来控制);偶吸转化为不吸而不是复吸,只要患者偶吸后不复吸,就能保持戒断状态。表6-1列出了戒毒康复者常见的一些不合理认知,以及治疗师通过认知重建可帮助患者发展出的更理性的认知。

表 6-1　用理性认知来替代偶吸时常见的不合理认知[①]

不合理的认知	更理性的认知
我需要吸毒来放松自己	我想要吸毒,但不意味我就必须得吸
我不能忍受我没有得到我想要的:对我来说那太难了,我没办法忍受	我可能不能忍受吸毒,但是过去我能忍受得了,那我现在也可以做到
只有当我嗨的时候我才觉得舒服	虽然学习在不吸毒的时候保持社交上的舒服有点困难,但是别人也一直那样做
对我来说戒毒太难了。我可能会失去我所有的朋友,会感到无聊,甚至再也不会觉得舒服了	即使戒毒可能会让我付出些代价,花费时间和精力。但是,如果我不那样做,结果将会变得更糟
那些不能或不会使用成瘾物质的人注定会遭受挫败和痛苦	有哪些证据显示是这样的? 我会尝试参加治疗,看看不使用成瘾物质是否真的会遭受失败和痛苦
一旦你又开始使用毒品,你会发现一切都结束了,你又回到了起点,你所有的努力只会让你彻底失败。一旦成瘾,将终身成瘾	一次的跌倒只是康复期的一次新的学习经验,它不是失败,只是一种挫折,告诉我现在该去如何做。我可以选择

(六)学习各种心理技能

戒毒康复者因为缺乏一些心理技能,使复吸的可能性增加,如面对压力不知如何有效应对,不能有效管理与调节自己的情绪等。此外,戒毒康复者还普遍缺乏解决问题及人际交往方面的技能,这些都不利于其建立新的生活方式。治疗师可指导他们学习这些心理技能与方法,包括解决问题技能、情绪调节技术、应对应激策略、人际交往与沟通技巧等,以降低复吸概率,促进康复。[②]

(七)发展替代成瘾行为,建立健康的生活方式

健康的生活方式对戒毒康复者保持长久的操守非常重要,在治疗中,鼓励戒毒康复者去参与一些替代活动(如冥想、放松或跑步),有助于改变旧的生活方式。这些替代活动如果变成了戒毒康复者想要的,就会成为一种健康的"成瘾行为"。健康的"成瘾行为"必须

---

① 郝伟、赵敏、李锦:《成瘾医学理论与实践》,人民卫生出版社 2016 年版,第 502 页。
② 郝伟、赵敏、李锦:《成瘾医学理论与实践》,人民卫生出版社 2016 年版,第 501～502 页。

具备 6 个条件:能够独自操作,能够很容易操作,对个人有短期和长期的益处,可以稳定参与,一段时间后能够有进步感,操作时不会有自责感。

(八)建立社会支持系统

戒毒康复人员的社会支持体系是其能否正常回归社会的重要影响因素,而社会支持体系又涵盖了个人、家庭、社会等多方面因素。支持系统是与戒毒康复者有亲密关系的人组成的一个小组,包括父母、配偶、朋友、同事、社工和医生等。同时,还要教育社会群体,减少社会歧视,动员戒毒成功人员的同伴互助力量,使他们成功重返社会。

第四节　行为治疗

行为治疗是在行为主义学习理论基础上发展出来的一个心理治疗流派,也是当代心理治疗体系中影响较大的流派之一。行为治疗的基本特点是:着眼于问题行为的解决;有明确的学习理论基础;强调当前环境和学习作用;强调对行为改变的测量和评估;重视治疗师与其他人员的配合;当事人在行为治疗中扮演着积极、主动的角色。

一、理论基础

(一)巴甫洛夫经典条件反射

巴甫洛夫是著名的俄国生理学家,他在研究消化腺过程中发现,给狗喂食物,狗唾液会分泌,后来发现即使不给狗食物,狗只要听到食盆的响声或研究人员的脚步声,就开始分泌唾液。巴甫洛夫认为,狗看见食物分泌唾液,这是一种自然生理现象,狗一生下来就已具备,称之为非条件反射;至于后来,狗听到脚步声也有唾液的分泌,这是一种条件反射,是后天习得的。条件反射是在非条件反射的基础上,通过多次强化学习获得的。

吸毒环境因素如毒友、吸毒环境、烟具、注射器、矿泉水瓶、便条等与吸毒长期相伴随,与吸毒欣快感反复同时出现,变成了条件刺激,会引起成瘾者对吸毒的欣快感的回忆,以至于产生强烈的觅药渴求。

(二)斯金纳的操作条件反射

斯金纳利用斯金纳箱这个独特的实验装置,对白鼠的操作性行为进行了一系列的研究。斯金纳箱里的饿鼠偶然按一下杠杆,便获得食物,而食物的强化使白鼠按压杠杆的可能性增加,斯金纳从这一系列研究中得出了操作条件反射建立的规律。斯金纳认为操作性行为受强化规律的支配,任何行为的发生、变化都是强化的结果,也就是有机体行为的结果提高了该行为以后发生的概率;反之,行为结果不再存在,行为发生的概率将会降低。

按照操作条件反射理论,使用毒品带来的快感、"舒适感"和高峰体验是强化物,驱使吸毒者重复使用毒品(正性强化)。当个体对毒品产生生理依赖后,一旦停止使用毒品,个体就会出现包括痛苦、不适感、抑郁、烦躁等消极情绪体验在内的戒断综合症状。然而,只要摄入毒品,个体的上述消极症状便会自动消失。可见,吸毒带来的痛苦、不适消极情绪体验的减轻或摆脱也强化着个体的吸毒行为(负性强化)。

二、治疗方法

根据行为主义观点,行为的获得都是通过强化或学习获得,我们同样可用条件反射的原理和强化原理去矫正那些与心理障碍相联系的非适应性行为。

(一)系统脱敏法

系统脱敏法的核心是用肌肉放松来抵抗心理上的焦虑和恐惧,即在放松的状态下,患者逐渐从令他害怕或焦虑的事件中摆脱出来。根据治疗原理和程序方法,治疗师针对成瘾者在戒毒康复期间对毒品的渴求、焦虑、不能延迟满足、经不起心瘾折磨等心理问题进行矫治,以提高成瘾者对毒品的抵制能力,进而起到巩固戒毒效果、预防复吸的作用。

脱敏疗法包括三个主要步骤:(1)成瘾者需要确认引发其焦虑的各种毒品相关刺激,并将这些刺激按照引发焦虑的程度由弱至强进行等级排列。例如,某个成瘾患者对毒品渴求而引起焦虑的刺激等级从低到高分别为:想象中的毒品,图片上的毒品,视频中的毒品,真实的但不是他最爱好的毒品,他最喜欢的毒品。(2)成瘾患者必须系统地接受渐进式深度肌肉放松训练。渐进性放松是一种由局部到全身、由紧张到松弛的肌肉放松训练。(3)最后进行实际的脱敏程序。具体做法是让成瘾者在肌肉松弛的情况下,从最低层次开始,想象产生焦虑的情境,直至想象这刺激时达到完全放松为止,再进行高一层次有焦虑情境的想象,最终到想象最恐惧的情境时,也能做到完全放松。此时成瘾者已经学会了用放松代替焦虑,原来引发焦虑的刺激也就不会诱发焦虑。

(二)厌恶疗法

厌恶疗法是通过附加某种刺激的方法,使成瘾患者在使用毒品时,同时产生另一种厌恶的心理或生理反应。经过多次强化,使厌恶刺激与使用毒品的行为建立条件联系,以后尽管取消了厌恶刺激,只要成瘾患者使用毒品,厌恶体验就会产生。为了避免厌恶体验,成瘾患者不得不终止毒品使用行为。厌恶刺激必须是强烈的,因为毒品常常可以给成瘾患者带来欣快感觉,这些感觉不断强化着毒品使用行为,厌恶刺激必须强烈到一定程度,使其产生的不快超过原有的体验,才可能取而代之,从而减少或消除毒品使用行为。常用的厌恶刺激是药物刺激,利用药物的恶心和呕吐作用进行厌恶治疗,常用的药物有酒石酸锑钾、依米丁、阿扑吗啡等。如在大麻烟中渗入一些氨水,这样在吸食大麻过程中就会伴随恶臭。经过多次重复结合后成瘾患者自然会对大麻产生厌恶感。[1]

---

① 史宏灿、鞠永熙:《毒品成瘾的基本理论与中西医结合防治实践》,高等教育出版社2014年第2版,第179页。

（三）线索暴露疗法

线索暴露疗法的目标是帮助成瘾患者有效地应对心理渴求，促使其不再使用毒品。这种疗法的原理是逐步对诱发毒品渴求的有关线索（如注射器）进行脱敏，其主要目的是说明渴求可以随时间的推移而减轻，并且能够通过训练加以控制，从而在心理上逐步改变患者对渴求的一些错误观念。同时可结合场景的回避（回避与吸毒有关的场所、人物和注射器等）、放松技术等来减少渴求感，从而减少复吸行为。线索暴露疗法的重要任务就是帮助患者培养有效应对高危情境的能力，训练他们在毒品面前可以不受诱惑的技能。

（四）列联管理

列联管理是用治疗毒品成瘾最常用的一种方法，大量研究证实列联管理可以帮助成瘾患者提高治疗依从性，增加治疗效果。该方法已经形成一套完整的理论体系及操作技术，在国际上得到大量使用。

1.基本原则

（1）目标行为必须明确，具有可测量性

治疗师需要详细了解成瘾患者毒品使用情况，由此制定需要干预的明确目标行为，并告知患者。例如，如果治疗师把毒品使用作为目标行为，可以使用尿液检测等手段了解患者有无使用毒品，并让患者明确自己所要做的就是保持每周尿液检测结果阴性。

（2）及时呈现强化物

成瘾患者因积极健康的行为而获得奖励，这种奖励通常是为遵守项目规则或遵守治疗计划而给予的。传统上，患者积极健康行为获得的回报很小，但足以培养继续以这种方式行事的愿望。治疗师应立即提供强化物，只有即时呈现强化物，才能使其发挥最大强化作用。

（3）"责任代价"原则

若患者未达到目标行为，需付出一定的代价，承担一定的责任，如发现患者尿液检测结果阳性或者其正在使用毒品，应取消其应得的正性激励强化物，或给予一定的处罚。列联管理的"惩罚"无论如何都不能是极端的，但是，与奖励一样，温和的惩罚在个人心目中也要足够重要。

（4）激发患者内在改变动机，重建行为模式

在整个干预过程中需要运用动机强化访谈技术或认知行为治疗等技术，进一步激发患者的内在治疗动机或学习保持长期戒断的技能。当期望的目标行为规律出现后，逐渐减少强化的频率，使患者逐渐学会并固化其新习得的行为。

2.列联管理的方法

行为强化治疗具有许多治疗方法与形式，目前较为成熟的列联管理操作方式主要有代金券法和金鱼缸抽签法。

（1）代金券法

代金券法是列联管理的一种经典形式，成瘾患者如果达到预先设定的治疗目标，将获

得代金券,凭券兑换相应价值的物品或服务。代金券额度随着达到目标行为的次数增加而逐渐累加,如果未达到目标行为则取消代金券。使用代金券主要有两个目的:防止患者将获得的现金奖励作为资金购买毒品;治疗师通过提供有助于保持操守的物品或服务,帮助患者选择,可以指导其选择健康的行为方式。例如,患者在治疗师的指导下选择换取体育锻炼的设备等,有助于建立新的健康生活模式。[①]

(2)金鱼缸抽签法

代金券法虽然被广泛应用于戒毒中,但是由于其治疗成本很高,有研究者对其进行了改进,设计开发出金鱼缸抽签法。金鱼缸抽签法规定患者如果达到目标行为(如尿检结果阴性)即可得到抽奖的机会,患者可以在一个容器中抽取球或卡片,每个球或卡片上标注了不同程度的奖励,如换取物品或服务,或者精神激励,即对患者的目标行为给予精神上的支持和鼓励。随着患者连续达到目标行为的次数越多,其抽奖机会累计增加。同样,当违反目标行为时取消奖励机会。研究发现金鱼缸抽签法不仅能够激励患者内在治疗动机,另一优势在于将精神鼓励作为兑奖物,大大降低了治疗成本,而且有研究显示金鱼缸抽签法和代金券法疗效相当。[②]

在治疗疗程结束时向患者强调获得正性强化物并不是治疗的目标,强化物只是帮助其康复的一个工具,强调患者通过努力长期保持目标行为,保持长期戒断与全面康复。

第五节　正念防复吸治疗

正念防复吸治疗结合了正念冥想和认知行为治疗的综合治疗方法,主要用于戒毒者康复期预防复吸,其目的是通过正念练习提高戒毒康复人员对触发因素、惯性模式以及自动反应的自我意识水平,培养他们接纳目前体验,摆脱根深蒂固的、灾难性的习惯性思维和行为模式。

一、理论基础

(一)正念冥想的理论基础

正念冥想对毒品成瘾治疗有效的原因在于非批判性地接纳痛苦的想法和情绪等,而非通过滥用毒品处理不良的体验,从而减少负性情绪、渴求和复吸之间的自动联系。

(二)认知行为防复吸技术的理论基础

认知行为防复吸技术认为可以把克服毒品成瘾的过程看成是学习新的适应性行为的过程,强调毒品成瘾者在高危情境中的认知和解决问题的方式在防复吸中起决定作用。

---

① 　郝伟、赵敏、李锦:《成瘾医学理论与实践》,人民卫生出版社 2016 年版,第 508 页。
② 　郝伟、赵敏、李锦:《成瘾医学理论与实践》,人民卫生出版社 2016 年版,第 508～509 页。

■ 二、治疗的基本目标

正念防复吸治疗的主要目标是使毒品成瘾者提高对触发复吸的因素和高危情境的识别，了解无意识的自动化行为模式，通过正念的觉察和体验，使患者打破之前习惯性的思维模式。另外，还强调非批判性地接纳可能会诱发复吸的负性情绪、想法，忍受此时此刻的体验和感受，提高自我效能和对药物渴求的应对能力，最终形成健康平衡的生活方式，减轻症状，降低复吸的可能性。

■ 三、基本操作步骤

正念防复吸治疗通常以团体的形式展开，包括八个阶段，每个阶段 2 个小时，在八周的时间里带领成瘾者学习正念，感受正念，提升正念觉知力。

(一)识别自动化反应和惯常思维模式

在第一阶段，主要介绍自动化反应和无意识行为以及它们与毒品使用和复吸的关系，使用葡萄干练习介绍正念，再通过正念的全身扫描使患者提高对自身体验及反应的觉察能力，帮助患者认识自动化的反应模式。

(二)识别触发渴求的因素及认识渴求

这一阶段主要集中于识别触发因素，以及觉察这些触发因素所带来的所有感受、想法、情绪及行为，成瘾者需要去体验对使用药物的欲望和冲动，认识渴求在体内的感觉。通过使用全身扫描、山式冥想和渴求冲浪等，使戒毒康复者更好地觉察这些触发因素和高危情境所产生的自动化过程，学习体验渴求和冲动，促使戒毒康复者做出更健康的选择。

(三)将正念练习应用到日常生活中

在这个阶段，患者学习正式的静坐冥想练习，学习 SOBER 呼吸技术。SOBER 是由五个英文单词的首字母组成的：停止(stop)，当处于压力或者风险情境时，甚至在一天当中的任何时间，记住停下来，或者慢下来，并核实正在发生的状况，这是走出自动导航模式的第一步；观察(observe)，观察身体正在出现的感觉，同时，观察现在的情绪、心情或想法，只要尽可能多地去注意有关体验；呼吸(breathe)，集中注意力，把它放到呼吸上；扩展(extend)，扩展觉察范围，把身体的其他部分、体验以及情境纳入其中，看看能否保持对所有这些进行觉察；正念回应(respond)，觉察在这种情境中真正需要的是什么，以及如何能够以最佳的方式照顾自己，不论心理和生理发生任何状况，仍然可以选择如何做出回应。

从正式的静坐冥想练习扩展到日常生活中的冥想练习(如在吃饭、等公交、行走时使用正念冥想练习)。这些能帮助戒毒康复者学会应对身体出现的任何感觉和情绪，包括那些与渴求和冲动有联系的不舒服的身体感觉和情绪。

（四）在诱发复吸的高危情境中使用正念练习

在这一阶段，通常会让戒毒康复者分享一些最近的或典型的触发复吸的因素。戒毒康复者应该学会在面临高危情境时使用正念冥想去体验渴求和冲动，通过正念冥想改变其自动寻求毒品的想法，而不是直接去使用，打破自动化的或者习惯性的反应。

（五）学习接纳出现的任何体验

这一阶段最主要的任务是强调接纳所发生的任何事，特别是不舒服的情感、感受和行为，这也是走向改变的第一步，只有接纳目前的体验，才可以采取最有效的行动。当我们接受当下时，我们便不是被动的，可以通过正念冥想做出更多的选择。

（六）讨论想法和信念在复吸循环中的作用，接纳痛苦的想法和感受

这一阶段将进一步利用复吸循环图探讨想法和信念在复吸循环中的作用，通过正念冥想练习把想使用毒品时所产生的任何想法只当成是一种想法而已，接纳痛苦的想法和感受，相信它们只是存在自己脑中的句子或图片，无论它们是好的还是坏的，降低对它们的认同度，提高对它们的觉察意识和接纳能力。

（七）学会建立更加有意义和平衡健康的生活方式

这个阶段集中于探讨未来生活和可能诱发复吸的高危因素，以及当它们出现时如何采取最好的应对方式。强调生活平衡和自我关怀对预防复吸的重要性，使戒毒康复者学会选择最适合自己的、更健康和更有活力的生活方式。

（八）获得社会支持及维持正念练习

最后的阶段，主要在于复习课程中学到的技巧和正念练习，强调建立社会支持系统对防复吸的重要性，让戒毒康复者分享如何把正念整合到日常生活中的计划。

这八个阶段的每一个阶段都与前一个阶段紧密衔接，操作时需按照上述顺序逐步进行。

正念防复吸疗法是近年来刚兴起的一种新型治疗方法，以冥想、练习为主，需要戒毒康复者有治疗动机。已有的研究表明，正念防复吸疗法在治疗戒毒康复者的渴求、负性情绪、降低药物使用和预防复吸方面都具有显著效果。定期的正念冥想练习可以帮助戒毒康复者减少"自动化"和反应性的行为，还可以帮助戒毒康复者更多地觉察自己的体验和选择。但是长期坚持正念冥想练习并不容易，困难和障碍也经常发生。[1] 正念防复吸治疗适合那些已经完成住院或者门诊治疗的个体，他们具有维持治疗目标的动机，也愿意通过改变生活方式来获得幸福和康复。

---

[1]　郝伟、赵敏、李锦：《成瘾医学理论与实践》，人民卫生出版社 2016 年版，第 516 页。

第六节 社区强化治疗

一、基本理论

社区强化治疗(community reinforcement approach, CRA)是一种针对个体及其所处环境的综合性成瘾治疗方法,它的核心理念是环境对个体的吸毒行为有着强大的影响,通过改变环境,可以帮助成瘾者更多地参与到其他有益身心、富有意义的活动中去,从而减少对毒品的依赖。环境包括成瘾者的父母、伴侣、朋友、工作环境和各类爱好。目标是建立一个鼓励清醒和不鼓励使用成瘾性物质的环境,使清醒的生活方式比使用成瘾性物质更有价值。因此,社区强化治疗是一种心理社会取向的干预。就传统而言,社区强化治疗包含以下组成部分:行为功能分析,清醒尝试(sobriety sampling)、治疗规划,技巧训练,重要他人参考咨询,以及复发预防。

社区强化治疗是一种基于手册的疗法,有固定的章程,同时留有一定空间以适应不同成瘾者的目标,这也为其改编和再发展奠定了基础。目前,从社区强化治疗衍生出了两类更加具体的疗法:青少年社区强化治疗(adolescent community reinforcement approach, A-CRA)和社区强化与家庭治疗(community reinforcement and family training, CRAFT)。

二、治疗程序

(一)行为功能分析

行为功能分析是种半结构化的访谈,通过访谈,确定成瘾者吸毒行为发生的内部和外部诱因,以及与吸毒相关的积极和消极后果。一旦列出了诱因,治疗师可以帮助成瘾者制定一个计划来避免这些高风险的情况,也可以教授解决这些问题的必要技能,并探讨保持无毒状态的积极后果,找到健康的替代品。

(二)清醒尝试

清醒尝试是成瘾者和治疗师之间建立清醒期的协商过程,治疗师与成瘾者共同商定一个保持清醒的时限,比如7天,成瘾者则承诺做到7天内不再有成瘾行为。一个尝试期结束后,双方可以共同商定下一个时限。一般来说后续时限会逐渐延长,但若是预料到特定的时间点/明确的压力事件会使成瘾者处于脆弱的状态,那么也可以暂时缩短时长或者暂停。这种激励技巧有助于成瘾者"接受"他们的治疗计划。一般情况下,无论协商的清醒期有多长,有一些成瘾者可能需要保持戒断的药物,如阿片类成瘾者使用纳曲酮,酒精成瘾者服用双硫仑保持戒断状态。

（三）治疗规划

成瘾者和治疗师从治疗程序菜单中选择适当的模块来满足成瘾者的个人需求。这些治疗模块中的许多都侧重于增加成瘾者与无毒生活的积极联系。例如，随着成瘾者越来越依赖毒品，其他活动范围（如爱好、运动和社会参与）大幅缩小，导致其越来越孤立。因此，对成瘾者来说，康复的一个重要组成部分是通过与其他不吸毒的人接触，并增加其他愉快活动范围，来扭转这种隔离状态。

有几个治疗模块可供选择，例如，社交和娱乐咨询模块用于帮助成瘾者选择积极的活动，以填补之前吸毒消耗的时间，并从吸毒的影响中恢复过来。活动的选择是根据成瘾者的个人兴趣量身定制的，以确保活动体验为积极的强化因素。治疗师不仅帮助成瘾者安排他们的休闲活动，而且在必要时安排他们的日常生活。访问咨询模块解决成瘾者日常生活的实际障碍，如缺乏信息来源和沟通手段，这些障碍阻碍了成瘾者参与那些提供积极强化的活动。

作为社区强化治疗的一部分，治疗师使用幸福指数量表来确定基线，随后使用该量表来监测治疗进展。幸福指数量表要求成瘾者评估自己当前在以下 10 个领域的幸福程度：成瘾行为、工作或学习、财富管理、社交、个人习惯、婚姻或家庭关系、法律问题、情绪管理、沟通方式、总体幸福感。根据幸福指数量表结果定期制定和更新行为目标和策略。

（四）技巧训练

技巧训练包括三个子模块：一般性行为技巧、工作技巧以及社交技巧。工作技巧训练分三部分：找工作，留住工作，提高工作满意度。一般性技巧和社交技巧（如情绪管理、沟通技巧）与其他咨询或治疗方法相同。

（五）重要他人参与咨询

由于社区强化治疗不仅强调成瘾者行为的改变，而且强调其社会环境的改变，因此这种治疗方法尽可能强调并鼓励与成瘾者关系密切的重要他人的合作。重要他人，特别是那些与成瘾者住在一起的人，可以帮助识别成瘾行为的社会背景，并支持这种行为的改变。这种咨询不是提供长期的婚姻家庭治疗，而是提供实用的技能培训，以改善成瘾者和其重要他人之间的沟通，减少厌恶性沟通（如争吵），并促进对吸毒行为具体改变的协商。此外，治疗师指导重要他人如何避免成瘾者无意中的吸毒行为，加大对保持清醒的积极强化。

（六）复发预防

如果成瘾者在治疗中复发，那么可以追加一次功能分析，专注于复发的那一次行为。同时，治疗师会和成瘾者合作建立一个"提前预警系统"，列出可能导致复发的行为。

社区强化治疗最初是针对治疗酒精成瘾者而设计的，现在也被用于治疗其他药物滥用和依赖，产生了良好的治疗结果。

第七节　团体治疗

团体治疗,也称小组治疗,是相对于个体治疗而言的一种治疗方法,一般由具有相似心理问题的患者组成一个咨询小组,通过小组内成员间互动,使个体在与小组成员交往中观察、体验、学习、认识和改善与他人的关系;学习新的人际交往和健康的行为方式,培养良好的社会适应能力。团体治疗是在1～2名治疗师的主持下,由若干名病患组成的治疗形式。

一、团体治疗的理论基础

团体治疗依据的最重要的理论思想是,心理行为问题及各种适应问题是在人际交往中,或特定的社会环境下产生、发展和维持的,那么解决这些问题就必须通过群体关系的功能来实现,在团体中探索问题能更准确地反映现实生活问题。

团体治疗对毒品成瘾矫治具有以下作用:减少毒品成瘾者共同存在的孤独、无聊等情绪;提供积极的同伴支持与保持操守的压力;看到他人的康复,可激励希望与信心;团体还能提供小组外的支持与鼓励;在团体中可以促进学习如何应对毒品滥用及其他问题,如人际关系、工作、家庭等。团体治疗还对新的康复成员提供许多有用的信息。另外,团体治疗设定的一些规则可以培养成瘾者的责任感与纪律性。团体治疗对毒品滥用的相关问题如抑郁、焦虑、孤独、羞耻感、病态人格等也具有效果。[1]

二、团体治疗的特点

在团体治疗中,治疗师利用成员间积极的同伴影响来改变每个成员的行为,与个体治疗相比,团体治疗具有以下特点。

(一)团体治疗影响的广泛性

个体治疗的过程是治疗师与来访者之间单向或双向沟通的过程,而团体治疗是多向沟通的过程,当多个具有相同或类似心理问题的来访者聚集在一起时,他们就会发现许多人拥有和自己相同的困扰和情绪体验,这种发现本身就可以缓解或减轻来访者的心理困惑。在治疗中,来访者可以相互影响,交流信息,提供反馈,间接学习,成员之间相互支持、集思广益,共同探寻解决问题的办法,减少对指导者的依赖。[2] 在成瘾治疗中团体互动有助于成瘾者在支持性的环境中分享个人经历,有机会谈论自己的感受,而不用担心被他人评判或羞辱。治疗师利用成员间的积极互动过程,对成瘾者的行为问题提供个体化的反馈,再加上其他成员的积极反馈,更有利于成瘾者改变行为。

---

①　郝伟、赵敏、李锦:《成瘾医学理论与实践》,人民卫生出版社 2016 年版,第 519 页。
②　朱金富:《中国心理治疗本土化:从理论到实践》,人民卫生出版社 2011 年版,第 183～184 页。

（二）节省治疗资源和时间

团体治疗常是一两个治疗者对一组来访者实施治疗，比个体治疗增加了治疗人数，节省了治疗时间和人力，符合经济原则，可以缓解治疗人员不足的矛盾。团体治疗的参与人数会影响团体治疗的效果。如果参加成员过少，每个人都有机会参与发言，拥有充分的活动资源，得到治疗师的关注，但是团体中每个成员能贡献的个体知识和经验也比较有限，在活动中获得的冲击和分享也比较少。相反，如果团体里成员过多，也会不利于所有成员的参与，成员之间彼此会感到更大的评价压力，有的成员很容易扮演"旁观者"而影响团体的凝聚力。①

（三）团体治疗的治疗效果容易巩固

团体治疗创造了一个类似真实生活的环境，为参与者提供了一个良好的社交机会，参加人员随着治疗时间的进展而自然形成一种亲近合作的集体关系，建立相互帮助、支持的关系，通过观察成员之间交往的行为进一步了解日常生活中的问题所在。在相互充分信任的良好气氛中，通过示范、模仿、体验、训练等方法，参与者通过活动探究如何与他人建立良好的人际关系。②

三、团体治疗的过程

团体治疗一般可分为治疗开始、过渡、工作及治疗结束四个阶段。对于不同的患者、不同种类的团体，每一阶段持续时间长短及治疗次数是不一样的。

（一）开始阶段

开始阶段是一个定向和探索的时期，基本任务是接纳与认同。这一阶段团体成员最重要的需求是获得安全感。互不相识的人因为参加团体而走到了一起，由于陌生，成员的行为常常是谨慎的、试探性的、小心翼翼的，轻易不会暴露自己，甚至出现沉默。此时，治疗师的主要任务是使协助成员相互之间尽快熟悉，增进彼此了解，澄清团体目标，订立团体规范，逐渐形成合作互助的气氛，建立安全和信任关系。

（二）过渡阶段

这一阶段的主要任务是协助组员处理他们面对的情绪反应及冲突，促进信任和关系建立。这一阶段团体成员最重要的需求是被真正接纳和有归属感。团体治疗师必须冷静沉着面对，主动、真诚而积极地关心每一个成员，协助他们了解自我防御的行为方式及处理冲突的情境，鼓励成员谈论与此时此地有关的事情，使成员能面对并且有效地解决他们的冲突和消极情绪，以及因焦虑而产生的抗拒，促进彼此的信任和关系建立，使团体发展

① 朱金富：《中国心理治疗本土化：从理论到实践》，人民卫生出版社2011年版，第184页。

② 朱金富：《中国心理治疗本土化：从理论到实践》，人民卫生出版社2011年版，第184页。

到比较成熟的阶段。

（三）工作阶段

这一阶段的主要任务是探讨问题和采取有效行为，以促成组员行为的改变。团体可采用多种活动，如讲座、讨论、行为训练、角色扮演、写体会等，利用团体成员的高凝聚力和高信任性，使团体成员表露出更多的个人信息及问题，并愿意探索和解决问题。如通过归因、认知训练来改变成瘾者歪曲的认知观念；通过角色扮演来了解人际交往的要素，掌握交流技巧，增强成瘾者与家庭、社会沟通的能力。

（四）结束阶段

这一阶段的主要任务是总结经验、巩固成效，处理离别情绪。治疗师的任务是使成员能够面对即将分离的事实，给予成员心理支持，并协助成员整理归纳在团体中学到的东西，肯定成长，鼓舞信心，将所学到的东西应用到日常生活中，使改变与成长继续，使团体治疗画上一个圆满的句号。

四、具体操作技术

1.确定团体的性质

如结构式还是非结构式，小组是开放式还是封闭式，组员是同质还是异质。

2.确定团体的规模

小组的规模主要取决于小组治疗的目标，以干预为目标的团体治疗人数，一般是5～8人；以训练为目标的团体治疗人数，一般是6～12人；以发展为目标的小组，参加者可适当多一些，一般是8～15人。[①]

3.确定团体活动的时间、频率及场所

小组治疗的时间视对象和目标而定，一般认为8～15次为宜，小组治疗频率每周1次或2次，每次1.5～2小时。小组治疗场所要安静、安全，使小组成员能在没有干扰的条件下集中精神投入小组活动，能够保护成员的隐私，不会有被别人偷窥、监视的感觉；小组治疗场所还要有足够的活动空间，可以随意在其中走动、活动身体、围圈而坐，可面对面交流；环境舒适、温馨、优雅，使人情绪稳定、放松；交通便利，位置适宜。[②]

4.招募团体治疗的组员

治疗师需要根据患者的需求和治疗目标，选择患者的群体。在筛选过程中，治疗师需要考虑患者的个人特点、症状严重程度以及治疗希望达到的目标。同时，治疗师还需要考虑成员之间的互补性和共性，以促进团体的互动和治疗效果。

5.协助组员投入团体

第一次小组活动成员互不认识，一般只会进行表面的接触，例如交流年龄、工作学习

---

① 郝伟、赵敏、李锦：《成瘾医学理论与实践》，人民卫生出版社2016年版，第520页。

② 郝伟、赵敏、李锦：《成瘾医学理论与实践》，人民卫生出版社2016年版，第520页。

单位等,治疗师可通过寻找相似性来肯定成员间的相似性,创造机会让成员相互交谈;使用倾听的技巧协助成员沟通,同时应要求成员注意他人所表达的内容,学习聆听他人的心声;还要通过言语与非言语的活动提高成员参与集体的兴趣,促发讨论,深化话题,提供经验性学习的机会等。

6.促进团体互动

在团体心理治疗中,成员们需要感到安全和受尊重,才能够真实地表达自己的情感和体验。治疗师需要创造一个开放、支持和保密的环境,鼓励成员之间的互动和支持。此外,治疗师还需要确保治疗过程中不会出现伤害或冲突。

7.团体讨论的技术

团体讨论主要目的在于沟通意见、集思广益、解决问题。在团体讨论过程中,成员可以充分发表自己的意见,听取他人的意见,改变自己的看法。团体讨论的技术有:脑力激荡法、耳语聚会、菲力普六六讨论法、揭示法。

8.其他常用技术,尤其是表达性艺术治疗的方法

表达性艺术治疗主要形式有舞蹈治疗、音乐治疗、戏剧治疗、绘画治疗、沙盘游戏治疗以及其他方法,如陶艺、书法、厨艺、插花艺术等。

现有研究发现,小组治疗是治疗毒品成瘾最有效的方式之一,当与个人治疗和/或药物治疗相结合时,效果尤为明显。

第八节　家庭治疗

家庭治疗是以家庭为对象实施的团体心理治疗模式。家庭治疗认为家庭是一个系统,系统中任何成员都与其他成员相关,家庭中任何成员的改变都会影响到其他成员的改变,家庭治疗通过利用家庭的力量来治疗包括毒品滥用在内的许多问题。家庭治疗在物质成瘾治疗领域始于20世纪70年代中期,把毒品成瘾患者放在家庭环境中考虑,以整个家庭为治疗单位,把家庭系统内部关系作为治疗的重点,治疗师通过与整个家庭成员(或某些家庭成员)进行治疗性会谈来帮助他们解决问题。研究认为家庭治疗是针对青少年毒品滥用及相关行为问题最有前途的一种治疗模式。

一、家庭治疗的理论基础

成瘾者对家庭成员是强大的精神应激,可继发一系列的家庭问题,如家庭混乱或解体,打乱家庭成员的生活常规,家庭成员间的交流困难、关系疏远,夫妻关系紧张,家庭成员不知如何面对毒品成瘾者等,对毒品成瘾者的家庭治疗正是在这种认识基础上发展起来的。家庭治疗可改善毒品成瘾者家庭的功能,有助于戒毒康复者操守的维持。

基于不同的理论基础,毒品成瘾的家庭治疗有不同的模式,如行为治疗模式、功能性家庭治疗、结构性家庭治疗、策略性家庭治疗模式等。当代家庭治疗的发展方向是"综合模式",这种治疗模式的特点是多系统和多维度,着眼于毒品成瘾者的整个生活成长环境,

评估和干预影响毒品滥用的整个社会生活网络,采用综合性手段对多个系统进行干预。

二、家庭治疗的目标

毒品成瘾家庭治疗的主要作用是帮助家庭成员了解他们自己的需求,为成瘾者的康复提供长期帮助与支持,在家庭治疗过程中,治疗师对家庭提供支持来集合家庭的力量,充分发挥家庭系统中父母角色的力量,改善交流,帮助成瘾者及其家庭成员康复。家庭治疗有两个主要目的:一是通过利用家庭的力量与资源来帮助成瘾者找到脱离毒品生活的方法;二是帮助减轻药物滥用对整个家庭及成瘾者双方的影响。在家庭中,无论是父母还是孩子滥用药物,整个家庭都需要改变,家庭治疗是通过帮助改变整个家庭环境来帮助改变成瘾者的药物滥用行为。①

三、家庭治疗的主要方法

根据对家庭问题起源的假设与理论基础、治疗的特定目标、治疗采用的策略等,发展了许多家庭治疗方法。以下介绍几种循证的家庭治疗方法。

(一)功能性家庭治疗

功能性家庭治疗是一种根植于家庭系统理论和认知行为理论的治疗方式,其认为行为问题并非孤立存在,而是整个家庭关系模式的体现。一旦家庭模式建立并稳定,就会使问题永久化,青年及其家庭是发展和维持问题的一部分。因此,功能性家庭治疗以家庭为中心,将家庭所有成员都纳入干预之中。功能性家庭治疗是一项短期(90 天)、密集和全面的干预计划,针对 10～18 岁青少年的不当行为,包括滥用药物。②

功能性家庭治疗主要由 5 个阶段构成:(1)参与阶段。治疗师的工作重点是与整个家庭建立关系与治疗同盟,尽可能增加家庭对干预成功的信心,提高家庭成员对治疗的最初期望/看法,从而调动其积极性。(2)激励阶段。治疗师发现并迅速开始改变家庭内部可变的风险因素,启动和加强家庭内部保护因素,以减轻无法改变的风险因素的影响。(3)关系评估阶段。评估家庭成员和家庭外重要他人(如近亲、同龄人)的特定行为、归因和情感的相互作用及功能。(4)行为改变阶段。治疗师关注认知、互动和情感问题,强调积极的沟通和育儿技巧,并通过提供指导和具体行为变化的参考资源来帮助家庭进行改变。这一阶段的焦点是用适应性行为替换原先维持问题的不适应行为。(5)推广阶段。将学习到的新技能和适应性行为推广到家庭和周围环境中,并且制定预防复发计划,保证治疗效果在生活空间上的广泛性和时间上的稳定性。

大量研究数据表明,相比其他方法,功能性家庭治疗对行为问题复发率的降低更有效,幅度为 25％～60％,同时,其成本效益比传统服务和其他干预措施更高。功能性家庭治疗对药物滥用青少年及其家庭的影响,也已在多项研究中得到检验。虽然功能性家庭

---

① 郝伟、赵敏、李锦:《成瘾医学理论与实践》,人民卫生出版社 2016 年版,第 524 页。
② 陈金鑫:《功能性家庭治疗——青少年行为问题的解决之道》,载《心理学进展》2020 年第 1 期。

治疗一直被用于青少年行为问题的干预,但也有研究表明功能性家庭治疗对成人行为问题也有疗效。

(二)多维度家庭治疗

多维度家庭治疗的治疗对象是有着药物滥用和其他行为问题的青少年,以发展心理学和发展病理学为理论基础,认为青少年药物滥用的产生和发展的途径是多方面的,其后果也是多方面的。多维度家庭治疗主要对产生和维持青少年药物滥用的四个因素进行干预:青少年父母、家庭环境和家庭关系、与青少年及父母有关的家庭外系统(如学校、司法系统、同伴)和社会支持网络。通过对这四个方面的评估,对各个案例进行个体化治疗,同时或先后改变与药物滥用及相关行为问题有关的内在、外在和环境因素,达到减轻药物滥用,改善青少年各方面社会功能,促进其健康发展的目的。[①]

多维度家庭治疗是以家庭为基础的门诊治疗,分三个阶段进行。第一阶段:建立基础,最初治疗的一个月,主要目标是与青少年、父母及和家庭外系统建立良好合作的关系,对青少年药物滥用进行综合性多维度评估,了解青少年药物滥用、家庭环境和社会生活环境等状况。第二阶段:促进行动和改变,历时 2~3 个月,以解决问题为主,促进青少年各方面功能的恢复,帮助青少年学习交流技能、应对应激、提供就业训练等,帮助父母学习如何面对和帮助孩子,改善家庭关系。同时与学校、司法系统等合作,一起帮助青少年远离异常发展的道路。第三阶段:强化和退出治疗,治疗的最后一个月,主要是强化在治疗中学习的观点、技能和行为生活方式,为现实生活做准备。

研究结果显示,多维度家庭治疗可有效改善青少年药物和其他行为问题,提高学业成绩和改善家庭功能。

(三)行为合同

行为合同的治疗目标是让所有家庭成员理解家庭出现的许多问题是整个家庭的问题,包括药物问题。通过创造无毒环境与帮助家庭应对药物滥用导致的情绪等问题来促进成瘾者康复。主要内容包括与家庭成员制订并签署治疗协议,确保创造无毒的家庭环境,让家庭学习药物滥用诱发因素,预测可能出现的问题,并学习避免这些问题的方法,帮助整个家庭恢复稳定状态,发挥家庭的正常功能。[②]

(四)婚姻行为治疗

婚姻行为治疗把夫妻作为治疗成瘾问题的对象,运用社会学习理论来治疗药物滥用与家庭功能问题,重点干预目前维持药物滥用行为的相关因素,改变导致药物滥用的认知和情绪状态。主要治疗目标:保持药物戒断状态;帮助夫妻双方掌握处理停止药物滥用的技能;促进改变药物滥用行为,保持戒断的积极强化作用;改善夫妻关系;掌握一般技能;

---

①　郝伟、赵敏、李锦:《成瘾医学理论与实践》,人民卫生出版社 2016 年版,第 525 页。

②　郝伟、赵敏、李锦:《成瘾医学理论与实践》,人民卫生出版社 2016 年版,第 525 页。

掌握有效交流与解决问题技能;掌握预防复吸技能等。

(五)认知行为家庭治疗

认知行为家庭治疗是一种注重行动的治疗形式,其前提是错误的思维模式会导致家庭结构中选择和行为的功能失调。如果家庭成员能够改变他们的认知过程,那么可能会有更好的选择和决定。家庭成员与治疗师合作,确定他们想要改变的行为。除了应用行为治疗技术外,还应用认知改变技术,即发现及改变成瘾者或其家庭歪曲的想法与信念。为了使认知行为家疗法最有效,所有家庭成员都应该积极参与。

(六)简要策略性家庭治疗

简要策略性家庭治疗是一种以解决问题为导向,向家庭提供的简短类型的治疗。治疗师在识别冲突和为这些冲突设计解决方案方面处于主导地位。这类治疗的主要特征之一是它是由治疗师驱动的治疗,意味着治疗师负责指导家庭或个人内部的变化,治疗师识别冲突并为这些冲突提供解决方案。简要策略性家庭治疗的另一个特点在于,在治疗过程中不包括内省,着眼于当前和眼前的问题,而不是关注问题的根本原因。简要策略性家庭治疗可以分为五个阶段:第一阶段是确定可解决的问题;第二阶段是设定目标,第三阶段是设计干预措施以实现既定目标;第四阶段是审查对既定干预措施的反应;第五阶段涉及审查治疗的总体成功或失败。

简要策略性家庭治疗主要用于青少年药物滥用者,认为青少年缺乏应对个人发展方面的技能导致滥用药物行为,严格的家庭结构增加青少年药物滥用的危险性,家庭外及文化冲突是青少年药物滥用的危险因素。主要治疗目标:改变父母(照顾者)对孩子的教育方式,改善家庭关系及明确父母(照顾者)与孩子的界限,提高解决冲突的技巧。[①]

(七)人际心理治疗

人际心理治疗是一种简短的、以依恋为重点的心理治疗,其重点在于解决人际问题和症状恢复。人际心理治疗基于以下原则:关系和生活事件会影响情绪,反之亦然。其目的是帮助患者改善人际关系和人际沟通技巧,并建立具有现实期望的社会支持网络,以应对因遇险而引发的危机并度过"人际风暴"。它已被证明是一种有效的抑郁症治疗方法,并且已被改良以治疗其他精神疾病,包括药物滥用。

人际心理治疗理论认为,过去的关系会影响患者如何处理当前的社会情境,但除了将它用作理解当前人际困境的一种方式之外,人际心理治疗并没有集中关注这些过去的关系。在治疗的正式结构中,治疗师通常会通过将患者的人际困境归于四个问题领域之一,从而将患者的问题与人际关系障碍联系在一起,这四个问题领域是:悲伤、角色转换、角色冲突和人际缺陷。治疗师在和患者一起时,通常采取一种主动、积极的态度。人际心理治疗通常为16~20次面谈,分为三个阶段:最初阶段(持续时间通常为1~3次面谈)、中间

---

① 郝伟、赵敏、李锦:《成瘾医学理论与实践》,人民卫生出版社 2016 年版,第 525 页。

阶段(通常为 10～14 次面谈)和最后阶段(通常包括最后 1～3 次面谈)。

　　在最初阶段,治疗师和患者一开始就会检查患者的症状,然后,治疗师会解释如何用人际心理治疗来进行治疗;中间阶段,随着患者揭露越来越多关于自己的信息,治疗师确定患者的主要问题,患者和治疗师一起努力改善当前的人际问题;最后阶段,对治疗师和患者来说,重要的是再检查一次病症,尤其是对患者过去曾体验过的症状,这样做的目的是防止复发。

第七章　毒品成瘾的社会干预

第一节　社会干预概述

■一、社会干预的分类

社会干预指政府或非政府组织在社会事务中的干预行为,通过动员社会资源来帮助毒品成瘾者适应社会、保持操守状态,是康复过程中的重要环节。社会干预包括改变家庭、社会环境,为成瘾者的康复提供支持性环境。主要针对家庭、社区或文化等方面的问题,动员各种资源来影响与成瘾者毒品使用相关的认知、行为及社会环境,帮助戒毒者保持长期戒断,建立健康的家庭、社会生活方式。

毒品成瘾者的社会干预是一个综合性的系统工程,是全社会的共同责任,涉及社会的多个方面,按其功能通常可以分为管理型、支持型、互助型、服务型和治疗型。[①]

(一)管理型

管理型指以法律为依据,通过行政手段和专业方法对成瘾人群进行管理,旨在提高社会管理科学化水平,完善政府负责、社会协同、公众参与的社会管理,保持社会的良好秩序。如《戒毒条例》(2018 年修订)第 18 条规定了乡(镇)人民政府、城市街道办事处和社区戒毒工作小组的职责:戒毒知识辅导;教育、劝诫;职业技能培训,职业指导,就学、就业、就医援助;帮助戒毒人员戒除毒瘾的其他措施。第 19 条规定了社区戒毒人员的义务:履行社区戒毒协议;根据公安机关的要求,定期接受检测;离开社区戒毒执行地所在县(市、区)3 日以上的,须书面报告。从社区戒毒人员的权利和义务两方面保障社区戒毒取得效果。

(二)支持型

支持型指由各级政府牵头,整合各种社会资源,帮助戒毒康复人员生理脱毒、身心康复、就业安置、融入社会。根据提供支持的主体的不同,社会支持可分为两大类,一是由政府主导的社会支持,二是民间提供的社会支持。政府主导的社会支持是指来自政府、人力资源和社会保障部门、民政、工会、共青团、妇联及其他社会正式组织等实施的各种制度性

---

① 郝伟、赵敏、李锦:《成瘾医学理论与实践》,人民卫生出版社 2016 年版,第 532 页。

支持。如《戒毒条例》(2018 年修订)第 4 条第 5 款规定："县级以上地方人民政府民政、人力资源社会保障、教育等部门依据各自的职责,对社区戒毒、社区康复工作提供康复和职业技能培训等指导和支持。"民间提供的社会支持主要是指来自家庭、亲友、邻里和民间组织的支持,如货币、实物、劳务帮助等。

(三)互助型

互助型指成功保持操守或正在接受治疗的成瘾者自己组织的,旨在自主互助和相互支持的组织或小组,如美国的"匿名戒酒者协会 AA"、"匿名戒毒者协会 NA"、"匿名美沙酮维持互助协会 MA"和各类"治疗社区 TC"等。目前我国此类组织的数量较少,需要进行探索和积累经验。[1]

(四)服务型

服务型指在一定的社会福利制度框架下,根据专业价值观念,运用专业方法帮助有困难的人或群体走出困境的、非营利的、服务于他人和社会的专业化和职业化活动。此类组织主要包括从事各种戒毒社会工作的机构,如"上海市自强社会服务总社",广东省"大同社会工作服务中心""温馨社工服务中心""联众戒毒社会工作服务中心"等。

(五)治疗型

治疗型指开展物质滥用治疗服务的各类医疗活动,包括住院和门诊脱毒治疗、门诊药物维持治疗、康复治疗、物质滥用相关疾病治疗等。戒毒医院、综合医院戒毒科、美沙酮维持治疗门诊,以及开展物质滥用防治工作的社区卫生服务中心等均属于此类。[2]

二、社会干预的法律依据

《禁毒法》构建了我国戒毒体系,开创了科学戒毒的新局面。《禁毒法》明确了国家采取各种措施帮助吸毒人员戒除毒瘾,教育和挽救吸毒人员。与《禁毒法》相配套的《戒毒条例》(2018 年修订),规定了我国戒毒工作体制是县级以上人民政府应当建立政府统一领导,禁毒委员会组织、协调、指导,有关部门各负其责,社会力量广泛参与。戒毒工作坚持以人为本、科学戒毒、综合矫治、关怀救助的原则,采取自愿戒毒、社区戒毒、强制隔离戒毒、社区康复等多种措施,建立戒毒治疗、康复指导、救助服务兼备的工作体系,并以法律的形式将戒毒工作所需经费列入县级以上人民政府的财政预算。《戒毒条例》(2018 年修订)第 4 条还规定了相关部门在戒毒工作中的职责,第 8 条规定了国家鼓励、扶持社会组织、企业、事业单位和个人参与戒毒科研、戒毒社会服务和戒毒社会公益事业。

由此可见,我国《禁毒法》和《戒毒条例》都强调了社会干预的重要性,从法律层面保障戒毒人员获得社会干预的帮助。

---

[1]　郝伟、赵敏、李锦:《成瘾医学理论与实践》,人民卫生出版社 2016 年版,第 533 页。
[2]　郝伟、赵敏、李锦:《成瘾医学理论与实践》,人民卫生出版社 2016 年版,第 533 页。

除了《禁毒法》和《戒毒条例》,其他相关部门的规定都强调了戒毒的社会干预,如公安部发布的《公安机关强制隔离戒毒所管理办法》、司法部发布的《司法行政机关强制隔离戒毒工作规定》、原国家卫生计生委发布的《阿片类物质使用相关障碍诊断治疗指导原则》、国家卫生健康委发布的《苯丙胺类兴奋剂使用相关障碍诊断治疗指导原则》、原国家卫生部发布的《氯胺酮依赖诊断治疗指导原则》。

三、社会干预的参与机构及其职责

(一)政府机构

《戒毒条例》(2018年修订)第4条和第5条规定了相关部门在戒毒工作中的职责:

1.县级以上地方人民政府公安机关负责对涉嫌吸毒人员进行检测,对吸毒人员进行登记并依法实行动态管控,依法责令社区戒毒、决定强制隔离戒毒、责令社区康复,管理公安机关的强制隔离戒毒场所、戒毒康复场所,对社区戒毒、社区康复工作提供指导和支持。

2.设区的市级以上地方人民政府司法行政部门负责管理司法行政部门的强制隔离戒毒场所、戒毒康复场所,对社区戒毒、社区康复工作提供指导和支持。

3.县级以上地方人民政府卫生行政部门负责戒毒医疗机构的监督管理,会同公安机关、司法行政等部门制定戒毒医疗机构设置规划,对戒毒医疗服务提供指导和支持。

4.县级以上地方人民政府民政、人力资源社会保障、教育等部门依据各自的职责,对社区戒毒、社区康复工作提供康复和职业技能培训等指导和支持。

5.乡(镇)人民政府、城市街道办事处负责社区戒毒、社区康复工作。

(二)群众性团体组织

共青团、妇联、工会等群众性团体组织具有广泛的群众性和社会性,是党联系群众的桥梁和纽带,是国家重要社会支柱之一。在成瘾社会干预工作中,上述组织可利用自身的优势和特点,通过加强与辖区戒毒康复人员及其家属的沟通、联络,及时了解掌握戒毒康复人员家庭状况和存在的困难,进行力所能及的帮扶和救助。此外,还可以围绕就业指导、职业培训、法律咨询、心理辅导等领域,为戒毒康复人员提供实质性帮助。[1]

(三)民非组织

1.民办社工机构:社会工作的介入有助于加强社会管理,转变政府职能,更易为戒毒人员所接受,有助于戒毒目标的完成。社会工作能够提升社区戒毒康复工作的专业化水平和科学性。社会工作机构和社工还起到了传递社会政策和社会福利的作用。[2]戒毒社会工作不仅只限于戒毒,而是以戒毒为起点,进一步引导戒毒人员的自我重建,最终使其达到回归社会的目的。

---

[1] 郝伟、赵敏、李锦:《成瘾医学理论与实践》,人民卫生出版社2016年版,第559页。
[2] 郝伟、赵敏、李锦:《成瘾医学理论与实践》,人民卫生出版社2016年版,第559页。

2.民间组织:这些组织一般可通过相应的管理机构对口参与具体的毒品成瘾的社区干预项目,开展干预工作和救助活动等。典型的如各级禁毒基金会,其业务范围就包括了资助戒毒康复工作。

3.草根组织:草根组织一般由基础民众组成,代表基础民众利益,在基层民众中开展活动,如戒毒成功者组成的"70公社""匿名戒酒者协会""匿名戒毒者协会""匿名美沙酮维持互助协会"等。

(四)戒毒医疗机构

根据《戒毒治疗管理办法》第2条的规定,戒毒治疗是指经省级卫生健康行政部门批准从事戒毒治疗的医疗机构,对吸毒人员采取相应的医疗、护理、康复等医学措施,帮助其减轻毒品依赖、促进身心康复的医学活动。戒毒医疗机构包括戒毒医院、医疗机构戒毒治疗科、戒毒药物维持治疗门诊。

除此之外,所有社会组织、企业、事业单位和个人均可参与戒毒社会干预工作,《戒毒条例》(2018年修订)第8条规定:"国家鼓励、扶持社会组织、企业、事业单位和个人参与戒毒科研、戒毒社会服务和戒毒社会公益事业。"

第二节　戒毒社会工作

社会工作在西方发展已有百余年历史,一向在弱势群体的帮扶、行为矫治和推进社会的公平正义方面发挥重要作用。十余年来,社会工作在我国的发展势头迅猛,已在社区、家庭、学校等各领域发挥着积极作用,在社区矫正、安置帮教及戒毒领域的介入干预成效明显。戒毒社会工作干预的目标,除了对戒毒者保持操守本身的关注外,更多地转向了对其深层自我重建、家庭关系修复、社会资源整合以及社会融入的推动。戒毒社会工作的介入对巩固戒毒成效、防止复吸、促进戒毒人员回归社会起到了全方位的作用,是使戒毒人员在社会环境里接受全方位的治疗、预防、辅导和发展的专业社会工作服务,帮助戒毒人员构建支持体系,正视毒品的危害,以更好地融入家庭和社会。

一、概述

(一)戒毒社会工作[①]的内涵

1.社会工作的内涵

社会工作是一种助人的职业活动,是预防和解决社会问题的工作,重点帮助社会上的贫困者、老者、弱者、身心残障者和其他不幸者,预防和解决部分经济困难或生活方式不良

---

①　戒毒社会工作是禁毒社会工作内容的一部分,本书讨论的是戒毒工作,所以本章采用戒毒社会工作这个名称,相应的社工也称为戒毒社工,而非禁毒社工。

而造成的社会问题,开展社区服务,完善社会功能,提高社会福利水平和社会生活素质,实现个人和社会的适应与和谐,促进社会的稳定与发展。在我国社会工作不仅包括社会福利、社会保险和社会服务,还包括移风易俗等社会改造方面的工作。① 社会工作的本质是一种助人活动,即以利他主义的价值观为主导的帮助他人的活动,其特征是提供服务,本质是助人自助。更确切地说,社会工作是一种科学的助人服务活动,它不同于一般的行善活动。

2.戒毒社会工作的内涵

戒毒社会工作是社会工作的专业理念和工作方法在戒毒领域中的具体应用,戒毒社会工作指的是专业戒毒社工在社会工作的专业理念支持下,运用社会工作专业方法对戒毒人员进行干预,促使他们戒毒成功,回归社会。也就是说,专业戒毒社工通过综合运用个人辅导、家庭辅导、小组工作、学校活动及社区活动等方式,将政府、市场、社会的各方力量综合调动起来运用于戒毒工作中,为戒毒人员提供诊断性、康复性、教育性、发展性等多元服务,以协助戒毒人员摆脱心瘾,重建其自信,链接社会资源,与社会无缝接轨,重建人际网络,获取社会支持,重新回归社会。②

戒毒社会工作有几类对象,包括预防教育的重点对象、容易受到毒品侵害的高危人群,以及吸毒人员、吸毒人员家属等。

(二)戒毒社会工作服务理念与原则

1.戒毒社会工作服务理念

戒毒社会工作要注意多元力量协同的服务理念,主要有以下几点:(1)强调"公共政府的作为",即政府在转变职能的前提下,要推进社会工作,调动社会资源,加强社会管理,尽可能提供政策和财政等支持。(2)强调积极培育和利用专业社会工作团体、志愿者组织和其他社会力量,使之成为现代社会管理的重要支撑。(3)强调政府、社会工作团体和其他社会力量之间的分工合作、综合协调和支持协作。(4)注重戒毒效果的综合取向。在社会工作领域中,关于人的行为解释目前比较流行的是多元化观点,戒毒社会工作的目标具体从生理、心理和社会三个维度出发来制定,具体设定为生理戒断、心理康复和社会回归。(5)强调综合运用社会工作多种专业方法,采取多种途径解决戒毒人员的"再社会化障碍"问题。(6)"减少危害"理念。与"零容忍"理念不同,"减少危害"的广义理解包括降低毒品造成的社会和公共卫生危害及其对吸毒者个体身心健康的损害。"减少危害"措施如药物维持治疗能够减少毒品非法使用及其相关的艾滋病传播危险行为和违法犯罪,恢复成瘾者的社会功能。③

---

① 潘泽泉:《禁毒社会工作基础》,中国社会出版社 2016 年版,第 102 页。
② 潘泽泉:《禁毒社会工作基础》,中国社会出版社 2016 年版,第 103 页。
③ 施鑫:《中国台湾地区毒品滥用的戒治模式及中国大陆毒品滥用戒治机制的优化路径》,载《犯罪与改造研究》2022 年第 3 期。

2.戒毒社会工作原则

（1）普遍性原则

保证生命原则。每一个人的生命安全是最基本的、最重要的,以保证戒毒人员生命为首要原则,而且超乎其他原则优先考虑。

差别平等原则。应该视戒毒人员特质、身份、年龄等条件及所处生活环境,给予最适当的差别待遇,但不论差别有多大,都必须平等对待。

自主自由原则。尊重个人的自主自由,但对于每一个人的自主自由仍具有最低标准,即自主但不可以夺取自己的生命,自由但不可以伤害别人。

最小伤害原则。在冲突发生时,如果有选择机会,应该选择一个限制最小、最容易恢复到原本生活的方法。如处理受虐儿童安置时,须先将儿童与施虐者隔离,而非直接剥夺亲子关系。

人性化原则。对许多戒毒人员来说,伤害最大的并不是身体本身,往往是来自家庭、单位和社会的歧视、拒绝和妖魔化。戒毒社工要人性化对待戒毒人员,让戒毒人员得到认同、归属感、重建自我的根本动力。戒毒社工应该以戒毒人员为中心,平等对待戒毒人员,尊重戒毒人员的权利,真诚面对戒毒人员,接纳戒毒人员,这将推动戒毒人员真正作为一个大写的"人"站立起来,从而让他们产生出强烈的戒毒意愿,这会影响戒毒成功与否。戒毒社会工作要避免过于注重技术层面,忽略了"人",这是本末倒置。

生活品质原则。以维持戒毒人员基本的生活品质为主,尽量让戒毒人员维持原有的生活品质,不可因冲突发生而牺牲戒毒人员生活的安定及水准。例如,不能因经费有限而给予戒毒人员一半的服务,影响其原先的生活。

保守隐私原则。对于与戒毒人员接触及服务所获得的所有信息,以及会影响戒毒人员的相关资讯具有优先保密的责任,以确保戒毒人员隐私的保护及专业关系的维持。

真诚原则。无论戒毒人员的个性及特质怎么样,遭遇的问题及陷入的困境如何,都必须真诚面对,给予协助,坚持"价值中立"原则,尊重及诚实面对戒毒人员,确保为戒毒人员提供服务。

以上一般原则最为核心的应该是平等、尊重、真诚和接纳等价值理念。

（2）特别原则

吸毒成瘾人员既是违法者,又是病人和受害者。对吸毒违法行为要依法处罚,但对吸毒人员则侧重教育和救治。这就需要大力推进社区戒毒、社区康复与强制隔离戒毒、康复场所康复相结合的多元化戒毒模式,引导吸毒人员重返正常的社会生活状态,切实巩固戒毒成果。[①]

（三）中国特色的戒毒社会工作

近年来,戒毒社会工作逐渐受到重视,戒毒社会工作作为我国禁毒工作的重要社会参

①　潘泽泉:《禁毒社会工作基础》,中国社会出版社2016年版,第110页。

与力量,在适应本国国情与实务土壤的基础上,逐步发展成为具有中国特色的戒毒社会工作体系。

1.政府主导

我国戒毒社会工作最鲜明的特色为政府主导,具体体现为政府统一领导的禁毒工作机制,政府明确的工作体系,政府从制度安排的角度提出要求,政府提供财政保障。

2.司法属性

司法属性是我国政府主导下戒毒社会工作的具体化呈现。《禁毒法》的颁布,标志着我国从以强制戒毒为主导的惩戒模式,开始转向以社区为本的全面康复模式,并为探究戒毒社会工作多元化干预路径奠定了政治基础。戒毒社会工作的司法属性主要从戒毒人员、管控与服务并重、社会工作教育来体现。①

(1)戒毒人员

在戒毒社会工作实务领域,主要工作对象是社区戒毒人员。戒毒人员和康复人员均为法律处遇下被公安机关责令参与戒毒的人员。《戒毒条例》《全国社区戒毒社区康复工作规划(2016—2020 年)》《关于加强戒毒人员就业扶持和救助服务工作的意见》等相关文件规定了戒毒人员的法律处遇以及其应履行的义务和享有的权利。戒毒社会工作应基于这些规定为其提供具体服务。

(2)管控与服务并重(详见下文)

(3)禁(戒)毒社会工作教育

中国社会工作教育协会下设的专业委员会中,禁毒社会工作同社区矫正社会工作、青少年司法社会工作、人民调解社会工作一起被列入司法社会工作的范围内。而学历教育的专业分类,从全国社会工作教育层面奠定了社会工作禁毒领域专业人才培养的基础。

3.管控与服务并重

(1)吸毒人员的三重角色定位

吸毒成瘾人员具有病人、违法者、受害者三重角色定位。吸毒成瘾人员作为病人,因其病种的特殊性,对其行为方面的约束和管控有利于其戒毒康复;我国在法律层面规定了采取自愿戒毒、社区戒毒、强制隔离戒毒以及社区康复等多种措施,对吸毒成瘾人员提出具有强制性的要求;吸毒行为对吸毒人员的身体、精神、经济状况造成伤害,并为其家庭带来困扰。吸毒成瘾人员戒毒不仅需要公安部门的介入,同样需要医疗卫生部门和社会工作机构的介入,以对其生理心理疾病和社会问题进行治疗,并对其社会关系、社会支持网络等多元需求进行回应,促使其自我发展,回归社会。随着戒毒工作法制化和规范化的不断深入,戒毒社会工作也逐渐走向规范化专业化。②

(2)管控

吸毒成瘾人员具有违法者的身份,又是患有特殊疾病的病人。吸毒人员长期吸食毒品容易产生渴求,引起强迫性觅药行为(即上瘾),并往往与违法犯罪行为相关联,如可能

---

① 王高喜:《禁毒社会工作者知识技能手册》,中国社会出版社 2021 年版,第 137 页。

② 王高喜:《禁毒社会工作者知识技能手册》,中国社会出版社 2021 年版,第 138 页。

会为获取购买毒品的资金而进行偷窃,还有可能会因为吸食毒品影响精神状态,增加肇事肇祸风险,带来社会危害。由此,从法律规定、个人康复、减少社会危害等角度来看,管控对戒毒人员有着不可替代的作用。[①]

（3）服务

吸毒人员因吸毒导致个人身心健康、家庭关系、人际交往、社会资本等各方面出现问题,产生多种需求,需要来自家庭、社会的关注和支持,以协助其尽快回归正常生活,戒断毒瘾,回归社会。戒毒社工要从多角度开展服务以回应其多重需求。

（4）管控与服务并重

基于吸毒人员多重身份的特点,应将管控与服务相结合对其开展戒毒工作,管控与服务二者并重。专业服务方面,戒毒社工需要基于戒毒人员生理、心理、人际、社会不同层面存在的问题,评估其需求,关注其特别需求,为其个人功能和社会功能的恢复提供服务。管控方面,戒毒人员作为违法者,需要根据法律法规的规定对其实行管控,戒毒社工要代替、协助政府相关职能部门开展部分工作。

戒毒社会工作应当注意避免陷入过度管控的困境。戒毒社工常与派出所民警、禁毒专干合作完成管控工作任务,戒毒人员可能会因此对戒毒社工产生抵触心理,戒毒社工应警惕自己与之成为对立的关系;戒毒社工也可能面临管控工作任务量或任务要求挤压戒毒社会工作专业服务的空间,导致专业服务难以深入进行的挑战。[②]

（四）戒毒社会工作的职业操守和专业伦理

1.戒毒社会工作的职业操守

戒毒社会工作职业操守是由戒毒社会工作界(或称专业团体)制定的关于社会工作在专业戒毒服务活动中应该遵守的一套伦理规则,是有关戒毒社会工作"应该做什么"和"不应该做什么"的一些行为指导。戒毒社会工作职业操守包括以下六方面。[③]

（1）人格尊重。戒毒者并不是天生就吸毒,只是因一定原因误入歧途而陷入不能自拔的深渊,这就需要戒毒社工尊重每位戒毒人员的人格尊严和独特价值,只有这样才能获得戒毒人员的信任,打开戒毒人员久已封闭的心灵,找到有效戒毒的途径。因此,秉承尊重的工作理念是戒毒社工必须具备的素质和要求。

（2）接纳。戒毒人员由于长期吸毒,导致他们处于社会边缘,往往不愿意向他人敞开心扉。在他们愿意分享个人的经验和内在情绪之前,必须先感受到戒毒工作者完全接纳的态度和善意。因此,戒毒社工对戒毒人员的接纳度和包容度,很大程度上影响着戒毒服务的成功与否。

（3）个别化。每个人有自己独特之处,戒毒人员也不例外,戒毒社工要善于发现和寻求戒毒者的优点,不要被缺点所蒙蔽或遮掩,这就需要戒毒社工充分理解每个戒毒人员的

---

①　王高喜:《禁毒社会工作者知识技能手册》,中国社会出版社 2021 年版,第 138 页。

②　王高喜:《禁毒社会工作者知识技能手册》,中国社会出版社 2021 年版,第 139 页。

③　潘泽泉:《禁毒社会工作基础》,中国社会出版社 2016 年版,第 155～156 页。

特殊性,尊重和欣赏其差异性。

(4)戒毒人员自决。戒毒是一个痛苦的过程,也是一个需要极大忍耐力的身心折磨过程,其间并不是戒毒社工所能代替承受的,这就要求戒毒社工在劝说戒毒者采取具有建设性的措施和行动时,要尊重戒毒人员的自决权和选择权。戒毒社工有义务向戒毒者提供必要的信息,戒毒者有权利在充分知情的前提下选择服务的内容、方式并在事关其利益的决策中起到主导作用。

(5)尊重戒毒人员的个人隐私。每个戒毒人员在向戒毒社工诉说其个人隐私后,戒毒社工要为他们严格保守秘密,不能随意扩散更不能造成负面的影响,这样才能获得戒毒人员的长期信任和合作。

(6)助人自助。戒毒社工运用专业知识和经验及助人技能帮助戒毒者实现戒毒心愿,减少社会人力资源的浪费,促进社会和家庭及社区和谐。这样,戒毒社工在民主和服务的精神理念指导下,让受助群体实现社会回归,增强他们的自助心理和能力,为社会作出应有的贡献。

2.戒毒社会工作中的伦理困境

由于吸毒者问题复杂性与多样性,社会工作专业人员在介入戒毒问题时常会面临着伦理的两难情境,其涉及的伦理困境如下。[①]

(1)戒毒人员自决与家长作风

并不是每个戒毒人员都愿意接受戒毒社工的帮助,帮教的初期他们对戒毒社工有各种各样的抵触心理,有的戒毒者存在严重的认知与行为偏差,虽然已被帮教,但有可能还在吸食毒品,有的甚至会对戒毒社工充满敌意,恶语相向。

对于非自愿戒毒人员,戒毒社工将会面临着戒毒人员自决与家长作风之间的相互冲突。从社会工作的角度出发,戒毒社工既要充分运用专业知识和技巧帮助戒毒人员,又须考量戒毒人员的自决权。当戒毒人员的自由选择不利于戒毒人员的生活时,戒毒社工能否以保护戒毒人员为由去干预其自我决定?在实务过程中常有一些戒毒者称不愿意接受帮教,戒毒社工知道戒毒人员会再度受到毒品的侵害,甚至有生命危险,但戒毒人员不愿意接受戒毒社工,在此情境下,戒毒社工是否应该介入,以及如何介入,是戒毒社工面临的最主要的伦理困境。

(2)保密与保密原则的打破

由于吸毒成瘾者对毒品的依赖性,在介入的过程中不可避免地涉及戒毒人员的复吸问题,该不该为戒毒人员保密,是戒毒社工要特别注意的问题。戒毒工作是一项系统的工程,戒毒社工有可能要与社区、公安机关等机构合作。在遇到戒毒人员复吸的问题时,戒毒社工是应该对戒毒人员这一违法行为向民警检举揭发,还是向民警隐瞒事实?如果戒毒社工向民警揭发,戒毒人员将不再信任戒毒社工,戒毒社工前期的工作都将付诸东流,工作难以继续;但不揭发,这是违法行为,同时又对戒毒人员不利,从而就引发了保密的伦理问题。

① 潘泽泉:《禁毒社会工作基础》,中国社会出版社 2016 年版,第 156～158 页。

（3）专业工作关系与朋友关系

戒毒社会工作的戒毒人员是吸毒成瘾人员，因此他们的社会支持网络及生活能力都存在一定的限制。在服务过程中，戒毒人员若是向戒毒社工表示感谢或寻求一些私人的帮助，戒毒社工是应该拒绝还是满足戒毒人员的要求？

（4）价值中立与价值介入

社会工作专业的伦理原则包括平等、尊重、接纳、不批判。而对于吸毒者来说，他们为了吸毒可以去盗窃、抢劫、无故殴打他人等；而戒毒社工本人也有自身的价值观、人生观。如果因为戒毒社工自身的价值观、人生观对有这样行为的人十分厌恶，但是又要按照专业的伦理原则去帮教吸毒者，使其自立自强，戒毒社工个人的价值观与专业的价值观便发生了冲突。

（5）社会资源的有限性

由于社会对吸毒者存在一定的偏见，因此在整合社会资源时常常会因为戒毒人员是吸毒者而拒绝，不愿意为戒毒人员提供资源。社会资源是有限的，社会也有其普遍的价值观念。面对吸、戒毒人员，社会普遍的认识是负面的，不愿意提供帮助，但社会工作又要求社工整合资源服务戒毒人员。

（6）戒毒社工的专业化问题

从事戒毒实务领域的戒毒社工，通常会面临"双重专业化"的压力：一方面，要认同社会工作的理念，掌握社会工作助人知识、方法和技巧；另一方面，还要掌握关于毒品、成瘾行为以及激发戒毒动机的技巧。目前，戒毒社工在社会工作通用知识的培训方面较有进展，但在专业戒毒康复手法方面的知识则比较欠缺。

3.戒毒社会工作伦理困境的解决

（1）树立正确的社会工作价值观念

价值是伦理的基础，社会工作者通常通过对价值的评价，作出与伦理准则相一致的决定。戒毒社工必须坚持社会工作者应有的价值标准，个人的价值观必须服从于社会工作专业价值观，只有这样，才能更好地从事助人工作，解决伦理困境。

（2）明确职业界限，正确定位戒毒社会工作者角色

戒毒社工与戒毒人员之间建立的是助人自助的专业关系，对于戒毒人员生活中遇到的困难，工作者是协助其去解决，而不是包揽代办。社工在建立关系初期就要进行工作内容和工作准则的澄清说明，让戒毒人员提前知晓社工的工作内容和服务关系的界限。

（3）加强对戒毒社会工作机构和戒毒社工的监管和支持

对于行业或机构而言，应积极健全督导机制，定期访问和考察一线社工对专业关系的掌控程度，若发现不恰当之处，及时提醒和指导，理顺专业关系，必要时采取转介或者终止服务的措施。①

---

① 王婷：《禁毒社会工作常见伦理困境及应对》，https://mp.weixin.qq.com/s?__biz=MzAxM-DQ4OTkxNA==&mid=2650349626&idx=1&sn=2af81685453e5cd386fbb83442309137&chksm=8342196fb435907960f9d2f28a72bbbbfaf0ef44ec099c77ac59cf26c7e86f663940d2af98ef&scene=27，下载日期：2024年8月10日。

（4）促进戒毒人员的再社会化

戒毒人员再社会化问题的解决是戒毒工作的基础和前提,戒毒社会工作者应当注重让戒毒者进行相关的再社会化工作,例如,进行合理的思想道德教育、毒品危害讲座等,有效改良这些戒毒者的世界观、道德观、价值观,使其更好地与吸毒的过去脱离,重新理解社会、认识社会,跟上社会发展的步伐并且防止再次吸毒。

（5）标签的有效揭去

许多戒毒成功的人在重新进入社会之后由于受到标签的影响,无法受人尊重,难以获得谋生的工作,在这种恶性循环之下又重新踏入了吸毒的歧路。因此,戒毒社会工作者应当注重在社区内开展相关的宣传工作,让广大人民群众理解经过戒毒的复归人员和其他普通公民并不存在区别,不应当用有色眼镜来看待他们。

二、戒毒社会工作的理论

（一）戒毒社会工作的理论

1.社会生态系统理论

（1）社会生态系统理论的主要观点

社会生态系统理论是用来考察人类行为与社会环境交互关系的理论,其主要观点包括:人生来就有与环境和他人形成良好互动关系的能力,人与环境的关系是互惠共利的;个人的行动是有目的性的,人类遵循适者生存的法则;个人的意义是环境所赋予的,要理解个人,就必须置身于个人所在的环境之中;个人的问题是生存过程中的问题,对个人问题的理解和判定也必须在其生存的环境中进行。[1]

著名心理学家布朗芬布伦纳认为一个人会受到 4 个系统的影响,由主到次分别是:微观系统,是指个人在其中进行面对面接触或者直接接触的系统,如家庭、学校、同伴等;中观系统,指各微观系统之间的联系或相互关系,即个人关系网络;外部系统,指个体不直接参与,却对他们的生存发展产生深远影响的系统,如父母的工作单位;宏观系统,指的是微观系统、中观系统和外部系统所处的更大的文化环境,包括主文化、次文化及其他社会脉络在前述 3 个系统中所形成的模式。[2]

（2）社会生态系统理论在戒毒社会工作中的应用

在社会生态系统理论指导下的社会工作实务,其焦点在于增强戒毒人员适应环境的能力,消除环境中阻碍戒毒人员成长和发展的因素,链接社会资源。因此,戒毒社会工作者的任务是帮助戒毒人员提高对环境的适应程度,加强环境对戒毒人员的社会支持,增强戒毒人员的社会适应能力,营造有利于戒毒人员生存发展的社会环境。

在戒毒社会工作领域中,社会生态系统理论能够指导戒毒社会工作者分析戒毒人员所处的环境系统,从不同的环境系统介入服务,从而提升戒毒人员的社会适应能力。在社

---

① 刘静林:《禁毒社会工作理论与方法》,中国社会出版社 2016 年版,第 3 页。
② 刘静林:《禁毒社会工作理论与方法》,中国社会出版社 2016 年版,第 3 页。

会生态系统理论中,吸毒行为的发生不完全由个人原因引起,社会环境是导致吸毒行为的重要因素,例如家庭环境、同伴群体文化、社区氛围等。戒毒社工为戒毒人员提供服务的着眼点不应只放在戒毒人员个人身上,要从根本上解决戒毒人员的吸毒行为,必须从整个社会生态系统出发,把问题放到不同层面的系统中去看待和解决。例如在学校、社区开展禁毒预防宣传教育,让百姓建立正确的毒品价值观,理性看待戒毒人员,为戒毒人员营造一个宽容、友善、和谐的康复环境。同时,戒毒社工也可以通过社会倡导,为戒毒人员的就业营造一个良好的氛围,从而有助于戒毒人员更好地保持操守,融入社会。[1]

2.社会支持理论

(1)社会支持理论的主要观点

社会支持理论认为,人与人之间的相互支持对维系正常的社会生活是必不可少的,人们生活中遇到的许多问题往往是由于缺乏必要的社会支持而产生的。社会支持的本质是指提供和接受来自外界的物质或者情感的帮助。这一帮助可能来源于正式的支持网络,如社会的群团组织,包括专业团体、群众组织、协会、学校、医院、派出所、社会服务机构等;也可能来源于非正式的支持网络,包括家庭、亲戚、朋友、邻居、同事等。[2]

社会支持理论认为,应当重视在问题中的个人的社会网络以及获得支持的程度,协助其发展或维持社会支持网络,以提升应对其生活压力事件的资源。社会干预的目的在于强化个人的社会资源,以增强个人的社会整合度,协助个人解决生活中的问题。

(2)社会支持理论在禁毒社会工作中的应用

戒毒人员吸毒原因各异,有个体、家庭、社区乃至社会层面的原因。相应地,要协助戒毒人员戒除毒瘾,成功回归社会、适应社会,仅仅从戒毒人员层面开展服务是不可能达到预期服务效果的。戒毒人员在个人层面有强化戒毒动机的需求,强化理性认知的需求,提高自我效能感的需求;在家庭层面有重构与家庭成员之间信任的需求,恢复家庭功能的需求;在社会层面有尊重与归属的需求。这三个层面的需求,一旦有一项满足不了就有可能成为戒毒人员复吸的原因。因此,防止戒毒人员复吸,必须有家庭、社区乃至社会的共同参与。这也就进一步说明了开展社区戒毒社区康复工作需要社会方方面面的支持,需要链接各方资源。

戒毒社工可以在社会支持理论的指导下,为戒毒人员提供社会支持,包括正式的社会资源和非正式的社会资源。因此,戒毒社工首先要协助戒毒人员评估其身边的社会支持,挖掘社会资源;其次需要拟订具体的帮扶计划,实施帮助。[3]

3.增能理论

(1)增能理论的主要观点

增能是指增强人的权利和能力。增能理论的基本假设:①个人的无力感是由于环境的排挤和压迫而产生的。社会中的弱势群体之所以会处于弱势地位,并非他们自身有缺

---

①　王高喜:《禁毒社会工作者知识技能手册》,中国社会出版社 2021 年版,第 149 页。

②　王高喜:《禁毒社会工作者知识技能手册》,中国社会出版社 2021 年版,第 149 页。

③　王高喜:《禁毒社会工作者知识技能手册》,中国社会出版社 2021 年版,第 150 页。

陷,而是由于他们长期缺乏参与机会所导致。造成无力感的根源有三个:一是受压迫群体的自我负向评价;二是受压迫群体与外在环境互动过程中形成的负面经验;三是宏观环境的障碍使他们难以有效地在社会中行动。②社会环境中存在着直接和间接的障碍,使人无法发挥自己的能力,但是这种障碍是可以改变的。③每个人都不缺少能力,个人的能力是可以通过社会互动不断增加的。④服务对象是有能力、有价值的。服务对象的能力不是助人者给予的。社会工作者的作用在于通过共同的活动帮助服务对象去除环境的压制和他们的无力感,使他们获得能力,并能正常发挥他们的社会功能。⑤社会工作者关注的焦点在于服务对象之间是否能够实现有效互动,从而能实现自己。

(2)增能理论在戒毒社会工作中的应用

戒毒人员在戒毒康复过程中常常会面临两大挑战:一是对自己的信心不足;二是社会的歧视。戒毒人员对自己的评价负面居多,自我效能感也较低,对自己是否能够永久保持操守的信心不强。同时,当前社会对吸毒人员普遍存在歧视的现象,社区居民谈"毒"色变,进一步阻碍了戒毒人员顺利融入社会。因此,戒毒社工可以在增能理论的指导下为戒毒人员提供服务,从而增强其权能感。可以从以下3个层面入手:首先是与戒毒人员建立合作关系,在解决戒毒人员当下困境的过程中促进其个人意识的觉醒,使其认识到自己的价值,让戒毒人员感觉自己有能力去解决当前的困境;其次是结合戒毒人员的需求,促进其个人能力的提升,包括社交技能等;最后,戒毒社工可以通过社会倡导,营造一个科学、理性看待吸毒人员的宽容、和谐的社区氛围,同时推动社会政策的不断完善。①

4.优势视角理论

(1)优势视角理论的主要观点

优势视角是一种关注个人的内在力量及其所在环境中的优势资源的视角,其核心理念是相信人们天生具有一种能力,即通过利用他们自身的自然资源来改变自身的能力。它强调要把注意力聚焦于服务对象如何生活、如何看待他们的世界以及从他们的经验里找出意义。在运用优势视角的观点来思考服务对象问题时,并不是要刻意忽略其痛苦或是不足之处,而是期待从另一种角度出发,协助服务对象以另一种态度去思考自己的问题与改变的机会,使得问题对于服务对象或其他人较不具威胁性,当威胁性降低时,服务对象与他人愿意解决问题的动机就会得到增强。

(2)优势视角理论在戒毒社会工作中的应用

戒毒社会工作在立足吸毒人员应该为吸毒行为承担严重后果,看到困境的前提下,也应看到服务对象改变的动机、优势、能力及资源,调动包括家庭成员、朋辈、社区等力量和资源共同帮助服务对象,以实现戒毒、康复目标,更好地融入正常社会生活。② 吸毒者遭受毒品带来伤害的同时,他们在此过程中也感悟到人生经历和经验。在戒毒过程中,戒毒社会工作者如果能根据这些情况的激发服务对象的戒毒意愿,让他们避免再产生类似的伤害,便能让服务对象更有戒毒的动力,对越轨行为也有敬畏之心。同时,吸毒者的经历

---

① 王高喜:《禁毒社会工作者知识技能手册》,中国社会出版社 2021 年版,第 151 页。
② 刘静林:《禁毒社会工作理论与方法》,中国社会出版社 2016 年版,第 73 页。

也可成为禁毒预防中很好的参考教材,让人们更真实、深刻地了解毒品的危害。[1] 只有社会工作者愿意相信吸毒者戒毒的决心,愿意相信吸毒者有戒毒成功的资源和能力,愿意和他们一起合作去帮助其戒毒,才能激发服务对象戒毒的决心和勇气,也才能真正地实现"用生命影响生命"的目标。[2]

在实务过程中,优势视角理论常与增能理论一同被提起,甚至二者会被混淆使用。不同于增能理论用于协助戒毒人员向当前的社会争取应有的权利,促使社会大众理性看待并接纳戒毒人员,优势视角理论用于协助戒毒人员发掘和利用自身及所处环境拥有的优势和资源,从而解决其困境。简单来说,增能理论强调协助戒毒人员争取受损的权利让其过得更好,而优势视角强调发掘、利用戒毒人员原本拥有的资源让其过得更好。[3]

5.认知行为理论(见第六章第三节)

6.标签理论

(1)标签理论的主要观点(见第二章第四节)

(2)标签理论在戒毒社会工作中的应用

如何避免标签理论对戒毒人员的负面影响是戒毒社工在开展服务过程中需要关注的问题。首先,戒毒社工需要正确看待戒毒人员,认识到戒毒人员除了是违法者之外,也是受害者和病人。值得一提的是,广东联众戒毒社会工作服务中心社工站名称的设置便体现了戒毒社工去标签化的努力,例如广东佛山的社区戒毒社区康复工作站全部取名为"启明星驿站",又为社区戒毒社区康复异地管控服务专门注册了"牵聚"商标作为社工站的品牌。这些站点名称以及站点内的装饰都没有涉及与"毒"有关的词语,在一定程度上有利于戒毒人员在接受服务时放下戒备心与不安,这些去标签化的做法从细节上体现了戒毒社工的专业性。其次,要引导戒毒人员多角度地看待问题,辩证地评价自己,形成积极的自我认知,并不断提高戒毒人员解决困难的能力。最后,要做好社会层面的舆论引导工作,包括媒体的导向、政策制定等都应将人道主义贯彻其中,真正体现人文关怀,从而为戒毒人员顺利回归社会提供一个包容、和谐的社会氛围,进一步为戒毒人员增强戒毒动机、保持操守提供信心。[4]

三、戒毒社会工作的方法

(一)戒毒个案工作

1.接案

接案是戒毒社工开展服务的第一步,在戒毒社会工作领域,接案是极其重要的一个步

---

[1]　刘静林:《禁毒社会工作理论与方法》,中国社会出版社2016年版,第75页。
[2]　刘静林:《禁毒社会工作理论与方法》,中国社会出版社2016年版,第77页。
[3]　王高喜:《禁毒社会工作者知识技能手册》,中国社会出版社2021年版,第208页。
[4]　王高喜:《禁毒社会工作者知识技能手册》,中国社会出版社2021年版,第152页。

骤。戒毒社工首先要熟悉戒毒社会工作领域中接案的特点,并根据案主的来源安排计划和介入工作。

(1)戒毒社会工作接案的特点

a.案主(戒毒人员)的非自愿性

戒毒人员,大部分都是在公安机关的责令下,来接受社区戒毒社区康复,对戒毒社工的服务持有抗拒心理,增加了社工的接案难度。针对案主的非自愿特点,戒毒社工在接案时应及时澄清自身的身份和角色定位,同时向戒毒人员说明戒毒康复服务的重要性和必要性,尽可能让其接受并转变态度。[①]

b.司法性质的服务

戒毒社工除了提供社会工作专业性质的服务,还需要提供协助尿检、定期谈话、摸底排查等兼具司法特质的服务。由于戒毒社会工作的特殊性,在接案中需要和戒毒人员签订协议并建立档案,和一般社会工作不同的是,此协议具有一定的强制作用,其中硬性规定了戒毒人员的尿检次数、谈话频次、请假、终止服务等情形,违反协定则需要接受惩罚。[②]

c.服务定位沟通

在接案过程中,戒毒社工首先要向戒毒人员介绍自己的职责和任务,让戒毒人员知道戒毒社工的主要工作内容;其次要介绍自己的能力和具备的资质,使其明白社工是有能力帮助自己戒除毒瘾、重新回归社会的;最后是要与戒毒人员建立初步信任关系,建立共同目标,表明方向的一致性。[③]

d.管控与服务并重

戒毒社工一方面要提供戒毒康复、帮助救助和禁毒宣传等服务,另一方面还需要协助开展有关禁毒管理事务,司法性质的服务也决定了戒毒社会工作是一种管控与服务并重的特殊社会工作。社工需要和戒毒人员进行沟通,消除戒毒人员的戒备心理,使其了解社工会为其提供内容丰富的专业服务,知晓违反社区戒毒社区康复协议会受到的处罚。[④]

(2)收集资料

在接案阶段,需要尽可能地掌握戒毒人员的全部信息,为接下来的计划和介入做好准备。

a.已有的信息

已有的信息主要是吸毒人员动态管控系统内的信息,包括基本资料、被处罚的情况、犯罪记录、戒毒史和吸毒史、法律文书等。社工需要向驻站民警或公安机关进行申请和协调,获取动态管控系统内的信息。

---

① 王高喜:《禁毒社会工作者知识技能手册》,中国社会出版社 2021 年版,第 155 页。

② 王高喜:《禁毒社会工作者知识技能手册》,中国社会出版社 2021 年版,第 155 页。

③ 王高喜:《禁毒社会工作者知识技能手册》,中国社会出版社 2021 年版,第 155 页。

④ 王高喜:《禁毒社会工作者知识技能手册》,中国社会出版社 2021 年版,第 155 页。

b.需要收集的信息

仅有动态管控系统内的信息,还不足以了解戒毒人员的现况。还要从戒毒人员本人或其他相关人员如家庭成员、街坊邻居等获得更为详细的信息,如社会功能状况、家庭关系、工作和其他压力来源等。戒毒社工根据所得信息判断戒毒康复治疗的适用性。

（3）建立专业关系

按照《禁毒法》和《戒毒条例》的规定,戒毒社工在与戒毒人员建立专业关系的过程中,首先要签订协议和建立档案,其次要在初次访谈中明确双方的角色定位和服务内容,建立初步的专业关系。

a.签订协议

戒毒社工需要按规定与戒毒人员签订协议,用以规范双方的专业关系。与其他社会工作领域不同的是,戒毒社工与戒毒人员签订的协议具有一定的强制性,其中对于尿检次数、谈话次数、暂离居住地、管控期限都有着严格的规定,社工需要向戒毒人员明确协议内的内容,督促其遵守协议。

b.建立档案

在接案中,戒毒社工需要严格按照"一人一档"的标准帮助戒毒人员建立档案。档案中的信息来源于前期收集的资料,包括动态管控系统内的信息以及个案的信息。戒毒人员档案包括基本信息、法律文书、管控材料、帮扶救助材料等具体条目。社工需要按照标准建立档案,遵守保密原则,定期整理,严格管理戒毒人员的个人档案,及时更新完善档案信息。

c.明确角色和服务的内容

在建立专业关系时,戒毒社工和戒毒人员需要了解双方的角色定位。戒毒人员既是戒毒社工服务的对象,也是依法接受公安机关管控的对象,需要遵守社区戒毒社区康复协议。戒毒社工既是戒毒康复服务的提供者,又有协助管控的职责。服务的内容既有社会工作服务性质的,也有司法性质的。[1]

2.预估

戒毒社会工作预估是根据掌握的资料预判戒毒人员戒毒的难度、复吸的风险,同时设计合适的服务内容。[2]

（1）根据处遇情况对应管控内容

不同的处遇情况需要对应不同的管控内容。例如,社区戒毒需要接受 3 年不少于 22 次尿检,社区康复需要接受 3 年不少于 12 次尿检。社工在收到相关的责令文书之后,需要根据其中的处遇情况告知戒毒人员需要接受的管控内容。

（2）根据滥用毒品的类型初步判断戒毒康复服务的复杂性

社工需要根据戒毒人员的毒品滥用情况来判断服务的复杂性。如果服务对象是多药滥用,则服务较为复杂;如果是阿片类药物滥用者,就可能需要进行社区药物维持治疗;苯

---

[1] 王高喜:《禁毒社会工作者知识技能手册》,中国社会出版社 2021 年版,第 157 页。
[2] 王高喜:《禁毒社会工作者知识技能手册》,中国社会出版社 2021 年版,第 157 页。

丙胺类药物滥用者则可能会出现精神障碍可能需要转介。

（3）根据以往的戒毒经历判断戒毒的信心

戒毒次数越多，戒毒人员的戒毒信心可能就越弱，戒毒动机可能越弱。若戒毒人员有多次戒毒经历或多次强戒经历，社工应该对其戒毒信心和戒毒难度进行预判。

（4）根据生计发展能力判断康复和融入社会的难度

戒毒人员的生计发展能力包括就业技能和就业经历，以及戒毒人员的家庭和社会支持力度。如果戒毒人员具备一定的就业技能，说明其康复和重新融入社会的难度较小；如果戒毒人员缺乏就业技能和就业经历，其家庭的经济能力又较差，社工在之后服务计划的制订时应该注重激发就业动机，培育就业技能。

（5）评估复吸和犯罪风险

根据戒毒人员的毒品滥用史、戒毒史、生计能力和社会支持体系，预估戒毒人员的复吸概率。如果戒毒人员有犯罪经历，则具有一定的犯罪风险，可能更难保持操守。

3.计划

服务计划是服务活动开展的依据，计划的制订，需要发挥戒毒人员的主动性，以此提高戒毒人员对服务计划的依从性。①

（1）了解相关政策背景

由于戒毒社会工作领域的特殊性，社工在制订服务计划时，应充分考虑相关政策背景。社工应对《禁毒法》《戒毒条例》《全国社区戒毒社区康复工作规划（2016—2020 年）》《关于加强戒毒人员就业扶持和救助服务工作的意见》等法律法规及其他地方性法规政策有较为深入的学习，利用政策中有关社会保障、就业创业扶持、管控等的规定开展工作，使得服务计划既符合戒毒人员的需求，也不偏离政策现实。

（2）结合站点工作计划

戒毒是一种长期的规划，服务计划的制订应考虑到站点工作计划，使之不孤立于整体规划之外，以保证服务的完整性。例如本月站点的工作重点是社区禁毒宣传，戒毒社工在制订计划时，要参考站点整体服务计划，将本月的服务工作聚焦于禁毒宣传，鼓励戒毒人员参与社区宣传活动。

（3）充分考虑戒毒人员的意愿

戒毒人员是整个服务的主导者和践行者，因此在制订服务计划时，应充分考虑戒毒人员的意愿。社工应主动询问，如"在这一阶段，你想要接受什么样的服务，你希望社工能为你提供什么"，让戒毒人员意识到自己是戒毒康复计划的主导者，从而减少对服务的阻抗心理。

（4）管控与服务并重

计划的内容应该既有专业服务内容，例如认知行为治疗、家庭关系调适等，还应兼具管控内容，体现戒毒康复服务的司法强制性，例如尿检、谈话、请假等。

（5）计划应具有逻辑性

服务计划应该遵守一定的结构需求，服务内容的设定应有逻辑性。服务计划应有个

---

① 王高喜：《禁毒社会工作者知识技能手册》，中国社会出版社 2021 年版，第 158～159 页。

案背景分析、问题的诊断、目标、服务内容、评估的整体架构。服务内容应遵循从易到难的原则,先从解决个别性问题开始,然后再过渡到结构性问题的解决。

(6)计划应具有整体性

社区戒毒时限为3年,社区康复的时限为不超过3年,所以计划的制订应具有整体性,每月或每年的服务内容应连续、有节奏。社工协助禁毒专干做好管控工作,谨防戒毒人员脱管失联,避免打破整体规划。

4.介入

戒毒社工在与戒毒人员确定服务计划之后,就可以依照服务计划提供相应的服务。[①]

(1)介入的流程

a.知情同意

在介入之前,需要保证戒毒人员的知情同意权。告知戒毒人员服务的具体内容,包括其在服务中的权利和必须遵守的义务。在取得戒毒人员的同意之后,社工方可开始介入工作。

b.开展服务

按照之前拟订的服务计划实施服务内容。由于整个戒毒康复计划的涉及面广、时间跨度长,实际情况可能会与计划有所出入,此时社工应该根据实际情况和戒毒人员的需求适当调整服务计划。社工在开展服务时可以应用一定的技巧,如同理心、倾听、对质、澄清等,还可使用辅助工具,例如沙盘、仿真毒品等。

c.评估效果

在服务计划施行一段时间之后,社工应结合戒毒人员的表现进行评估,评估的手段有量表、问卷、观察和案例讨论等,评估时应多关注戒毒人员的想法。除了评估服务成效,社工还应对自身的服务过程进行反思,反思是否有超出社工伦理的行为出现,若有应及时予以改正。

d.调整计划

在对服务内容和服务手法进行评估之后,社工需要适时地调整服务计划,使服务计划符合实际。社会工作的实施过程是一个不断反思的过程,实际上,"服务—评估—调整计划"这3个步骤是不断循环的,社工要在服务中评估,在评估后调整,之后再完成新一轮的"实施—评估—调整计划"。

e.继续服务

调整计划之后,继续实施服务,直至服务期结束。

f.完成计划

当戒毒康复期结束,所有的服务完成之后,戒毒人员经评估已经不需要继续接受服务,就可以完成服务计划,着手准备结案。

(2)介入方法

戒毒社会工作领域常用的介入方法有动机强化法、行为强化法、认知行为疗法、家庭

---

① 王高喜:《禁毒社会工作者知识技能手册》,中国社会出版社2021年版,第159～160页。

治疗法、团体疗法、防复吸技术等,每种方法都有侧重点和独特的作用,社工需要根据戒毒人员的情况,选择合适的介入方法,制订个性化的服务方案。

5.结案及后续跟进

(1)结案的类型

戒毒社会工作中,戒毒社工在以下情况下会选择结案。

a.社区戒毒/社区康复期满,且戒毒人员已能够顺利回归社会。

b.戒毒人员在服务期间因自身原因导致再次进入强制隔离戒毒所、坐牢、出国、重病求医、离世等,使得戒毒社工长期无法接触到戒毒人员而选择结案。

c.戒毒人员明确表示自己不需要戒毒社工服务,表现出极度厌恶、烦躁,甚至出现人身攻击,戒毒社工可考虑选择结案并转介。

(2)结案的步骤

a.申请解除

社区戒毒期满,社工协助戒毒人员提交解除社区戒毒措施申请书,申请解除社区戒毒;社区康复期满,社工协助戒毒人员提交解除社区康复措施申请书,申请解除社区康复。

b.明确结案时间

戒毒人员提交解除申请后或处于其他即将结案状态时,戒毒社工要与其共同商定结案时间,以保障结案能够按照计划有序地完成。

c.巩固已有成果

结案期间,戒毒社工要根据戒毒人员的实际状况,通过回顾、总结、角色扮演、鼓励等专业方法,协助戒毒人员巩固并强化已经习得的正向情绪及行为,促使戒毒人员能够保持操守,不再复吸。

d.处理离别情绪

在明确结案时间的基础上,戒毒社工要与戒毒人员共同商讨其之后将要面对的生活以及可能遇到的困难,探讨服务期间的成长,肯定其当下解决问题的能力,从而改善戒毒人员的负面离别情绪,保障服务成效。

e.解除专业关系

戒毒社工与戒毒人员解除专业关系,是指不再为其提供专业服务,而并不代表以后不再接触。如果戒毒人员还有其他需求,戒毒社工可考虑将其转介。

f.撰写结案记录

结案记录内容包括戒毒人员何时求助、求助原因、服务过程中提供了哪些专业服务、戒毒人员有什么改变、为什么结案,以及戒毒社工的评估和建议等。

g.回访

许多戒毒人员都是因社区戒毒社区康复期满而停止服务,选择结案。实际上,戒毒康复对于有吸毒史的人来说是一项终身任务,戒毒社工在结案后应该定期或不定期回访戒毒人员,了解其当下的生活状况,以便在有需要的情况下及时给予支持和帮助。

6.评估

结案后,要对整个服务过程进行评估,具体可以从以下几个方面入手。[①]

(1)目标达成度评估

将计划设定的目标与最终达成的目标相比较,评估已完成目标的效果。如果目标没有实现,分析其原因以及可能的改进措施。例如,针对服务目标中的协助戒毒人员顺利求职,评估这一目标是否完成,戒毒人员对该职位是否满意,该职位是否符合当下生活需要等。

(2)戒毒人员评估

戒毒人员作为当事人,最具有发言权,他们的自我感受是整个服务评估过程中最有价值的部分。但是有些戒毒人员可能会受自我表述能力、情感等因素影响,在一定程度上不能用语言完全描绘,戒毒社工可以尝试采用"叙述＋量表"的方式,让戒毒人员更好地阐述整个服务过程。

(3)戒毒社工的自我评估

自我评估一方面有助于戒毒社工认识到自己的不足,增强改变的动力;另一方面有助于戒毒社工看到服务过程中自己的成长和改变,提升自我效能感。

(4)机构对服务成效的评估

机构内部都有一套自己的评估体系,定期、全方面地评估机构所开展的服务项目、机构下属的服务站点,以及管理者、督导者和戒毒社工的工作成效。

(5)督导对专业服务方法及过程的评估

除了机构内部评估,外部督导也是整个评估体系中十分重要的环节。督导能够跳出经济利益的角度,更多地从专业服务角度出发,对戒毒社工进行全方位的过程及结果评估,有助于戒毒社工专业能力的提升。

(6)项目购买方(第三方)评估

项目购买方更关注实施过程的专业问题,包括财务、服务成果、进度安排、服务内容设置等,在每个条目内设置不同的分数占比,综合得出总分用于评估项目实施的成果。

(二)戒毒小组工作

小组工作又称为团体工作。戒毒小组工作是指戒毒社工以两个或两个以上的戒毒人员所组成的小组为工作对象,通过有目的的小组活动和组员之间的互动、引导,从而帮助小组成员共同参与集体活动,以获得相关经验,协调组员之间、组员与小组之间以及组员与环境之间的关系问题,促成组员行为的改变,恢复与发展其社会功能,最终实现开发个人潜能,使个人获得成长的专业社会工作的方法。[②] 按照目标任务,主要可以分为以下几类小组。

---

① 王高喜:《禁毒社会工作者知识技能手册》,中国社会出版社 2021 年版,第 161 页。
② 刘静林:《禁毒社会工作理论与方法》,中国社会出版社 2016 年版,第 115 页。

1.成长小组

成长小组主要是提供让戒毒人员了解、增加与改变他们对自己及他人的思想、感觉及行为的机会。成长小组的目标是帮助组员了解、认识和探索自己,帮助组员最大限度地启动和运用自己的内在及外在资源,充分发挥自己的潜能,解决存在的问题并促进个人健康发展。其中,体验小组是成长小组的典型例子,小组工作者为成员们设计各种活动。大多数是户外活动,涉及体力上的挑战、冒险以及成员之间的合作,体验之后由小组工作者组织和引导组员讨论与分享,从而增进小组成员自我了解、相互了解及一些沟通技巧。①

2.教育小组

教育小组帮助戒毒人员学习新知识、新方法,或补充相关知识之不足,促使组员能够改变自己原来对问题的不正确看法或找到解决的方法,从而实现其自身的发展目标。社会工作者在领导教育小组时,除了重视成员的自助外,也重视互助,鼓励小组成员通过讨论互相学习。

3.支持小组

支持小组通常由有共同问题或经验的戒毒人员组成。戒毒人员通过分享彼此的思想和感受,会发现其他组员与自己面临着同样的问题,于是组员们有着同样的感受、情感与想法,这种一致性使他们不再感到孤单,从而组员之间获得一种情感上的支持。②大多数支持小组属于自助性小组,如戒毒青少年的家长小组、同伴治疗小组等。

4.治疗小组

治疗小组通常是指心理治疗小组,心理治疗小组对社会工作者的专业能力要求最高,侧重于协助组员改变问题行为或者进行生理、心理、社会创伤后的治疗。其目标是缓解症状及其影响,帮助成员通过治疗创伤并康复,减少不良症状,促进人格改变。

在戒毒社会工作的实务工作中,戒毒社工发现许多戒毒人员具有明显的共同特征,这时候戒毒社工将同质性的吸毒人员召集在一起组成一个戒毒康复小组,小组的产生一方面使戒毒人员重新获得了集体的认同与接纳,另一方面小组本身又产生了特定的治疗作用,从而极大地推动了戒毒人员的戒毒与康复。例如,上海市自强总社的"涅槃重生同伴辅导教育小组"。这个同伴自助小组遵循"政府提供支持、戒毒社工帮助指导、戒毒人员自主运作、吸毒人员少量参与"的活动原则。小组组长由成功戒毒人员担任,负责召集组员、策划活动主题,戒毒社工担任小组戒毒社工,对小组活动进行指导和监督,另外有帮教志愿者、同伴示范员等角色设置。③

(三)戒毒社区工作

社区工作作为社会工作三大方法之一,是戒毒社工解决社区毒品问题、满足社区健康

---

① 刘静林:《禁毒社会工作理论与方法》,中国社会出版社 2016 年版,第 115~116 页。
② 刘静林:《禁毒社会工作理论与方法》,中国社会出版社 2016 年版,第 116 页。
③ 刘静林:《禁毒社会工作理论与方法》,中国社会出版社 2016 年版,第 116~117 页。

发展需求的重要手段。戒毒社区工作指在一定的生活区域内由戒毒者和戒毒社区工作者共同参与、紧密协作，借助一定的技术、措施和管理制度促使成瘾者戒断毒瘾，重新融入社会的一系列社会工作。[1]

吸毒行为的发生与行为人所生活的社区密切关联，其社区的物理空间、物质条件、文化背景、人际关系等因素均可能潜伏吸毒诱因，毒瘾的戒断仍有赖于成瘾者在社会环境中的改变与调适。我国禁毒法规定的四种戒毒措施，除强制隔离戒毒对严重成瘾者采取特殊场所隔离之外，其余三种戒毒措施仍将成瘾者放置在"社区"当中，企望依托成瘾者赖以生存的社会环境，借助多种途径促使成瘾者重新社会化，再次融入正常的社会生活。[2]

1.戒毒社区工作的目标

（1）终极目标

戒毒社区工作的终极目标在于增强社区凝聚力，促进社区公共利益的提升与优化，促进社区整体发展，提高社区居民的生活质量和幸福感。

（2）基本目标

戒毒社区工作的基本目标是帮助社区内需要戒毒的居民遵守戒毒操守、养成良好生活习惯，学会必要谋生技能进而修复主要社会关系、重建社会功能，回归正常社会生活。

2.戒毒社区工作的具体任务

（1）帮助戒毒者制订戒毒计划

戒毒社区工作应当坚持"助人自助""以人为本"的原则，帮助戒毒者自行制订科学合理的戒毒计划。在制订戒毒计划之前，戒毒社工应调查了解戒毒人员行动趋向、生活状况、社会关系、现实表现等情况，开展戒毒人员心理社会需求评估。以促进戒毒者身心康复和主要社会关系的修复为前提，综合考虑其躯体情况、心理状况、个性特点、人际关系等实际因素。此外，戒毒计划还要将近期目标与长远规划结合起来，帮助戒毒者明确长远的奋斗目标，以使戒毒过程中的日常行为围绕这一奋斗目标进行，如学习和掌握必要的知识和技能。

（2）监督戒毒者执行计划

有了科学合理的戒毒计划，还需戒毒者持之以恒按照计划来执行，这需要戒毒社工的监督。其中，最为重要的监督工作就是敦促戒毒者遵守戒毒操守，定期接受检查。戒毒社工应与戒毒者保持密切联系，掌握其个性特征、主要社会关系和行为习惯，帮助戒毒者杜绝接触有可能诱发复吸的各种因素，如远离毒友、避免情绪波动等。同时，工作者还要随时提醒戒毒者接受必要的检查，如定期尿检、身心康复评估等。[3]

（3）为戒毒者提供必要支持

戒毒社区工作为戒毒康复人员链接生活、就学、就业、医疗和戒毒药物维持治疗等方

---

①　莫关耀、曲晓光：《禁毒社会工作》，中国人民公安大学出版社2017年版，第229页。

②　莫关耀、曲晓光：《禁毒社会工作》，中国人民公安大学出版社2017年版，第228页。

③　莫关耀、曲晓光：《禁毒社会工作》，中国人民公安大学出版社2017年版，第240～241页。

面的政府资源与社会资源;组织其他专业力量和志愿者为戒毒康复人员及其家庭提供服务,协助解决生活困难,提升生计发展能力;提供心理咨询和心理疏导、认知行为治疗、家庭关系辅导、自我管理能力和社会交往能力提升等专业服务,开展有利于戒毒康复人员社会功能修复的其他专业服务。

(4)调动资源建立戒毒支持网络

在协调各种关系的过程中,社工易于发现各类资源的拥有者,通过整合利用可以建立有利于戒毒者戒除毒瘾的社会环境,改善戒毒人员的社会支持网络,促进社会融入。

第八章　常见毒品成瘾诊断与治疗

毒品使用相关障碍临床症状和综合征包括急性中毒、有害使用、成瘾综合征、戒断综合征、伴有谵妄的戒断状态、精神病性障碍、迟发的精神病性障碍及遗忘综合征。[①]

第一节　阿片类物质成瘾诊断与治疗

一、临床表现

(一)急性中毒症状

因单次过量使用阿片类物质所致,主要表现有反应迟钝、意识丧失、呼吸抑制,严重可导致死亡。典型的临床"三联征"表现为昏迷、针尖样瞳孔和呼吸抑制(呼吸节律变慢、深度变浅,严重时可降至 2～4 次/分钟);其他表现有皮肤湿冷、体温降低、紫绀、肺水肿、心律减慢、休克、下颌松弛及舌后坠等。

(二)戒断症状

1.戒断综合征症状:指停止或减少使用阿片类物质,或使用阿片受体拮抗剂后出现的一组特殊症状群。

2.急性戒断症状和体征:(1)症状:渴求感、恶心、呕吐、肌肉疼痛、骨关节痛、腹痛、不安、食欲差、疲乏、发冷、发热等;(2)体征:流泪流涕、哈欠、喷嚏、瞳孔扩大、出汗、鸡皮征、血压升高、脉搏和呼吸加快、体温升高、震颤、腹泻、失眠、男性自发泄精、女性出现性兴奋等;(3)精神障碍(例如焦虑、抑郁和睡眠障碍等)。

阿片类戒断症状的严重程度和持续时间依所使用的阿片类物质种类、剂量、半衰期、停药方式和使用拮抗剂的不同而不同。短效类(如吗啡、海洛因)戒断症状一般在停药后8～12 小时出现,48～72 小时内达到峰值,持续 7～10 天;长效类(如美沙酮)戒断症状出现在停药后 1～3 天,3～8 天达到峰值,可持续数周。使用拮抗剂(如纳洛酮或纳曲酮)后戒断症状可即刻出现,持续数小时到 1 天。

---

① 除了临床表现涉及物质使用障碍的相关症状外,本章在诊断与治疗部分仅涉及成瘾以及与成瘾直接相关的戒断症状。

3.稽延性戒断症状:部分阿片类物质使用障碍患者在急性戒断状态消退数月甚至数年后,仍可出现如睡眠障碍、疼痛、情绪障碍、消化道症状、渴求、全身乏力等症状,统称为"稽延性戒断综合征",是导致复发的主要原因之一。

(三)躯体及社会功能损害

非治疗目的使用阿片类物质可导致使用者个体健康和社会功能等方面受到损害。

1.躯体损害:阿片类物质成分复杂,常掺有其他药物或杂质,可对躯体各系统(包括中枢神经系统、呼吸系统、消化系统、免疫及内分泌系统等)造成损害,此外,注射使用还可导致艾滋病、丙肝、乙肝等传染病的感染。

2.社会功能损害:主要表现为不同程度的人际交往能力和工作能力的损害,依次表现为人际交往能力、职业或学习能力、家务能力及生活自理能力等降低。

(四)其他精神和行为障碍

其他精神和行为障碍包括人格改变、抑郁、焦虑、睡眠及性功能障碍等,还可能出现精神病性障碍、记忆障碍和智能障碍。这些障碍有的可能与阿片类物质使用存在因果关系,有些可能相对独立,有些则可能是始动因素。

二、诊断

参照 ICD-10 阿片类药物成瘾(依赖)诊断标准,在全面检查评估基础上,根据患者物质使用史及相关临床表现,结合体格检查与精神科检查,以及实验室检查等辅助检查的结果进行诊断。

(一)阿片类物质依赖综合征

1.药物滥用史:反复、强迫性、非医疗目的使用阿片类物质至少 12 个月。

2.临床表现:

(1)渴望使用阿片类物质。心理渴求为内在心理体验,与阿片类物质的欣快效应、使用者的快感体验和关联记忆有关,常难以克制,具有本能的驱策力,受其驱使常出现强制性觅药行为(外在的行为表现)。心理渴求时心神不宁,一心想着吸毒,专注于吸毒快感的记忆。心理渴求既可由吸毒相关线索而触发,也可被戒断综合征或不良事件所加强。心理渴求是阿片类物质成瘾的重要特征,是导致复吸的主要原因之一,降低心理渴求可在一定程度上减少复吸。[1]

(2)耐受性增加。反复使用阿片类物质后,使用者必须增加剂量方能获得既往效果,或使用原来剂量达不到既往效果,即为耐受性增加。阿片类物质耐受性的增加还表现在使用方式的改变,如海洛因由香烟夹吸改为肌肉注射,再改为静脉注射等。阿片类物质之间存在交叉耐受性。机体对阿片类物质镇痛、镇静、欣快、呼吸抑制等作用产生耐受性较

---

[1] 郝伟、赵敏、李锦:《成瘾医学理论与实践》,人民卫生出版社 2016 年版,第 249 页。

快并较显著,而对缩瞳、便秘、抽搐等基本不产生耐受性。耐受性将随着阿片类物质的停止使用而逐渐消失,机体对阿片类物质又恢复到原来的敏感程度,此时若使用原来的剂量,就可造成过量中毒。

(3)试图减量或停用时出现戒断反应。阿片类物质成瘾者突然中断或减少使用量后自然出现戒断综合征的过程,称为自然戒断。戒断综合征的强度与所使用阿片类物质的种类(海洛因最重)、剂量(与剂量呈正相关)、使用时间长短(与时间呈正相关)、使用途径(以静脉注射最重)、停药速度(以突然完全中断使用最重)、躯体健康状况和人格特征等有关。自然戒断是一个自限性过程,可在一定时间内完全消失,通常在没有严重躯体并发症的情况下并不会危及生命。[1]

(4)对阿片类物质使用行为失控,难以控制使用剂量、频率及使用时间。吸毒的体验常令吸毒者神往而主动吸毒(正性强化作用),而戒断综合征却令吸毒者恐惧而被迫吸毒(负性强化作用),两者的合力作用,促使吸毒行为的持续。为了得到毒品,吸毒者常想方设法、不择手段(甚至不惜违法犯罪),带有明显的强迫性和不可控制性,具有"不达目的决不罢休"的特点。[2]

(5)花费大量时间获得或者使用阿片类物质,难以控制对阿片类物质的心理渴求。成瘾者的生活往往以获得毒品并吸食为重心,成为毒品的奴隶,严重影响或完全不顾家庭、学习、职业以及社会交往活动。

3.体格检查:多有营养不良、浅表静脉注射疤痕、皮肤感染体征,以及合并其他躯体疾病的相应体征。减量或者停用时可出现阿片类戒断症状和体征。

4.精神检查:意识清楚,接触一般较差,态度多冷漠,情绪敌对或不稳定。一般无幻觉、妄想等精神病性症状。日常作息时间昼夜颠倒,常常合并睡眠障碍。戒断症状发作时索药行为明显,高级意向活动降低,甚至夸大或伪装某种躯体不适。

5.辅助检查:尿液吗啡检测阳性。实验室检查可有贫血、白细胞升高或下降、肝功能异常、病毒性肝炎、梅毒、HIV 阳性等。心电图检查可有异常,胸部影像学可发现肺部感染征象。抑郁或者焦虑量表可发现抑郁或焦虑症状。

(二)阿片类物质戒断状态

1.病史:有反复、长期和/或大剂量使用阿片类物质的历史,停止或减少用量时出现急性戒断症状史。同时,男性还可有自发泄精,女性可出现性兴奋等。

2.临床表现:出现与所使用的阿片类物质的种类和剂量有关的戒断症状。

3.体格检查:一般呈卷曲姿势。可有血压升高、脉搏加快、体温升高、皮肤出现"冷火鸡"样鸡皮疙瘩、瞳孔扩大、流泪、流涕、哈欠、喷嚏、震颤、腹泻、呕吐、失眠等表现。

4.精神检查:意识清醒,不合作,甚至敌对。一般无幻觉、妄想等精神病性症状。焦虑,严重时行为冲动激越,索药行为突出。

---

[1]　郝伟、赵敏、李锦:《成瘾医学理论与实践》,人民卫生出版社 2016 年版,第 250 页。

[2]　郝伟、赵敏、李锦:《成瘾医学理论与实践》,人民卫生出版社 2016 年版,第 249 页。

5.辅助检查:吗啡检测阳性。焦虑和抑郁量表评分较高,渴求指数较高。实验室检查可见贫血、电解质紊乱等。

三、治疗

常见的阿片类物质治疗方法分为药物治疗和非药物治疗。药物治疗包括阿片受体激动剂、部分激动剂、拮抗剂、精神药物和其他对症及支持药物治疗。非药物治疗常用的有简短干预、行为治疗、认知行为治疗、动机强化治疗、社区强化治疗、人际关系治疗,以及针对青少年的多维度家庭治疗及多系统治疗等(心理行为干预与社会干预见第六章和第七章)。

阿片类物质成瘾的药物治疗指使用药物对急慢性戒断症状和相关共患疾病及其症状进行治疗的过程。不同的治疗阶段使用不同的药物,有助于控制成瘾者急性或慢性戒断反应、停止或减少非法阿片类物质的使用,或将成瘾者保留在治疗程序之中并避免复发。药物治疗是阿片类物质成瘾治疗的第一步,是其他后续治疗如社会心理干预等的基础。[1]

(一)戒断症状的药物治疗

1.急性戒断症状的脱毒治疗

急性戒断症状的脱毒治疗分为同类药物替代治疗和非同类药物对症治疗,旨在有效控制戒断症状,平稳度过急性戒断期,为进一步的后续治疗奠定基础。

(1)替代递减治疗:指以阿片类药物替代阿片类成瘾物质,有效控制戒断反应后逐日递减用药剂量并最终停药的方法。用药原则为:长效类替代短效类,有效控制戒断症状,剂量递减先快后慢,停药坚决果断。目前常用方法有美沙酮替代递减治疗和丁丙诺啡替代递减治疗。

a.美沙酮替代递减治疗:美沙酮属人工合成的阿片 μ 受体纯激动剂,具有镇痛、镇静和呼吸抑制等作用,可有效控制阿片类物质戒断症状。美沙酮口服吸收良好,用药后30分钟可在血液中测到,达峰时间为2～4小时,峰浓度可维持2～6小时,单次用药可有效控制戒断症状12～24小时以上。

b.丁丙诺啡(复方丁丙诺啡)替代递减治疗:丁丙诺啡是阿片 μ 受体的部分激动剂,舌下及注射给药有效,脱毒治疗用其舌下含片。该药用于阿片类物质戒断状态时具有以下特点:①可理想控制戒断症状,作用具"顶限效应",用药安全;②有效控制戒断症状作用时间可达24小时以上;③递减停药过程中戒断症状较轻,停药容易;④如体内仍有外源性阿片类物质时可催促出戒断症状。

(2)非替代治疗:主要指使用可控制和缓解阿片类物质戒断症状的药物的治疗,常用药物包括:中枢 $\alpha2$-受体激动剂(可乐定、洛非西定)和某些中药及成药等非阿片类药物。非替代疗法的非阿片类药物控制戒断症状的作用有限,故临床上仅适用于轻至中度阿片类物质成瘾患者的治疗。非替代治疗的特点为用药时间短(一般不超过10天),用药剂量

---

[1]　郝伟、赵敏、李锦:《成瘾医学理论与实践》,人民卫生出版社2016年版,第259页。

大(多用到极量)，药物副作用大，目前临床上已较少使用。

2.稽延性戒断症状的治疗

稽延性戒断症状的治疗主要为对症治疗，对于失眠、焦虑、抑郁等症状可在医师指导下酌情使用小剂量镇静催眠及抗抑郁药；对于全身乏力、四肢关节和肌肉疼痛，可对症治疗或使用具有缓解戒断症状的中成药。

（二）药物维持治疗

如同高血压、糖尿病等许多慢性病的治疗需要长期甚至终生使用药物一样，阿片类物质成瘾作为慢性复发性脑病，同样也需要长期使用同类药物补充内源性阿片肽绝对或相对的不足以进行维持治疗。

1.治疗目的：有效控制戒断反应并最大限度地降低非法阿片类物质的使用；恢复成瘾者的家庭、职业和社会功能；减少成瘾行为对成瘾者自身、家庭和社会的危害；减少共用注射针具，降低艾滋病和病毒性肝炎的传播风险。[1]

2.治疗方法：美沙酮维持治疗、丁丙诺啡（复方丁丙诺啡）维持治疗。药物维持治疗并非单纯服用替代药物，而是包括患者管理、医疗干预、心理/行为干预和社会支持等的综合干预方法。

药物维持治疗是针对阿片类物质使用相关障碍患者的有效治疗方法之一，在不同的国家/文化背景下，均能达到以下效果：可以减少/消除阿片类物质的使用；可以减少HIV/AIDS的蔓延和传播；可以减少与阿片类物质使用相关的违法犯罪行为；可以逐步恢复阿片类物质使用相关障碍患者的社会和职业功能；可以降低阿片类物质使用相关障碍患者的死亡率。

（三）药物防复发治疗

复发指完成脱毒治疗并停止使用阿片类物质一段时间后又重新回到既往寻找和反复使用阿片类物质的状态。阿片类物质成瘾者完成脱毒后，机体阿片受体处于敏感状态，一旦被外源性阿片类物质刺激就会产生强烈反应，呈现正性强化作用，强化渴求感和觅药及用药行为，导致复吸。药物防复吸治疗即使用阿片 μ 受体纯拮抗剂，通过其阻断阿片受体的作用防止患者再成瘾的治疗方法。

药物防复发治疗的机制，一是通过阻断阿片类物质的正性强化作用，抑制患者因反复用药而复发；二是通过缓解应激反应和治疗相关精神障碍即共病，避免患者再次使用阿片类物质。

1.纳曲酮防复发治疗

纳曲酮系阿片 μ-、δ-、κ-受体长效纯拮抗剂，具可逆性阻断阿片类物质的作用，可防止机体对阿片类物质产生躯体依赖，本身无阿片样作用，无耐受性，停药后不产生戒断症状，无滥用潜在危险。纳曲酮防复发治疗的目的：阻断阿片类物质的"点燃"作用；降低渴求感；防止

---

[1]　郝伟、赵敏、李锦：《成瘾医学理论与实践》，人民卫生出版社 2016 年版，第 261 页。

脱毒成功者和已无躯体依赖者复吸;促使和确保患者能如期参加各种康复活动。

2.精神科药物对症治疗

物质成瘾者中同时被诊断有其他精神障碍的比例极高。在药物使用障碍患者中,有 $50\%\sim90\%$ 的个体患有人格障碍,$20\%\sim50\%$ 患有心境或焦虑障碍,$15\%\sim20\%$ 患有精神病性障碍。其中所共病的心境障碍主要为重性抑郁,所共病的焦虑障碍主要为 PTSD(创作后应激障碍)。[①] 精神障碍与物质滥用(成瘾)的发生、进展、治疗和转归可能互为因果且相互影响。其关系可能包括:物质滥用可引起某些精神症状;精神障碍患者"自我用药(治疗)"可导致物质滥用;物质滥用和其他精神障碍可由共同的危险因素所引起。

目前对阿片类物质成瘾合并抑郁或焦虑障碍者须联合用药,即美沙酮或丁丙诺啡控制戒断症状,纳洛酮控制渴求,抗抑郁或抗焦虑药物治疗抑郁和焦虑症状。抑郁、焦虑、失眠、乏力、渴求等症状严重者可使用抗抑郁药物,应避免长期大剂量使用苯二氮卓类药物,以防止产生新的依赖。

链 接

链接一:丁丙诺啡/纳洛酮复方制剂为丁丙诺啡与纳洛酮 4∶1 的复方舌下含片。舌下含服时释放的丁丙诺啡吸收充分,生物利用度高,而纳洛酮生物利用度很低,几乎不被吸收,故主要显现丁丙诺啡控制戒断反应的作用,而不显现纳洛酮催促戒断症状的作用。但若将丁丙诺啡/纳洛酮复方制剂捣碎溶解后进行皮下或静脉注射时,纳洛酮作为阿片受体拮抗剂的效应则会立刻显现,出现强烈的阿片类戒断反应。因此,复方制剂中的纳洛酮能有效防止阿片类成瘾者将该复方制剂用于注射,避免被滥用和提高用药的安全性。研究显示,丁丙诺啡/纳洛酮复方制剂用于维持治疗的效果与丁丙诺啡维持治疗的效果并无本质差别,同时还有防止用药者静脉用药的行为。[②]

链接二:2017 年 9 月 14 日,美国食品和药物管理局允许销售第一款移动医疗应用程序 Reset,以帮助治疗物质使用障碍(SUD)。Reset 应用程序旨在与门诊治疗一起使用,以治疗酒精、可卡因、大麻和兴奋剂 SUD。该应用程序不用于治疗阿片类药物依赖。Reset 程序包含患者应用程序和临床医生智能仪表盘的移动医疗应用系统。该程序为患者提供认知行为治疗,以教授有助于 SUD 治疗的用户技能,并旨在提高患者对药物滥用的戒断程度,提高患者在门诊治疗计划中的保留率。该系统旨在与门诊治疗结合使用,作为列联管理的辅助。[③]

---

① 郝伟、赵敏、李锦:《成瘾医学理论与实践》,人民卫生出版社 2016 年版,第 440 页。

② 郝伟、赵敏、李锦:《成瘾医学理论与实践》,人民卫生出版社 2016 年版,第 264 页。

③ FDA News Release, FDA Permits Marketing of Mobile Medical Application for Substance Use Disorder,https://www.fda.gov/news-events/press-announcements/fda-permits-marketing-mobile-medical-application-substance-use-disorder,下载日期:2024 年 9 月 22 日。

2018 年 12 月,美国食品药品监督管理局批准了一款移动医疗应用程序 reSET-O,以帮助治疗阿片类药物使用障碍(OUD)。该应用程序是一种处方认知行为疗法,应与丁丙诺啡和列联管理等治疗结合使用。在患者收到医生的处方后,可以直接将其下载到患者的移动设备上。它旨在参与门诊 OUD 治疗计划时使用,可以作为医疗保健提供者和患者维护门诊治疗计划的培训、监测和提醒工具。试验表明,使用 reSET-O 并不能减少非法药物的使用,但是可以提高患者在治疗程序中的保留率。[①]

第二节　苯丙胺类兴奋剂成瘾诊断与治疗

苯丙胺类兴奋剂具有兴奋中枢神经系统的药理作用,可引起短暂精神异常,包括急性中毒、有害性使用、依赖和戒断综合征及各种精神障碍等。

一、临床表现

(一)急性中毒

急性中毒通常是短期大量使用苯丙胺类兴奋剂后所出现的一种中毒状态,临床表现与所使用的苯丙胺类兴奋剂药理作用及其剂量密切相关。

1.躯体症状:大量滥用苯丙胺类药物可引起恶心、呕吐、口渴、出汗、发热、头痛、瞳孔扩大,部分患者可出现咬牙、共济失调、血压升高、心率加快或减慢,严重者出现心律失常、循环衰竭、出血或凝血功能障碍、惊厥、昏迷甚至死亡。

2.精神症状:临床特征以类躁狂状态多见,表现为明显的兴奋话多、欣快、激越、失眠、动作增多、性欲亢进、冲动甚至攻击行为。症状较严重者可出现谵妄状态,表现为意识模糊、幻觉、思维松散、逻辑性差、判断能力下降、妄想、注意力涣散、刻板动作或言语等。

(二)有害性使用

有害性使用是指因使用苯丙胺类兴奋剂造成了躯体或心理(精神)上有临床意义的损害,常由急性中毒、对身体的直接或间接损害所致,患者知道自己的使用模式会造成损害,仍然继续使用。

1.躯体损害:包括因使用苯丙胺类兴奋剂直接导致的躯体问题,如头痛、高血压、上消化道溃疡甚至出血等;或导致既往疾病的加重;或间接导致的躯体问题,如牙齿损害、静脉使用导致的皮肤损伤、脓肿、溃疡、蜂窝组织炎、坏死性血管炎等,以及因不恰当的注射或性行为导致的人类免疫缺陷性病毒感染(HIV)和丙型肝炎病毒(HCV)感染等。

---

① FDA News Release,FDA Clears Mobile Medical App to Help Those with Opioid Use Disorder Stay in Recovery Programs,https://www.fda.gov/news-events/press-announcements/fda-clears-mobile-medical-app-help-those-opioid-use-disorder-stay-recovery-programs,下载日期:2024 年 9 月 22 日。

2.精神损害:包括失眠、情绪易激惹、焦虑、抑郁及原有的性格特征更加突出等;或者使原有的精神症状复发或加重等。

（三）依赖综合征

成瘾者对苯丙胺类兴奋剂使用极大优先于其他活动,出现对苯丙胺类兴奋剂使用失控及强烈的心理渴求。表现为精神依赖及躯体依赖,躯体依赖症状的严重程度与滥用苯丙胺类兴奋剂的种类和程度相关,精神依赖是依赖综合征的核心特征。

（四）戒断综合征

长期反复大剂量使用苯丙胺类兴奋剂会导致机体出现适应性改变,一旦停止或减少使用剂量后,个体通常在4～24小时内会出现一系列与苯丙胺类兴奋剂药理作用相反的心理、生理症状群。苯丙胺类兴奋剂戒断综合征以精神症状为主,躯体症状相对较轻。主要包括食欲增加、头晕、昏沉感、嗜睡、睡眠增多或失眠、做生动而不愉快的梦、疲乏、注意力不集中、焦虑、抑郁、动力缺乏、精神运动性迟滞或激越、多疑等。苯丙胺类兴奋剂戒断症状一般持续1～2周。

（五）谵妄状态

苯丙胺类兴奋剂所致谵妄状态多与急性中毒有关,多在不良躯体状况基础上发生。主要表现为意识障碍,如意识模糊、清晰度下降,感知觉障碍及行为紊乱,如生动的幻觉、错觉、精神运动性兴奋、刻板动作等。自主神经功能亢进,如大汗、心动过速、震颤等。患者常有记忆障碍,恢复后对谵妄时的表现存在遗忘或部分遗忘。如患者无严重躯体疾病,停用苯丙胺类兴奋剂并及时处理,症状持续时间一般较短,预后良好。

（六）精神病性症状

长期或大量使用苯丙胺类兴奋剂可导致类似偏执型精神分裂症的症状。常见的症状包括幻听、幻视、关系妄想、被害妄想、嫉妒妄想、内心被揭露感、怪异或不寻常思维内容、思维中断、言语紊乱、行为紊乱或紧张症等,也有报道出现虚无妄想、冒充者综合征等罕见症状。患者在精神症状的影响下可出现明显的兴奋激越及冲动攻击行为。病程一般较短暂,持续时间大多不超过1个月,最长不超过6个月。

（七）苯丙胺类兴奋剂所致的其他精神障碍

苯丙胺类兴奋剂所致的其他精神障碍包括心境障碍、焦虑障碍、性功能障碍、睡眠障碍、认知功能障碍。

（八）苯丙胺类兴奋剂所致的常见躯体并发症

长期使用苯丙胺类兴奋剂可导致许多躯体并发症,其中以心血管系统、神经系统、运动系统并发症较常见。

■ 二、诊断

在全面检查评估基础上,根据患者苯丙胺类兴奋剂使用史及相关临床表现,结合体格检查和精神科检查,以及实验室检查等结果进行诊断。根据国际疾病分类第 10 版(ICD-10)中(见第三章)使用精神活性物质所致的精神和行为障碍的诊断标准,依赖综合征、戒断综合征和所致精神障碍的诊断要点如下。

(一)苯丙胺类兴奋剂依赖综合征

过去 12 个月或至少持续 1 个月的慢性、反复或持续的物质使用,典型特征为反复或失控性持续使用苯丙胺类兴奋剂。患者往往连续数天使用苯丙胺类兴奋剂以追求药物兴奋快感,直至药效减弱,此时出现情绪低落、极度疲劳的耗竭状态,患者不得不停止使用数天,如此重复循环,苯丙胺类兴奋剂使用处于失控状态,伴发系列躯体与精神健康问题,影响其家庭、职业和社会功能。

(二)苯丙胺类兴奋剂戒断综合征

停止或减少苯丙胺类兴奋剂使用后出现的一组症状或体征,可表现为极度的疲劳与情绪抑郁及食欲增加等,伴有快感缺失与渴求使用苯丙胺类兴奋剂,常需要数天的休息与恢复,严重者出现自杀观念与行为。

(三)苯丙胺类兴奋剂所致精神障碍

使用苯丙胺类兴奋剂期间或之后不久,出现的精神病性综合征(如幻觉、妄想、兴奋或木僵、抑郁、躁狂等)。只要不再继续使用更多的药物,上述症状多数持续时间较短,大多数典型病例在 1 个月内部分缓解。如果肯定患者没有继续使用苯丙胺类兴奋剂,但症状长期持续存在,则应考虑与其他精神疾病,如精神分裂症共病问题。

■ 三、治疗

对苯丙胺类兴奋剂成瘾的治疗以心理、社会干预措施为主。成瘾者躯体戒断反应较轻,一般无须特殊处理,也无须住院治疗,除非存在严重的躯体并发症或者严重的抑郁、焦虑情绪,需要积极处理。目前尚无具有确切疗效的能减轻苯丙胺类兴奋剂心理依赖的药物,也无确切的抗复发治疗药物,主要是针对成瘾症状进行针对性治疗。

> **链　接**
>
> ### 甲基苯丙胺成瘾药物治疗
>
> 与阿片类物质成瘾治疗的不同,对甲基苯丙胺成瘾的治疗,目前还没有已批准的药

物,主要是针对成瘾症状进行针对性治疗,如抗精神病药物治疗等。2021年美国科学家研究发现,两种药物(注射用纳曲酮和口服安非他酮)的组合在治疗患有中度或重度甲基苯丙胺使用障碍的成人中是安全有效的。研究结果表明,对于仍然难以治疗和克服的非常严重的病症,这种联合治疗可能是对目前治疗方法(例如认知行为治疗和列联管理干预)的有希望的补充。[①]

第三节　氯胺酮成瘾的诊断与治疗

氯胺酮滥用可导致多种临床问题,如急性中毒、成瘾、引起精神病性症状及各种躯体并发症等,具有致幻作用、躯体戒断症状轻的特点。

一、临床表现

(一)急性中毒

急性中毒在使用过程中或者使用后很快发生,主要包括:

1.行为症状:表现为兴奋、话多、自我评价过高等,病人理解判断力存在障碍,可导致冲动,如自伤与伤害他人等行为。

2.精神症状:表现为焦虑、紧张、惊恐、烦躁不安、濒死感等。

3.躯体症状:心血管系统表现为心悸、气急、大汗淋漓、血压增加等;中枢神经系统表现为眼球震颤、肌肉僵硬强直、构音困难、共济运动失调、对疼痛刺激反应降低等。严重者可出现高热、抽搐发作、颅内出血、呼吸循环抑制,甚至死亡。

4.意识障碍:表现为意识清晰度降低、定向障碍、行为紊乱、错觉、幻觉、妄想等以谵妄为主的症状,严重者可出现昏迷。

(二)有害使用

有害使用可能是氯胺酮使用最常见的临床类型。患者反复滥用氯胺酮并造成严重后果,如导致躯体损害或情绪障碍,影响工作和生活或引起法律问题等。

(三)依赖综合征

1.耐受性增加:在长期使用后,滥用者常需要增加使用剂量和频度才能取得所追求的效果。

2.强迫性觅药行为:滥用者有不同程度的心理渴求,控制不了氯胺酮使用频度、剂量,明知有害而仍然滥用。

---

① Trivedi M. H., Walker R., Ling W., et al., Bupropion and Naltrexone in Methamphetamine Use Disorder, *New England Journal of Medicine*, 2021, Vol.384, No.2, pp.140-153.

（四）戒断症状

氯胺酮滥用大多为间断性用药或场景性用药,停药后生理戒断症状不出现或不明显出现。如果长期连续滥用突然中断使用氯胺酮,大约 12～48 小时内可出现烦躁不安、疲乏无力、精神萎靡、焦虑、抑郁、心悸、震颤、失眠等临床反应。戒断症状的高峰和持续时间与滥用者个体情况相关。戒断症状期最突出的精神改变为难以控制的心理渴求,如果得不到氯胺酮,滥用者往往滥用其他毒品进行替代。[①]

（五）精神病性障碍

氯胺酮滥用者常出现精神病性症状,临床上与精神分裂症非常相似。主要表现为幻觉、妄想、易激惹、行为紊乱等症状。幻觉以生动、鲜明的视幻觉、听幻觉为主;妄想多为关系妄想、被害妄想,也可有夸大妄想等;行为紊乱主要表现为冲动、攻击和自伤行为等。少数病人可出现淡漠、退缩和意志减退等症状。患者亦可有感知综合障碍,如感到自己的躯体四肢变形,感到别人巨大而自己变得非常矮小等。

氯胺酮所致精神病性症状一般在末次使用 4～6 周后消失,也可能持续长达 6 周以上。反复使用可导致精神病性症状复发与迁延。

（六）认知功能损害

认知功能损害表现为学习能力下降、执行任务困难、注意不集中、记忆力下降等。由于氯胺酮神经毒性作用,慢性使用者的认知功能损害持续时间可长达数周、数月,甚至更长,较难逆转。

（七）躯体并发症

常见躯体并发症是泌尿系统损害和鼻部并发症等。氯胺酮相关性泌尿系统损害是一种以下尿路症状为主要临床表现的全尿路炎症性损害,机制不明。临床主要症状为排尿困难、尿频、尿急、尿痛、血尿、夜尿增多以及急迫性尿失禁等,可伴有憋尿时耻骨上膀胱区疼痛感。同时,尿常规可发现白细胞和红细胞,尿细菌和抗酸杆菌培养阴性,可伴不同程度的肾功能损害。

鼻部并发症主要因鼻吸氯胺酮粉末所致,其他原因包括鼻吸管导致的机械性损伤或氯胺酮粉末中含有的其他物质粉末引起损伤,或挖鼻等。可并发慢性鼻炎、鼻中隔穿孔和鼻出血等鼻部疾病。

---

① 杨良:《药物依赖学:药物滥用控制与毒品成瘾治疗》,人民卫生出版社 2015 年版,第 435～436 页。

二、诊断

(一)病史询问

1.药物使用史:应尽可能获得氯胺酮使用情况,如使用时间、频度、使用剂量、使用感受等,也要了解其他成瘾物质(包括酒精)滥用情况,以及既往药物滥用治疗情况等。

2.躯体问题:包括鼻腔黏膜损伤、鼻中隔穿孔、泌尿系统症状等,也要询问躯体疾病情况,如肝炎史、颅脑外伤史、躯体损伤史、结核史、肺部感染史和性病史等。

3.其他精神障碍:滥用氯胺酮可以导致各种精神问题,如幻觉、妄想、谵妄、焦虑和抑郁等。滥用也可以加重原来的精神疾病。要了解精神症状最早出现的时间,确定是否和滥用氯胺酮有关。

(二)依赖综合征诊断要点

特征为强迫性觅药行为、渴求等行为失控症状,躯体上表现为耐受性增加与戒断症状。与阿片类相比,戒断症状往往不严重,如果患者不合作,将给诊断带来困难。

三、治疗

氯胺酮滥用及相关障碍的治疗遵循预防为主、个体化、综合治疗的原则。对于急性中毒病情危重者主要采取内科治疗,及时抢救生命。氯胺酮有害使用应早期发现与早期干预,主要采用心理行为干预措施防止发展到依赖。目前尚无减轻氯胺酮心理渴求的药物,也无特异的抗复吸治疗药物,治疗上以心理社会干预措施为主。对氯胺酮戒断症状治疗主要是对症治疗,如镇静催眠类药物、抗焦虑药和抗抑郁药等,同时辅以支持疗法,补充水或电解质,加强营养等。氯胺酮所致精神病性障碍,以精神科治疗为主,必要时应住院治疗。伴有其他心理障碍的可试用选择性 5-羟色胺再摄取抑制剂(SSRIs)、曲唑酮等药物治疗。

第四节　大麻类物质成瘾的诊断与治疗

一、临床症状

(一)急性中毒

在使用大麻期间或使用大麻后不久出现临床行为或心理改变,主要表现为运动协调功能受损、欣快感、焦虑、时间错觉、判断力受损、社会行为退缩。使用大麻两小时内出现以下两种或两种以上的症状:结膜充血、食欲增加、口干、心动过速。①

（二）依赖症状

1.耐受性:少量、间断性使用大麻通常不会像其他成瘾物质一样容易产生耐受性,通常也不需要增加剂量。但是患者如果长期、大剂量使用即会产生耐受性。例如患者在开始使用时会有心动过速、情绪改变、皮肤温度下降等症状表现,连续数日后上述表现即可减弱或消失。②

2.强迫性觅药行为:滥用者有不同程度的心理渴求,控制不了大麻使用频度、剂量,明知有害而仍然滥用。

（三）戒断症状

尽管大麻引起的急性戒断反应很少见,但是长期使用大麻的患者在停止使用数周或数个月后依然会出现失眠、情绪及其他方面变化。多数大麻成瘾者在戒断后会出现中到重度的戒断症状,包括心瘾、睡眠障碍、食欲减退、体重下降。此外,容易激惹、焦虑、情绪低落、精神紧张也比较常见。③

（四）心理行为症状

大麻滥用最常见的是人格改变,即长期使用后外表显得呆板、不修边幅、反应迟钝。还会导致记忆力、计算力和判断力下降,因而影响工作。青少年使用后容易形成一种称为"动机缺乏症状群"的情况,表现为情感淡漠、缺乏进取精神、人格与道德沦丧、对事物缺乏兴趣和追求。导致上述现象的原因可能是大麻蓄积慢性中毒。④

二、诊断

ICD-10 关于大麻所致精神和行为障碍诊断指南如下。

（一）依赖综合征

确诊依赖综合征通常需要在过去一年的某些时间内体验过或表现出下列至少 3 条。

1.对使用大麻有强烈的渴求和冲动感。

2.对使用大麻行为的开始、结束及剂量难以控制。

3.当减少或停止使用大麻时出现生理戒断症状,或为了减轻或避免戒断症状而使用同一种物质的意向。

4.耐受性依据:必须使用较高剂量的大麻才能达到过去较低剂量的效应。

---

① 杨良:《药物依赖学:药物滥用控制与毒品成瘾治疗》,人民卫生出版社 2015 年版,第 431 页。
② 郝伟、赵敏、李锦:《成瘾医学理论与实践》,人民卫生出版社 2016 年版,第 327 页。
③ 郝伟、赵敏、李锦:《成瘾医学理论与实践》,人民卫生出版社 2016 年版,第 327 页。
④ 郝伟、赵敏、李锦:《成瘾医学理论与实践》,人民卫生出版社 2016 年版,第 328 页。

5.因使用大麻逐渐忽视其他的快乐或兴趣。在获取、使用大麻或从其效应中恢复过来所需时间逐渐增加。

6.固执地使用大麻,而不顾及其危险后果。

(二)戒断症状

在反复、长时间或高剂量使用大麻后,在减量或停用时出现戒断症状,其起病和病程均有时间限制并与戒断前所使用的大麻的剂量相关。主要表现为易激惹、愤怒或攻击、敏感、焦虑、睡眠困难(例如失眠、令人不安的梦)、食欲下降、体重减轻、情绪低落等,有时出现躯体不适等,如腹痛、颤抖/震颤、出汗、发热、寒战或头痛。

(三)精神病性障碍

精神病性障碍是在使用大麻期间或之后立即出现的一类精神现象。其特点为生动的幻觉、人物定向障碍、妄想和牵连观念、精神运动性兴奋以及异常情感表现,但不存在严重的意识障碍。典型病例在 1 个月内至少部分缓解,在 6 个月痊愈。

三、治疗

大麻的躯体戒断症状比较轻微,通常不需特殊处理。对于大麻成瘾患者,目前还没有公认的或经证实有效的短期或长期治疗药物,针对患者具体情况,采用综合性对症治疗,心理干预尤其重要。

第九章　我国戒毒法律制度

第一节　我国戒毒法律法规

▌一、《禁毒法》出台前的戒毒法律法规

　　受国际毒潮泛滥的影响,20 世纪 80 年代,已经禁绝 30 多年的毒品犯罪在我国死灰复燃。我国政府利用各种手段和渠道,严厉打击毒品犯罪活动。[①] 同时,我国也投入大量的人力、物力和财力,先后出台了一系列法律文件,推动戒毒工作开展。

　　1981 年,国务院出台了《关于重申严禁鸦片烟毒的通知》,规定:"对于鸦片等毒品的吸食者,应当由公安、民政、卫生等部门组织强制戒除。"1982 年中共中央、国务院又发出了《关于禁绝鸦片烟毒问题的紧急指示》,提出"吸食毒品的人,要加强教育,令其到政府登记,限期戒除",以及"隐瞒或拒不登记,又逾期不戒除的,强制收容戒除,并给予必要的惩处"。

　　上述两个规定明确了政府对于吸毒行为的态度,即对于吸毒行为必须戒除。但两个规定都未对如何开展戒毒工作进行详细的规定,法律的操作性不强。

　　1990 年 12 月 28 日,第七届全国人大常委会第十七次会议通过了《全国人大常委会关于禁毒的决定》(以下简称《决定》),首次明确了我国的强制戒毒体系,明确了强制戒毒体系的基本结构,规定了对吸毒者的处置原则,并成为劳动教养戒毒的法律依据。[②]《决定》第 8 条规定:"吸食注射毒品的,由公安机关处十五日以下拘留,可以单处或者并处二千元以下的罚款,并没收毒品和吸食、注射器具……吸食、注射毒品成瘾的,除依照前款规定处罚外,予以强制戒除,进行治疗、教育。强制戒除后又吸食、注射毒品的,可以实行劳动教养,并在劳动教养中强制戒除。"1995 年国务院根据《决定》制定了《强制戒毒办法》,系统地对强制戒毒加以规范。《决定》是这个时期禁毒工作最重要的法律依据,它明确了吸毒行为的性质、吸毒者的法律处分、戒毒体系、戒毒机构、戒毒对象、戒毒方法等内容,形成了以"强制、劳教戒毒为主,自愿戒毒为辅"的戒毒法律制度,为构建当今中国的戒毒模式进一步打下了前期的基础。[③]

---

① 　关莹、赵志远:《浅议我国人性化戒毒康复模式探索》,载《青年文学家》2010 年第 21 期。
② 　张晴:《中国戒毒体制的演变历程和模式比较》,载《云南警官学院学报》2012 年第 2 期。
③ 　张晴:《中国戒毒体制的演变历程和模式比较》,载《云南警官学院学报》2012 年第 2 期。

上述戒毒法律制度的出台受当时社会背景的影响,也与当时民众对吸毒这一社会现象的认识水平有着直接的关联。随着社会主义法治化进程的推进,加之禁毒实践不断深入,以强制戒毒为主的戒毒模式越来越不适应禁毒形势的需求。

二、《中华人民共和国禁毒法》

2007年12月29日,第十届全国人民代表大会常务委员会第三十一次会议通过了《中华人民共和国禁毒法》(以下简称《禁毒法》),对禁毒工作进行了全面系统的规范,将先前有关禁毒的法律法规进行了整合,尤其是在戒毒措施方面有了相当大的突破,开启了我国新时期戒毒工作新纪元,对戒毒工作产生的作用积极且重要。

(一)戒毒措施得以完善

《禁毒法》在总结多年来戒毒工作经验的基础上,专门设立了"戒毒措施"一章,确立了我国新的戒毒制度,规定了自愿戒毒、社区戒毒、强制隔离戒毒、社区康复四大戒毒措施。《禁毒法》坚持以人为本的理念,将吸毒人员视为具有病人、违法者、受害者三重属性,对其实行惩罚、教育和救治相结合的方针,规定国家采取各种有力措施帮助吸毒人员戒除毒瘾,教育和挽救吸毒人员。遵循科学戒毒原则和戒毒疗程规律,《禁毒法》从法律层面保障了戒毒治疗必经的生理脱毒、身心康复、融入社会三个阶段,健全了戒毒康复制度,为建立集生理脱毒、身心康复和融入社会于一体的戒毒康复模式提供了法律保障。[①]

1.确立了自愿戒毒的法律地位

《禁毒法》第36条对自愿戒毒措施进行了详细的规定,为自愿戒毒的实施提供了明确的指导。《禁毒法》规定自愿戒毒治疗不能以营利为目的,一定意义上体现了自愿戒毒的公益性,吸毒人员参与自愿戒毒的本身体现了较强的戒毒意愿,表达了戒除毒瘾的决心,自愿戒毒这种制度善意对于鼓励吸毒人员主动回归社会具有积极的效应。[②] 这项措施的实施可以减少强制隔离戒毒的收治人数,减少收容压力,减少国家对戒毒的投入。

2.创设了社区戒毒和社区康复戒毒措施

《禁毒法》第33条规定"对吸毒成瘾人员,公安机关可以责令其接受社区戒毒",第34条规定"城市街道办事处、乡镇人民政府可以指定有关基层组织,根据戒毒人员本人和家庭情况,与戒毒人员签订社区戒毒协议,落实有针对性的社区戒毒措施……对无职业且缺乏就业能力的戒毒人员,应当提供必要的职业技能培训、就业指导和就业援助"。社区戒毒将社会化工作的方法和手段与戒毒工作相结合,充分发挥社区的丰富资源,发动社会上包括志愿者、医生、社工等各阶层在内的广泛社会力量,使他们参与到戒毒工作中。

社区戒毒一定意义上汲取了国外戒毒的有益经验,摒弃了吸毒人员仅是违法者的观念,改变了必须通过限制人身自由的方式戒除毒瘾的旧思维,为戒毒工作注入了人性、科

① 佚名:《预防为主 确定"四禁并举"方针——〈中华人民共和国禁毒法〉解读》,载《司法业务文选》2008年第1期。
② 陈昊明:《我国自愿戒毒制度的现状与完善》,载《江苏警官学院学报》2020年第5期。

学的元素。社区戒毒在家庭功能修复、社会融入、职业发展等方面具有明显优势,能够让社区戒毒人员享有更多的保障机制。这些优势一定程度上增强了吸毒人员对戒毒工作的心理认同,激发他们戒毒的积极性,能够最大限度提高戒毒康复的效果。

吸毒人员戒除毒瘾一般要经历脱毒、康复、后续照管等几个阶段。戒毒人员解除强制隔离回归社区后,是否能够得到后续的照管、关心和帮助,决定了戒毒治疗效果能否得到巩固。社区康复措施就是以法律的规定,明确了对吸毒人员解除强制隔离后,继续督促其保持操守,促进功能恢复,巩固强制隔离戒毒成果,使戒毒措施之间衔接起来,进一步完善戒毒模式的构建。

3.规定了强制隔离戒毒措施

《禁毒法》将原有的强制戒毒和劳教戒毒这两种戒毒措施合二为一,整合为强制隔离戒毒措施。强制戒毒和劳教戒毒是一定时代背景下应对毒品治理所需要采取的戒毒措施,曾对于遏制毒品泛滥蔓延起到了积极作用。但是,最长六个月的强制戒毒措施对于戒除毒瘾的目标来讲显得有些微弱,康复功能尚未实现导致较高复吸率。劳教戒毒是较为严厉的戒毒措施,但与吸毒成瘾者作为慢性脑病病人这一性质并未对症,威慑力空转。强制隔离戒毒在尊崇毒品戒治规律的基础上,采取一般强制隔离2年的限制人身自由的措施,对吸毒人员采取身体康复、心理治疗、法治教育和职业技能培训等方式,帮助戒毒人员减轻或消除对毒品的依赖,较之强制戒毒和劳教戒毒的组合更符合法治精神和科学界定理念。

（二）戒毒理念更为科学

长期以来,吸毒者一直被作为违法者予以严厉惩处,吸毒人员在社会公众眼中被界定为"道德低下者""违法者""行为越轨者"。随着戒毒"医疗模式"的兴起,吸毒成瘾者逐渐被认为是一类脑部慢性疾病患者,需要接受医学治疗和心理康复治疗。《禁毒法》赋予戒毒人员"病人、违法者、受害者"三重属性,体现了国家对吸毒者法律定位的"医疗模式"取向,树立了戒毒措施医疗化、贯彻教育与矫正的全新戒毒理念。吸毒人员虽然实施了吸毒行为,但是其吸毒的起因非常复杂,简单地认为吸毒行为是由道德低下以及自我控制能力低下造成的,已经不符合科学的认知。在社会多元价值的影响下,吸毒行为不应当仅仅被处以严厉的惩罚。"医疗式"戒毒模式的兴起使吸毒成瘾人员被视为病人,该模式注重戒毒者身体和心理的治疗与康复,帮助戒毒者消除对毒品的依赖,重新回到健康生活的状态。

《禁毒法》的颁布第一次从立法层面确立了禁毒工作在我国的重要地位,重新整合了戒毒制度,使我国的戒毒工作实践有了新的理念,并由此启动了全国戒毒工作的全面转型和跨越发展,标志着我国戒毒工作进入法制化的全新时期。

▌ 三、《戒毒条例》

2011年6月26日,国务院常务会议审议通过了《戒毒条例》,自颁布之日起开始实施。2018年9月18日,根据国务院第703号《国务院关于修改部分行政法规的决定》修订。《戒毒条例》具有如下诸多亮点。

（一）确立了戒毒工作机制

根据《禁毒法》第 4 条的规定,我国实行"政府统一领导、有关部门各负其责、社会广泛参与"的禁毒工作机制。《戒毒条例》第 2 条在此基础上进一步确立了戒毒工作机制,明确规定"县级以上人民政府应当建立政府统一领导,禁毒委员会组织、协调、指导,有关部门各负其责,社会力量广泛参与的戒毒工作体制"。

《戒毒条例》中"政府统一领导"是指县级以上人民政府的统一领导。戒毒工作是禁毒工作的重要组成部分,需要全社会共同参与、群策群力。我国当前面临的毒品形势严峻,毒品非常复杂,禁毒是一项长期、复杂、艰巨的系统工程,牵涉到社会的各个方面,必须有强有力的政府统一领导。[1] 只有在政府统一领导下,才能充分组织和动员社会资源,保证各项戒毒措施落实到位,从而有效遏制毒品问题的发展蔓延。

《戒毒条例》重申了禁毒委员会的组织、协调、指导职责。毒品成瘾机制的复杂性决定了戒毒工作也必然是复杂的,因此不可能采取那种设立一个专门机构专司戒毒的工作体制,而建立一种既能有效整合各相关部门管理资源、形成管理合力,又能够及时协调部门间合作、统筹全局、指导各个相关部门的禁毒工作的领导体制是最优选择。禁毒委员会是法定设置的具有组织、协调和指导禁毒工作职能的部门,由其统筹、协调、指导戒毒工作有利于各种力量在戒毒工作中形成合力。

《戒毒条例》明确了有关部门各负其责。规定了公安机关、司法行政部门、卫生行政部门等单位的职责,同时要求民政、人力资源和社会保障以及教育等部门在社区戒毒、社区康复、职业技能培训中承担指导和支持的职责,工会、共青团和妇联等单位应当发挥各自优势,积极参与戒毒工作。只有所有相关部门切实履行自己的职责,相互配合、相互协作,形成管理合力,才能将各项工作落到实处。[2]

《戒毒条例》强调在戒毒工作中社会力量广泛参与。戒毒问题是一个社会问题,解决社会问题,必须设法动员各种有力的社会资源,鼓励各种社会力量积极参与。

（二）明确了戒毒工作原则

《戒毒条例》确立了我国戒毒工作坚持以人为本、科学戒毒、综合矫治、关怀救助的原则。

1.以人为本

以人为本原则,首先要正确把握毒品成瘾人员的身份定位,他们是违法者,又是病人和受害者,要摒弃过去法律法规偏重从道德和维护社会秩序角度看待毒品成瘾者,要更多从医学或人道主义出发,体现出更多的人文关怀,尊重戒毒人员的人格和尊严,关注他们的利益和需求,切实保障戒毒人员的合法权益。树立尊重、接纳、宽容、温暖、关怀的服务

---

[1] 安建:《中华人民共和国禁毒法释义》,法律出版社 2008 年版,第 18 页。
[2] 胡江:《制度细化与理念更新:〈戒毒条例〉解读》,载《福建警察学院学报》2011 年第 5 期。

理念,最大限度调动戒毒人员接受教育矫治的积极性和主动性,激发和强化他们戒毒的动机,通过提供心理辅导、行为矫正、法律咨询、就业指导、助学帮困等服务,从根本上使吸毒人员感受到人格平等和社会关爱,促进吸毒人员自身和谐的进程。做到不抛弃、不放弃、不歧视,努力营造平等、和谐的人文环境,帮助他们重树信心,努力戒除毒瘾,顺利融入社会。

2.科学戒毒

科学戒毒,首先要正确认识毒品成瘾的机制,认识到毒品成瘾是由生理、心理、社会多方面原因所致。要遵循戒毒工作规律,运用医学、心理学、社会学、教育学、管理学等多学科知识和方法,构建科学、系统的"生理—心理—社会"戒治模式。为戒毒人员提供戒毒治疗、心理治疗、身体康复训练和卫生、道德、法制教育,开展职业技能培训,改变"重管教、轻戒治"的传统做法。根据对象不同的性格和成长经历、滥用不同种类的毒品、不同程度的成瘾等情况,采取分别管理、针对性治疗和分级管理等制度,根据戒毒人员的不同情况设定不同的管理和治疗措施,做到科学合理地区别对待。[①] 这些都体现了科学戒毒原则。

3.综合矫治

采取综合矫治本就是科学戒毒的一个表现。毒品成瘾的原因复杂多样。多元化成瘾原因要求对成瘾问题进行综合矫治,在生理脱毒、身心康复、良好行为养成、人际关系修复等方面设计出一套系统、完整的矫治方案,对戒毒人员开展多方面的戒毒治疗与康复工作。

4.关怀救助

关怀救助,指的是对需要帮助的人在精神上予以关心照顾,在物质上给予一定的援助。许多成瘾人员因为吸毒导致家庭经济困难、家庭破裂,在社会上也经常遭受歧视,导致就业困难。这些不利的因素会严重影响戒毒人员重返社会,导致戒毒失败。教育和挽救帮助吸毒人员戒除毒瘾,是全社会的共同责任,国家鼓励、扶持社会组织、企业、事业单位和个人参与戒毒科研、戒毒社会服务和戒毒社会公益事业。县级以上人民政府应当按照国家有关规定将戒毒工作所需经费列入本级财政预算,为戒毒工作提供经济保障。各相关部门依法开展戒毒工作、药物维持治疗,开展文化、道德、法制教育、就业等培训,建立最低生活保障、医疗保障、养老保障和其他社会保障,确保戒毒人员在入学、就业、享受社会保障方面不受歧视,更好帮助他们重返社会。

(三)细化各项戒毒措施

《戒毒条例》第2条规定了我国的戒毒工作体系,即"戒毒治疗、康复指导、救助服务兼备"的工作体系。在这一工作体系之下,《戒毒条例》第2章至第5章详细规定了自愿戒毒、社区戒毒、强制隔离戒毒和社区康复4种戒毒措施,对执行《禁毒法》规定的戒毒措施作了配套的细化规定,以社区戒毒措施为例,《戒毒条例》明确了具体问题的界定,如于"严

---

① 胡江:《制度细化与理念更新:〈戒毒条例〉解读》,载《福建警察学院学报》2011年第5期。

重违反社区戒毒协议"的标准,这个规定让困扰社区戒毒措施执行的问题得以解决。[①]《戒毒条例》还规定了社区戒毒的执行细节,细化了相关机构的具体职责,规定了社区戒毒的变更问题。这些细化的规定使得社区戒毒的执行有了较为明确的可操作的程序与标准,有助于戒毒措施的落地执行。

(四)注重社会力量参与戒毒工作

《戒毒条例》在《禁毒法》的基础上,将我国的戒毒工作体制确定为"政府统一领导,禁毒委员会组织、协调、指导,有关部门各负其责,社会力量广泛参与"。在这一戒毒工作体制中,戒毒工作不仅是有关部门的职责,而且特别强调社会力量的作用,尤其是社会力量对戒毒工作的参与。同时,为了保障社会力量参与戒毒工作的积极性,《戒毒条例》还规定了相应的鼓励措施,其第8条规定,国家鼓励、扶持社会组织、企业、事业单位和个人参与戒毒科研、戒毒社会服务和戒毒社会公益事业,并对在戒毒工作中有显著成绩和突出贡献的给予表彰、奖励。这样的规定一方面重视社会力量在戒毒工作中的重要地位,同时又为社会力量参与戒毒工作提供了法律上的保证。

《戒毒条例》也强调社会力量在戒毒管理中的参与,具体实施社区戒毒的责任主体包括社区戒毒专职工作人员、社区民警、社区医务人员、社区戒毒人员的家庭成员以及禁毒志愿者。可见,其人员范围十分广泛,这有助于充分调动社会各方力量参与戒毒工作,形成社会联动机制。对于社区康复,在当事人同意的情况下,也可以在戒毒康复场所中执行,体现出戒毒场所的多样性和灵活性。此外,在关于自愿戒毒和强制隔离戒毒措施的规定中,也有大量重视社会力量的具体规定,例如在强制隔离戒毒过程中,规定了对戒毒人员家属的告知程序,这不仅保证了戒毒人员家属的知情权,也有助于调动家属配合、支持戒毒工作,为戒毒工作的开展创造良好的社会条件。

综上,《戒毒条例》是对《禁毒法》关于戒毒制度的细化,其让新的更加科学的戒毒理念以法律形式确立下来,并让新确立的戒毒措施具备了可操作性,能够更好地推进戒毒工作。这两部法律法规"标志着具有中国特色的禁毒法律制度的体系已经建立"。[②]

四、《吸毒检测程序规定》

《禁毒法》第31条第2款规定"吸毒成瘾人员应当进行戒毒治疗"。法律规定的戒毒对象是吸毒成瘾人员,这一对象具有两层属性,首先他吸毒,其次吸毒达到成瘾状态。一个人是否吸毒,需要一个合法的科学认定,即需要按照法定程序进行吸毒检测。《禁毒法》第32条规定:"公安机关可以对涉嫌吸毒的人员进行必要的检测,被检测人员应当予以配合;对拒绝接受检测的,经县级以上人民政府公安机关或者其派出机构负责人批准,可以强制检测。"但《禁毒法》并未对如何开展吸毒检测作详细的规定,为维护法律尊严,规范公安机关吸毒检测工作,保护当事人的合法权益,公安部于2009年制定了《吸毒检测程序规

① 胡江:《制度细化与理念更新:〈戒毒条例〉解读》,载《福建警察学院学报》2011年第5期。
② 胡江:《制度细化与理念更新:〈戒毒条例〉解读》,载《福建警察学院学报》2011年第5期。

定》(以下简称《规定》),2016年根据实际情况进行了修订。《规定》共 22 条,主要内容包括以下几个方面。

(一)吸毒检测的对象

《规定》第 2 条规定:"吸毒检测的对象,包括涉嫌吸毒的人员,被决定执行强制隔离戒毒的人员,被公安机关责令接受社区戒毒和社区康复的人员,以及戒毒康复场所内的戒毒康复人员。"这四类吸毒检测对象,后三种都是戒毒康复人员,确有必要进行检测以督促戒毒康复对象保持操守。但对于第一类涉嫌吸毒的人员之规定显得宽泛,涉嫌吸毒的标准比较模糊,公安机关民警在日常工作中不太容易把握。检测对象的范围太宽了,难免浪费资源,同时可能造成对无辜者合法权利的侵犯,有待新的法律法规加以细化。

(二)吸毒检测的方法

《规定》第 3 条规定:"吸毒检测分为现场检测、实验室检测、实验室复检。"不同检测方法规定由不同主体实施:现场检测由县级以上公安机关或者其派出机构进行;实验室检测由县级以上公安机关指定的取得检验鉴定机构资格的实验室或者有资质的医疗机构进行;实验室复检由县级以上公安机关指定的取得检验鉴定机构资格的实验室进行;实验室检测和实验室复检不得由同一检测机构进行。对主体资格的限制一定程度上可以保证检测结果的科学性。

在被检测对象对检测结论有异议的情况下,《规定》明确了进行实验室检测和实验室复检的流程。该流程使得多种检测方法具有程序上的递进关系,这种制度的设计可以最大程度上保证检测结果的客观性,也可以看成是对检测对象权利的救济形式,一定程度上对检测对象的权益给予了保障。

(三)吸毒检测样本

《规定》明确了检测样本为采集的被检测人员的尿液、血液、唾液或者毛发等生物样本。尿液检测是常用的现场检测方式,近几年,随着《涉毒人员毛发样本检测规范》的印发和毛发毒品检测仪的研发与生产,毛发检测也成为常用的检测方式。尿液检测和毛发检测相辅相成。

(四)吸毒检测过程

《规定》规定了吸毒检测样本的采集必须使用专用器材,现场检测必须使用经过国家主管部门批准生产的合格产品;样本的采集、送检、检测由两个或以上工作人员进行;现场检测结果当场告知,并要求被检测人签名;对检测结果有异议的,被检测人可以向公安机关提出实验室检测申请;被检测人员拒绝接受检测的,经县级以上公安机关或者其派出机构负责人批准,可以对其进行强制检测。

(五)检测费用承担

《规定》第 18 条规定:"现场检测费用、实验室检测、实验室复检的费用由公安机关承担。"现场检测由公安机关决定,检测费用较低,理所当然由公安机关承担。实验室检测与实验室复检可以直接由公安机关认为必要的时候进行,但更多时候是被检测对象对检测结果产生异议的时候进行的,此时该两种检测方法就具有对被检测对象合法权益进行救济的意义。2009 年《规定》明确现场检测费用、实验室检测、实验室复检的费用由公安机关承担,但被检测人申请实验室检测和实验室复检的,除另外规定,费用由申请人承担。实验室检测和实验室复检由市场化机构实施,其费用通常不低,如果由被检测人承担显然对许多处于弱势的被检测人而言是个不小的负担,这必定会对被检测人行使救济权利产生不利影响。2016 年修订后的《规定》删除了被检测人承担申请实验室检测与实验室复检费用的规定,对于保障被检测人的权益产生了积极作用。

(六)法律责任

对于公安机关来说,吸毒检测是发现检测对象吸食毒品行为,对其采取行政处罚措施的依据,若吸毒人员吸毒成瘾,吸毒检测也是对其采取戒毒措施,帮助其戒除毒瘾的前置程序,不可缺少。但如果上述检测的最终结果失真,检测对象不仅要面临人身自由被剥夺的客观处境,还要背负被强制治疗的现实命运。除此之外,"被吸毒"结论的得出还将打乱检测对象正常的生活节奏,中断学习计划,阻滞工作进程,并使其心理背负沉重的负担和巨大的精神痛楚。① 如果只是简单规定检测对象的检测义务,而对检测主体缺乏有效的责任归咎,权利与义务的不对等将使被检测对象处于被动处境。

因此,《规定》第 19 条规定了吸毒检测相关机构或人员违反《规定》的情形以及相应的法律责任。公安机关、鉴定机构或者其工作人员出现以下情形之一,应当依照有关规定,对相关责任人给予纪律处分或者行政处分,构成犯罪的,依法追究刑事责任:一是因严重不负责任给当事人合法权益造成重大损害的;二是故意提供虚假检测报告的;三是法律、行政法规规定的其他情形。该条款规定对于督促公安机关严格依法执法,保障被检测人的合法权益起到了积极作用。

■ 五、《吸毒成瘾认定办法》

吸毒和吸毒成瘾具有不同的概念属性。吸毒是一种行为,指行为人非法吸食、注射毒品,该行为可以通过吸毒检测和相关证据予以认定。吸毒成瘾则是因反复吸毒导致的慢性复发性脑病,不同的毒品的成瘾性是不一样的,不同的吸毒人员因个体身体状况的差异,成瘾潜力也不同。因此,吸毒人员是否吸毒成瘾是需要进行科学认定的。《禁毒法》第33 条和第 38 条明确规定,对于吸毒成瘾人员或吸毒成瘾严重人员,公安机关可以责令其接受社区戒毒或者决定其参加强制隔离戒毒。但该法对于何谓"吸毒成瘾",以及如何认

---

① 陈伟:《吸毒检测程序的现实困境与出路探寻——以〈吸毒检测程序规定〉为中心的解读》,载《海南大学学报(人文社会科学版)》2011 年第 6 期。

定"吸毒成瘾",却没有作出进一步的解释。[①] 根据《禁毒法》的相关规定,2010 年 11 月《吸毒成瘾认定办法》(以下简称《办法》)由公安部部长办公会议通过,并经卫生部同意,自 2011 年 4 月 1 日起施行。2016 年 12 月,公安部、国家卫生和计划生育委员会对《吸毒成瘾认定办法》进行了修订,使用至今。《办法》的主要内容如下。

(一)科学界定吸毒成瘾

《办法》出台之前,我国既没有制定吸毒成瘾的认定标准,也没有可参照执行的认定吸毒成瘾程序的规范性文件。基层公安机关在禁毒实践工作中,一直都是参照公安部 1998 年《关于对吸食、注射毒品人员成瘾标准界定问题的批复》。该文件指出:"注射毒品人员成瘾标准的界定意见:有证据证明其吸毒,且查获时尿样毒品检测为阳性的,认定为成瘾。"以此为成瘾标准,混淆了吸毒和吸毒成瘾的概念,显然是不妥的。《办法》第 2 条将吸毒成瘾界定为"慢性复发性脑病",这一界定与《禁毒法》将吸毒者看成是病人、受害者与违法者的理念是吻合的,与《戒毒条例》所确立的"以人为本、科学戒毒、综合矫治、关怀救助"戒毒原则也是一脉相承的,具有科学性。

(二)明确吸毒成瘾认定主体的资质

吸毒成瘾认定的主体,以公安机关为主,戒毒医疗机构为辅。《办法》第 4 条规定:"公安机关在执法活动中发现吸毒人员,应当进行吸毒成瘾认定;因技术原因认定有困难的,可以委托有资质的戒毒医疗机构进行认定。"

(三)规定吸毒成瘾认定标准

《办法》将吸毒成瘾分为成瘾和严重成瘾两种情形,分别规定了不同成瘾程度的认定标准,将不同成瘾程度作为采取不同戒毒措施的依据。

1.吸毒成瘾认定的标准

《办法》第 7 条规定了公安机关认定吸毒成瘾的标准:人体生物样本检测阳性、有证据证明有吸毒行为、有戒断症状或者有证据证明吸毒史。吸毒人员同时具备以上三种情形,公安机关方可认定吸毒人员成瘾。

2.吸毒成瘾严重认定标准

《办法》第 8 条规定了吸毒成瘾严重的标准:(1)曾经被责令社区戒毒、强制隔离戒毒(含《禁毒法》实施以前被强制戒毒或者劳教戒毒)、社区康复或者参加过戒毒药物维持治疗,再次吸食、注射毒品的;(2)有证据证明采取注射方式使用毒品或者多次使用两类以上毒品的;(3)有证据证明其使用毒品后伴有聚众淫乱、自伤自残或者暴力侵犯他人人身、财产安全等行为的。吸毒成瘾人员只要具备以上情形之一,公安机关就可认定其吸毒成瘾严重。

---

① 张晓春、陈静:《吸毒成瘾检验及认定的法律思考——介评〈吸毒成瘾认定办法〉》,载《云南警官学院学报》2013 年第 6 期。

■ 六、其他与戒毒相关法律法规

戒毒工作涉及面甚广,且因为我国开展戒毒工作时间并不长,许多做法实际上是在实践中不断探索的,因此关于戒毒工作的法律法规除了前面列举的几个主要法律法规之外,还有大量的各个时期出台的部门规范性文件和部门规范工作文件,对戒毒各项工作予以规范。这种法律文件数量较多,大多是与各种戒毒措施相关,可以以法律规定的戒毒措施为标准进行归类。

(一)与自愿戒毒相关的法律文件

1.《医疗机构戒毒治疗科基本标准(试行)》和《戒毒医院基本标准(试行)》

这两个文件涉及医疗机构戒毒治疗基本标准和戒毒医院基本标准,规定了戒毒治疗机构的床位、人员、科室设置、医疗用房、设施设备、规章制度和注册资金等项目标准。对于加强戒毒医疗服务管理、提高戒毒医疗服务质量、规范开展戒毒医疗机构的设置和戒毒医疗服务行为具有积极作用。

2.《戒毒药物维持治疗工作管理办法》

药物维持治疗是自愿戒毒的重要形式,对于减少毒品危害有积极意义。为了加强对戒毒药物维持治疗工作的管理,巩固戒毒成效,规范戒毒药物维持治疗工作,原国家卫生和计划生育委员会、公安部和原国家食品药品监管总局联合制定了《戒毒药物维持治疗工作管理办法》。该文件确定了戒毒药物维持治疗工作纳入各级人民政府防治艾滋病与禁毒工作规划,实行政府统一领导,有关部门各负其责,社会广泛参与的工作机制,以及公益性原则。明确了三个部门在组织管理上的各项职能,规定了治疗药品管理的具体措施,细化维持治疗的各项规定,对监督管理和保障措施作了细致的制度安排。

3.《戒毒治疗管理办法》

《禁毒法》和《戒毒条例》颁布实施之后,经过多年实践,为了进一步加强戒毒治疗服务管理,规范戒毒治疗服务行为,保证戒毒治疗质量安全,国家卫生健康委、公安部、司法部对《戒毒医疗服务管理暂行办法》进行了修订,修订后为《戒毒治疗管理办法》,自2021年7月1日起开始实施。该办法明确了各部门在管理上的职责分工,规定了医疗机构登记的条件和执业人员资格,规范了执业规则,制定了监督管理措施。

(二)与强制隔离戒毒相关的法律文件

1.《公安机关强制隔离戒毒所管理办法》

我国的强制隔离戒毒措施实行双轨制,被强制隔离戒毒的人员在公安机关的强制隔离戒毒场所执行强制隔离戒毒3个月至6个月后,转至司法行政部门的强制隔离戒毒场所继续执行强制隔离戒毒。因为这一制度设计,需要对公安机关的强制隔离戒毒工作进行规范,2011年9月19日公安部部长办公会议通过了《公安机关强制隔离戒毒所管理办法》。该办法对公安强制隔离戒毒所的设置、入所检查登记、所内管理、医疗、教育、康复和出所等各项工作进行了详细规定,是公安机关规范开展强制隔离戒毒的法律依据。

2.《司法行政机关强制隔离戒毒工作规定》

为规范司法行政机关强制隔离戒毒工作,帮助吸毒成瘾人员戒除毒瘾,维护社会秩序,司法部制定了《司法行政机关强制隔离戒毒工作规定》。该文件重申了《戒毒条例》所确定的戒毒工作原则,从场所设置、接收、管理、治疗康复、教育、生活卫生和解除等强制隔离戒毒的各个环节进行了规定,是司法机关开展强制隔离戒毒的重要依据。

3.《强制隔离戒毒诊断评估办法》

《禁毒法》第 47 条第 2 款、第 3 款规定:"执行强制隔离戒毒一年后,经诊断评估,对于戒毒情况良好的戒毒人员,强制隔离戒毒场所可以提出提前解除强制隔离戒毒的意见,报强制隔离戒毒的决定机关批准。强制隔离戒毒期满前,经诊断评估,对于需要延长戒毒期限的戒毒人员,由强制隔离戒毒场所提出延长戒毒期限的意见,报强制隔离戒毒的决定机关批准。强制隔离戒毒的期限最长可以延长一年。"《戒毒条例》第 35 条规定:"强制隔离戒毒诊断评估办法由国务院公安部门、司法行政部门会同国务院卫生行政部门制定。"为了贯彻落实《禁毒法》《戒毒条例》,公安部、司法部、原国家卫生计生委共同制定了《强制隔离戒毒诊断评估办法》,该办法于 2013 年 9 月 2 日开始实施。《强制隔离戒毒诊断评估办法》明确了强制隔离戒毒诊断评估应当坚持依法、科学、公正、公开的原则,确定了诊断评估内容包括生理脱毒评估、身心康复评估、行为表现评估、社会环境与适应能力评估,制定了各项内容的评估标准,规定了诊断评估的程序。《强制隔离戒毒诊断评估办法》对于进一步规范强制隔离戒毒诊断评估工作,切实保障戒毒人员合法权益具有重要意义。

4.《国家禁毒委员会办公室、公安部、卫生计生委等关于加强病残吸毒人员收治工作的意见》

较长时期以来,受场所条件、医疗能力、执法水平等因素的影响和制约,一些患有艾滋病、心脏病、尿毒症、传染病等严重疾病和吞食异物自伤自残的吸毒成瘾严重人员(以下简称病残吸毒人员)没有入所执行强制隔离戒毒,致使大量病残吸毒人员流散社会,有的公然在社会上吸食毒品,造成艾滋病等传染性疾病传播扩散,有的大肆进行盗窃、抢劫、敲诈、贩毒等违法犯罪活动,严重危害社会治安,严重影响人民群众安全感,严重损害法律严肃性和执法公信力。为解决该问题,国家禁毒委员会办公室、公安部等 8 个国家机关联合制定了《国家禁毒委员会办公室、公安部、卫生计生委等关于加强病残吸毒人员收治工作的意见》(以下简称《意见》)。《意见》主要从下面四个方面进行规定:

(1)加快建立专门收治病残吸毒人员的区域、场所和医疗机构(病区、中心),着力提升戒毒医疗服务能力。

(2)严格依法对病残吸毒人员进行强制收戒治疗,积极提供帮扶救助服务。

(3)加强对病残吸毒人员专门收治场所和区域的管理,完善各项管理制度。

(4)切实加强对病残吸毒人员收治工作的组织领导,不断完善保障机制。

《意见》的下发实施,使得长期以来困扰禁毒工作的病残人员收治难的问题得到较大的改善。2018 年 3 月 15 日,国家禁毒办会同公安部监管局、司法部戒毒管理局制定了《强制隔离戒毒所收戒病残吸毒人员标准(试行)》,该标准作为《意见》的配套措施,有利于切实提高强制隔离戒毒执行率,解决病残吸毒人员收治问题。

（三）与社区戒毒社区康复相关的法律文件

1.《关于加强社区戒毒社区康复工作的意见》

加强社区戒毒社区康复工作，事关禁毒工作全局、社会和谐稳定、人民安居乐业，对于深入推进禁毒人民战争、实现禁毒斗争形势持续好转具有重要意义。2013 年 1 月 18 日，国家禁毒委员会办公室、中央社会管理综合治理委员会办公室、公安部、卫生部、民政部、司法部、人力资源和社会保障部、全国总工会、共青团中央、全国妇女联合会等部门下发《关于加强社区戒毒社区康复工作的意见》，以推动社区戒毒社区康复工作。该《意见》主要从四点上加强社区戒毒社区康复工作：一是充分认识加强社区戒毒社区康复工作的重要性和紧迫性；二是进一步明确社区戒毒社区康复工作的指导思想和基本目标；三是建立健全社区戒毒社区康复工作体系；四是切实落实社区戒毒社区康复工作措施。这些意见对于进一步提高对戒毒人员的管理和服务工作水平，切实落实戒毒治疗、康复指导、就业安置、救助服务措施，最大限度地减少毒品社会危害起到积极作用。

2.《关于加强戒毒康复人员就业扶持和救助服务工作的意见》

2014 年 3 月 26 日，国家禁毒委员会办公室等十一个国家机关联合下发《关于加强戒毒康复人员就业扶持和救助服务工作的意见》，从四个方面加强对戒毒康复人员就业扶持和救助服务：完善就业扶持政策，积极帮助戒毒康复人员融入社会；加强职业技能培训，提高戒毒康复人员就业创业能力；落实社会保障政策，改善戒毒康复人员生活条件；加强组织领导，切实落实戒毒康复人员就业扶持和救助服务工作措施。该意见是巩固戒毒成果、减少毒品危害的必然要求，也是创新特殊人群管理服务、改善保障民生、维护社会和谐稳定的重要举措。

3.《关于加强禁毒社会工作者队伍建设的意见》

禁毒工作中大量的工作内容属于社会工作，禁毒社会工作者是专职从事禁毒社会工作的人员。发展禁毒社会工作、加强禁毒社会工作者队伍建设，是增强禁毒工作专业力量、完善禁毒工作队伍结构、推进禁毒工作社会化的重要途径，是健全禁毒社会服务体系、创新禁毒社会服务方式、提升禁毒社会服务水平的有力手段，是推进毒品问题治理体系和治理能力现代化的必然要求。2017 年 1 月 20 日，国家禁毒委员会办公室等十二个国家机关联合下发《关于加强禁毒社会工作者队伍建设的意见》，提出加强禁毒社会工作者队伍建设的总体规划，明确禁毒社会工作者的职责任务，培养壮大禁毒社会工作者队伍，建立健全禁毒社会工作服务制度，加强对禁毒社会工作者队伍建设的组织领导五个方面意见。该意见有助于不断完善毒品问题治理体系，持续提升禁毒工作的社会化、职业化、专业化、科学化水平。

（四）地方戒毒条例

毒品问题是社会问题，受不同地方地理人文情况影响，毒品问题可呈现地方性特点。以国家统一禁毒法律为基础，根据地方特色，制定符合地方需求的禁毒地方性法规有助于细化行政举措，解决具体问题，补充法律空白，开展前沿探索，创新制度机制，完善社会治理,是禁毒法制建设的有益补充。

我国已有 20 多个省份和武汉市、凉山彝族自治州、珠海经济特区等地级行政区出台了地方禁毒条例。这些地方性禁毒法规在完善禁毒法律体系、推进毒品问题治理体系和治理能力现代化方面,发挥着越来越重要的作用。

第二节　我国戒毒措施

社区戒毒、自愿戒毒、强制隔离戒毒以及社区康复,共同组成了《禁毒法》所规定的"戒毒措施",《戒毒条例》对上述戒毒制度体系予以细化。各种戒毒措施在理论立场、执行主体、措施强度等特征上差别迥异,从近似完全自主的自愿戒毒到彻底由公权力机关主导的强制隔离戒毒,体现了国家对吸毒者不同的属性定位以及在此基础上所秉持的差异性处遇态度。[①] 不同的戒毒措施应对吸毒群体中的不同个体,在社会治理当中发挥差异性的作用。

一、自愿戒毒

《禁毒法》第 36 条规定:"吸毒人员可以自行到具有戒毒治疗资质的医疗机构接受戒毒治疗。"《戒毒条例》第 9 条规定:"国家鼓励吸毒成瘾人员自行戒除毒瘾。吸毒人员可以自行到戒毒医疗机构接受戒毒治疗。对自愿接受戒毒治疗的吸毒人员,公安机关对其原吸毒行为不予处罚。"这体现了首先将吸毒成瘾者视为病人的理念和鼓励吸毒人员主动、积极进行戒毒治疗的政策。

（一）自愿戒毒概述

自愿戒毒,是指吸毒人员基于自愿,自行到具有戒毒治疗资质的医疗机构接受戒毒治疗的行为。《禁毒法》和《戒毒条例》实际上还规定了另外两种形式:吸毒成瘾人员经公安机关同意,自愿进入强制隔离戒毒场所戒毒的;自愿戒毒人员还可以自愿与戒毒康复场所签订协议,到戒毒康复场所戒毒康复、生活和劳动。在我国,戒毒药物维持治疗制度只要是针对自愿戒毒者,可以视其为自愿戒毒措施的一种。自愿戒毒为吸毒人员提供了改过自新的出路,使其可以在自主选择的基础上实现戒毒愿望。[②]

（二）自愿戒毒的场所

1.戒毒医疗机构

戒毒医疗机构,是指经省级人民政府卫生行政部门批准从事戒毒医疗服务的戒毒医

---

① 包涵:《强制或医疗:社区戒毒制度的"名与实"之辨》,载《华东理工大学学报(社会科学版)》2020 年第 3 期。

② 李文君、阮惠风:《禁毒学》,中国人民公安大学出版社 2016 年版,第 165 页。

院或设有戒毒治疗科的其他医疗机构。根据《戒毒治疗管理办法》的规定,医疗机构申请开展戒毒医疗服务,必须同时具备下列条件:具有独立承担民事责任的能力;符合戒毒医院基本标准或医疗机构戒毒治疗科基本标准和本办法规定。戒毒医疗机构分为两类:一类是专门从事戒毒医疗服务的专科医院,如广州白云自愿戒毒医院;另一类是设有戒毒治疗科的综合性医院,主要是精神病类医院,如上海精神卫生中心自愿戒毒科、长沙中南大学湘雅二医院精神卫生研究所成瘾戒毒科等。

2.强制隔离戒毒所

《戒毒条例》第25条规定:"吸毒成瘾人员自愿接受强制隔离戒毒的,经强制隔离戒毒场所所在地县级、设区的市级人民政府公安机关同意,可以进入强制隔离戒毒场所戒毒。"这是自愿和强制相结合的一种戒毒形式,即给予吸毒成瘾人员一定的自主权,允许其选择,但是一旦选择强制隔离戒毒后,在强制隔离戒毒所的一切行为应当与被公安机关责令强制隔离戒毒的吸毒人员遵守同样的规则。

3.其他戒毒康复场所

《戒毒条例》第41条规定:"自愿戒毒人员、社区戒毒、社区康复的人员可以自愿与戒毒康复场所签订协议,到戒毒康复场所戒毒康复、生活和劳动。"戒毒康复场所是新生事物,是我国戒毒制度的创新之举,也是对戒毒人员这一特殊人群进行社会管理的重要措施。实践表明,许多戒毒者经过短暂治疗后,摆脱了对毒品的生理依赖,但心理依赖仍未消除,一旦遇到诱因,很容易复吸。因而,戒毒工作应从戒毒者的生理上、心理上、社会功能上及经济能力上促进其全面康复。由政府或社会力量依法开办的戒毒康复场所,向戒毒人员提供生理康复、心理康复、行为矫正、吸毒检测、卫生防疫、职业技能培训、就业指导、生产劳动等全方位服务,使戒毒康复人员在一个"无毒社区"内像正常人一样生活、工作。这种戒毒康复模式集生理脱毒、身心康复、提供就业岗位、融入社会于一体,有效降低了复吸率,得到社会各界广泛认可。

国家鼓励建设戒毒康复场所,《禁毒法》第49条规定:"县级以上地方各级人民政府根据戒毒工作的需要,可以开办戒毒康复场所;对社会力量依法开办的公益性戒毒康复场所应当给予扶持,提供必要的便利和帮助。"从2006年开始,国家禁毒委开始部署各地试点建设戒毒康复场所。从目前看,有各地公安机关、司法行政部门依托各自管理的强制隔离戒毒场所,根据当地戒毒工作的需要,建立戒毒康复场所试点项目,如云南的"雨露社区"和吉林省戒毒康复所;也有地方政府主导的戒毒康复场所,如贵州的"阳光工程",四川凉山的"绿色家园";除此之外,还有少数由社会力量投资兴办的戒毒康复场所,如云南的"戴托普药物依赖治疗康复中心",还有一些地方通过就业安置达到戒毒康复目的的民间康复工厂,一如广东肇庆中杰鞋厂。从近几年部分地方的戒毒康复场所试点工作看,无论是政府兴办的戒毒康复场所还是社会力量兴办的戒毒康复场所,在帮助戒毒康复人员实现就业、提高职业技能和巩固戒毒成果方面都具有独特优势,体现了社会管理创新在戒毒工作方面的效果。

(三)戒毒医疗机构提供的戒毒治疗服务

戒毒治疗,是指经省级卫生健康行政部门批准从事戒毒治疗的医疗机构,对吸毒人员采取相应的医疗、护理、康复等医学措施,帮助其减轻毒品依赖、促进身心康复的医学活动。戒毒治疗不得以营利为目的。戒毒治疗的药品、医疗器械和治疗方法不得做广告。戒毒治疗收取费用的,应当按照省、自治区、直辖市人民政府价格主管部门会同卫生行政部门制定的收费标准执行。

根据《戒毒条例》(2018年修订)和《戒毒治疗管理办法》,戒毒医疗机构提供如下戒毒治疗服务。

1.开展戒毒治疗的医疗机构应当与戒毒人员签订知情同意书。对属于无民事行为能力或者限制民事行为能力的戒毒人员,医疗机构可与其监护人签订知情同意书。知情同意书的内容应当包括戒毒医疗的适应症、方法、时间、疗效、医疗风险、个人资料保密、戒毒人员应当遵守的各项规章制度,以及双方的权利、义务等。

2.开展戒毒治疗的医疗机构应当按照规定建立戒毒人员医疗档案,并按规定报送戒毒人员相关治疗信息。开展戒毒治疗的医疗机构应当要求戒毒人员提供真实信息。

3.开展戒毒治疗的医疗机构应当对戒毒人员进行必要的身体检查和艾滋病等传染病的检测,按照有关规定开展艾滋病等传染病的预防、咨询、健康教育、报告、转诊等工作。

4.戒毒人员治疗期间,医疗机构应当不定期对其进行吸毒检测。发现吸食、注射毒品的,应当及时向当地公安机关报告。

5.开展戒毒治疗的医疗机构应当为戒毒人员提供脱毒治疗、心理康复、行为矫正、社会功能恢复等服务,并开展出院后的随访工作。

(四)戒毒药物维持治疗

戒毒药物维持治疗是指在符合条件的医疗机构,选用适宜的药品对阿片类物质成瘾者进行长期维持治疗,以减轻他们对阿片类物质的依赖,促进身体康复的戒毒医疗活动。戒毒药物维持治疗机构,是指经省级卫生计生行政部门批准,从事戒毒药物维持治疗工作的医疗机构。维持治疗工作是防治艾滋病与禁毒工作的重要组成部分,必须坚持公益性原则,不得以营利为目的。维持治疗使用的药品为盐酸美沙酮口服溶液。

1.维持治疗对象

维持治疗对象分成两类:一类是自愿申请参加维持治疗人员,《戒毒药物维持治疗工作管理办法》第22条规定:"年龄在18周岁以上、有完全民事行为能力的阿片类物质成瘾者,可以按照自愿的原则申请参加维持治疗。18周岁以下的阿片类物质成瘾者,采取其他戒毒措施无效且经其监护人书面同意,可以申请参加维持治疗。有治疗禁忌症的,暂不宜接受维持治疗。禁忌症治愈后,可以申请参加维持治疗。"另一类是经同意的社区戒毒康复人员,《戒毒药物维持治疗工作管理办法》第26条规定:"符合维持治疗条件的社区戒毒、社区康复人员,经乡(镇)、街道社区戒毒、社区康复工作机构同意,可以向维持治疗机构申请参加维持治疗。"

2.维持治疗机构的任务

(1)为治疗人员提供维持治疗;

(2)开展禁毒和防治艾滋病法律法规宣传;

（3）开展艾滋病、丙型肝炎、梅毒等传染病防治和禁毒知识宣传；

（4）提供心理咨询、心理康复及行为矫治等工作；

（5）开展艾滋病、丙型肝炎、梅毒和毒品检测；

（6）协助相关部门对艾滋病病毒抗体阳性治疗人员进行随访、治疗和转介；

（7）协助食品药品监管部门开展治疗人员药物滥用的监测工作。

二、社区戒毒

（一）社区戒毒概述

1.社区戒毒的概念

社区戒毒，是指县级以上公安机关对吸毒成瘾人员决定的一项为期三年的戒毒康复、帮扶救助、教育和管理，以戒除毒瘾的戒毒措施，由吸毒成瘾人员户籍所在地或现居住地乡（镇）人民政府、城市街道办事处执行，社区戒毒工作小组具体负责开展。[①]

2.社区戒毒的特点

（1）法定性。社区戒毒是《禁毒法》和《戒毒条例》规定的戒毒措施，以公安机关作出的决定为前提。社区戒毒人员在社区内接受社区戒毒治疗时，须遵守其与乡（镇）人民政府、城市街道办事处签订的社区戒毒协议及有关部门的行为规范，拒绝接受社区戒毒决定和严重违反社区戒毒协议的，公安机关可以对其采取强制隔离戒毒措施，此为强制性、法定性的特点。

（2）非禁闭性。社区戒毒是在社区较为宽松开放的环境下接受戒毒治疗，能够更好地利用社会资源帮助其戒毒，这是社区戒毒的一大特色和优势。

（3）社会参与性。《戒毒条例》规定，社区戒毒由乡（镇）和城市街道办事处设立的社区戒毒工作站负责，社区戒毒工作站针对每个社区戒毒人员成立社区戒毒工作小组，由社区戒毒专职工作人员、社区民警、社区医务人员、社区戒毒人员的家庭成员以及禁毒志愿者共同组成，具体实施社区戒毒。社区戒毒工作小组的构成充分体现了社会参与性这一特点。

（4）系统性。社区戒毒的运行原理建立在系统论或整体论的基础上。在操作层面，社区戒毒机制的运行涉及家庭、社区、公安、卫生、民政等力量和资源部门的合作。社区戒毒的主要措施包括：戒毒知识辅导；教育、劝诫；职业技能培训；职业指导；就学、就业、就医援助；帮助戒毒人员戒除毒瘾的其他措施。从操作层面和戒毒具体措施都体现出了系统性。

---

① 莫关耀：《社区戒毒与社区康复是一回事吗》，https://www.baidu.com/link?url=m4kkMD5hUnc-Lr3GjD2sk0mZWpconGMvhrSel6GCz69_bIcx3oNLssPEK1ZZVaxh5odcu3mtXJX-qx6OTxy8ybGIHlfVueF5FnXNmkEecZU0sgs44o6jyTHTbafHTeFnW5igLz9xK7wilIy7-4N-J5YnFs4tTYEscrXDxukQyBwCJCttyCbSFExRoGieldHY9GUv8mUCnr2hJ11q8cFpvV6CLmBgtUr55v4yzIeFqh0wr4MfJRp1IA7LkolYsSQXLoeDewCLaSAGeCqLhHIoIa&wd=&eqid=d3e6d484000e6ba30000000066580437 8，下载日期：2024年6月4日。

（二）社区戒毒的适用对象

社区戒毒适用对象包括如下三类人员。

（1）吸毒成瘾人员。《禁毒法》第 33 条规定："对吸毒成瘾人员,公安机关可以责令其接受社区戒毒。"

（2）不适宜强制隔离戒毒的吸毒成瘾人员。《禁毒法》第 39 条规定："怀孕或者正在哺乳自己不满一周岁婴儿的妇女吸毒成瘾的,不适用强制隔离戒毒。不满十六周岁的未成年人吸毒成瘾的,可以不适用强制隔离戒毒。对依照前款规定不适用强制隔离戒毒的吸毒成瘾人员,依照本法规定进行社区戒毒,由负责社区戒毒工作的城市街道办事处、乡镇人民政府加强帮助、教育和监督,督促落实社区戒毒措施。"

此外,有些地方法规政策也规定了其他不适宜执行强制隔离戒毒的人员,例如浙江省2008 年出台的《公安强制隔离戒毒所处理不宜执行强制隔离戒毒人员暂行规定》,除了十六周岁以下的,该规定将以下吸毒成瘾人员也纳入不适宜执行强制隔离戒毒措施的范围:七十岁以上的;生活不能自理的;患有严重疾病,可能有生命危险的;其他依法不宜在强制隔离戒毒所执行强制隔离戒毒的。

（3）变更为社区戒毒的吸毒成瘾人员。《戒毒条例》第 31 条第 2 款规定,对于允许其出所就医的强制隔离戒毒人员,由于健康状况不再适宜回所执行强制隔离戒毒的,强制隔离戒毒场所应当向强制隔离戒毒决定机关提出变更为社区戒毒的建议,强制隔离戒毒决定机关作出是否批准的决定。

（三）社区戒毒的决定

社区戒毒的决定机关为县级、设区的市级人民政府公安机关。《戒毒条例》第 13 条规定："对吸毒成瘾人员,县级、设区的市级人民政府公安机关可以责令其接受社区戒毒,并出具责令社区戒毒决定书,送达本人及其家属,通知本人户籍所在地或者现居住地乡(镇)人民政府、城市街道办事处。"

（四）社区戒毒的执行

1.社区戒毒的执行机关

社区戒毒的执行机关为城市街道办事处、乡(镇)人民政府。乡(镇)人民政府、城市街道办事处应当根据工作需要成立社区戒毒工作领导小组,配备社区戒毒专职工作人员,制定社区戒毒工作计划,落实社区戒毒措施。乡(镇)人民政府、城市街道办事处应当在社区戒毒人员报到后及时与其签订社区戒毒协议,明确社区戒毒的具体措施、社区戒毒人员应当遵守的规定以及违反社区戒毒协议应承担的责任。城市街道办事处、乡镇人民政府,以及县级人民政府劳动行政部门对无职业且缺乏就业能力的戒毒人员,应当提供必要的职业技能培训、就业指导和就业援助。

2.社区戒毒的执行地

社区戒毒的执行地为戒毒人员户籍所在地,在户籍所在地以外的现居住地有固定住所的,可以在现居住地接受社区戒毒。这两种情况都是从便于吸毒成瘾人员就近戒毒、便于社区单位进行戒毒工作的角度考虑的。社区戒毒的期限为3年,自报到之日起计算。

社区戒毒人员的户籍所在地或者现居住地发生变化,需要变更社区戒毒执行地的,社区戒毒执行地乡(镇)人民政府、城市街道办事处应当将有关材料转送至变更后的乡(镇)人民政府、城市街道办事处。社区戒毒人员应当自社区戒毒执行地变更之日起15日内前往变更后的乡(镇)人民政府、城市街道办事处报到,社区戒毒时间自报到之日起连续计算。变更后的乡(镇)人民政府、城市街道办事处,应当按照《戒毒条例》第16条的规定,与社区戒毒人员签订新的社区戒毒协议,继续执行社区戒毒。

3.社区戒毒执行流程

(1)报到。社区戒毒人员应当自收到责令社区戒毒决定书之日起15日内到社区戒毒执行地乡(镇)人民政府、城市街道办事处报到,无正当理由逾期不报到的,视为拒绝接受社区戒毒,由县级以上人民政府公安机关作出强制隔离戒毒的决定。

(2)签订社区戒毒协议。乡镇人民政府、城市戒毒办事处,应当在社区戒毒人员报到后及时与其签订社区戒毒协议。明确社区戒毒的具体措施、社区戒毒人员应当遵守的规定以及违反社区戒毒协议应承担的责任。

(3)成立社区戒毒工作小组。社区戒毒应实施个性化戒毒治疗方案,针对每个社区戒毒人员组建由社区戒毒专职工作人员、社区民警、社区医务人员、社区戒毒人员的家庭成员以及禁毒志愿者共同组成社区戒毒工作小组具体实施社区戒毒。

(4)为社区戒毒人员提供管理、帮助措施。乡(镇)人民政府、城市街道办事处和社区戒毒工作小组应当采取下列措施管理、帮助社区戒毒人员:戒毒知识辅导;教育、劝诫;职业技能培训,职业指导,就学、就业、就医援助;帮助戒毒人员戒除毒瘾的其他措施。这些措施不具有明显的强制性色彩,将医疗作为核心要素,辅之以心理复健、社会重构等措施,符合当前对吸毒成瘾者的多重身份定位。

(5)社区戒毒人员需遵守的规定。社区戒毒人员应当遵守下列规定:履行社区戒毒协议;根据公安机关的要求,定期接受检测;离开社区戒毒执行地所在县(市、区)3日以上的,须书面报告。如果社区戒毒人员在社区戒毒期间,逃避或者拒绝接受检测3次以上,擅自离开社区戒毒执行地所在县(市、区)3次以上或者累计超过30日的,属于"严重违反社区戒毒协议",由县级以上人民政府公安机关作出强制隔离戒毒的决定。

4.社区戒毒的解除、中止与终止

社区戒毒期限三年,自报到之日开始计算,期满解除。社区戒毒执行地公安机关应当出具解除社区戒毒通知书送达社区戒毒人员本人及其家属,并在7日内通知社区戒毒执行地乡(镇)人民政府、城市街道办事处。

社区戒毒人员被依法拘留、逮捕的,社区戒毒中止,由羁押场所给予必要的戒毒治疗,释放后继续接受社区戒毒。社区戒毒人员被依法收监执行刑罚、采取强制性教育措施的,社区戒毒终止。

5.戒毒人员违反社区戒毒规定的处理

社区戒毒人员拒绝接受社区戒毒,在社区戒毒期间又吸食、注射毒品,以及严重违反社区戒毒协议的,县级以上公安机关可以作出强制隔离戒毒的决定。对社区戒毒者施以一定的消极惩戒措施,以戒毒者的不当行为作为转移强制性处遇的条件,以此鼓励戒毒者积极完成社区戒毒。

▌三、强制隔离戒毒

(一)强制隔离戒毒概念

强制隔离戒毒是指公安机关对吸毒成瘾严重者或者有其他法定情形的吸毒成瘾者作出行政决定,将其送到相对封闭的强制隔离戒毒场所接受为期两年的生理、心理治疗的一种戒毒措施。强制隔离戒毒是一种行政强制措施,将吸毒成瘾严重者与外界进行一定时间的隔离,采取各种综合的戒毒方法帮助吸毒成瘾者戒除毒瘾,具有行政性、强制性、封闭性、教育性和戒治性等特征。

(二)强制隔离戒毒的适用对象

根据《禁毒法》和《戒毒条例》的相关规定,强制隔离戒毒的适用对象如下。

1.拒绝接受社区戒毒的。被责令社区戒毒的人员拒绝接受社区戒毒,既是对法律的蔑视,也是对自己的不负责任。吸毒成瘾人员拒绝社区戒毒,则表明其没有戒毒的决心和信心,需要政府采取强制隔离戒毒措施进行干预和帮助。

2.在社区戒毒期间吸食、注射毒品的。对吸毒成瘾人员采取社区戒毒,旨在鼓励他们既能维持正常的生活、工作、学习、社会活动,又能在适度的帮助和监督下戒除毒瘾。如果在社区戒毒期间再次吸食、注射毒品,表明他在开放的环境中难以抵挡毒品的诱惑,仅依靠社区戒毒工作小组的监督已经不够。从救助吸毒人员和维持社会管理秩序考虑,对其采取强制隔离戒毒措施,使其在封闭的无毒环境中戒毒康复是非常必要的。

3.严重违反社区戒毒协议的。严重违反社区戒毒协议指的是社区戒毒人员在社区戒毒期间,逃避或者拒绝接受检测 3 次以上,擅自离开社区戒毒执行地所在县(市、区)3 次以上或者累计超过 30 日的。

4.经社区戒毒、强制隔离戒毒后再次吸食、注射毒品的。吸毒成瘾人员完成为期三年的社区戒毒,或者经过强制隔离戒毒仍吸食、注射毒品的,表明其毒品依赖度高,仍需封闭的戒毒环境,有必要对其采取强制隔离戒毒措施。

5.对于吸毒成瘾严重,通过社区戒毒难以戒除毒瘾的人员,公安机关可以直接作出强制隔离戒毒的决定。《吸毒成瘾认定办法》(2018 年修订)第 8 条规定:"吸毒成瘾人员具有下列情形之一的,公安机关认定其吸毒成瘾严重:曾经被责令社区戒毒、强制隔离戒毒(含《禁毒法》实施以前被强制戒毒或者劳教戒毒)、社区康复或者参加过戒毒药物维持治疗,再次吸食、注射毒品的;有证据证明其采取注射方式使用毒品或者至少三次使用累计涉及两类以上毒品的;有证据证明其使用毒品后伴有聚众淫乱、自伤自残或者暴力侵犯他人人身、财产安全或者妨害公共安全等行为的。"

6.吸毒成瘾人员自愿接受强制隔离戒毒的,经公安机关同意,可以进入强制隔离戒毒场所戒毒。

为保护妇女及未成年人的合法权益,《禁毒法》第39条第1款规定:"怀孕或者正在哺乳自己不满一周岁婴儿的妇女吸毒成瘾的,不适用强制隔离戒毒。不满十六周岁的未成年人吸毒成瘾的,可以不适用强制隔离戒毒。"

(三)强制隔离戒毒的期限

强制隔离戒毒的期限为两年,自作出决定之日起计算。执行强制隔离戒毒一年后,经诊断评估,对于戒毒情况良好的戒毒人员,强制隔离戒毒场所可以提出提前解除强制隔离戒毒的意见,报强制隔离戒毒的决定机关批准。强制隔离戒毒期满前,经诊断评估,对于需要延长戒毒期限的戒毒人员,由强制隔离戒毒场所提出延长戒毒期限的意见,报强制隔离戒毒的决定机关批准。强制隔离戒毒的期限最长可以延长一年。

(四)强制隔离戒毒的决定

《禁毒法》第38条,规定了依据不同的对象,由公安机关决定或同意采取强制隔离戒毒措施;同时公安机关也是吸毒成瘾人员对强制隔离戒毒决定不服的复议或诉讼对象。这些规定都确立了公安机关在强制隔离戒毒措施中的主管机关地位。

强制隔离戒毒决定由县级、设区的市级人民政府公安机关作出。公安机关对吸毒成瘾人员决定予以强制隔离戒毒的,应当制作强制隔离戒毒书面决定书,在执行强制隔离戒毒前向被决定人送达,公安机关应当在二十四小时内通知被决定人的家属、所在单位和户籍所在地公安派出所(被决定人不讲真实姓名、住址,身份不明的,可以在查清身份后通知)。被决定人对强制隔离戒毒措施决定不服的,可以依《行政复议法》申请复议,也可以依《行政诉讼法》直接向人民法院提起行政诉讼。对被决定强制隔离戒毒的人员,由作出决定的公安机关送强制隔离戒毒场所执行。

(五)强制隔离戒毒的执行

1.执行机构和场所

强制隔离戒毒的执行机构为公安机关和司法行政机关。一般情况下,被强制隔离戒毒的人员在公安机关的强制隔离戒毒所执行3~6个月后,转至司法行政部门的强制隔离戒毒场所继续执行强制隔离戒毒,特殊情况下在公安机关的强制隔离戒毒场所执行的时间不得超过12个月。

2.执行管理

强制隔离戒毒场所应当配备设施设备及必要的管理人员,依法为强制隔离戒毒人员提供科学规范的戒毒治疗、心理治疗、身体康复训练和卫生、道德、法制教育,开展职业技能培训。

(1)分别、分级管理

强制隔离戒毒场所应当根据强制隔离戒毒人员的性别、年龄、患病等情况对强制隔离戒毒人员实行分别管理;对吸食不同种类毒品的,应当有针对性地采取必要的治疗措施;根据戒毒治疗的不同阶段和强制隔离戒毒人员的表现,实行逐步适应社会的分级管理。

强制隔离戒毒场所对有严重残疾或者疾病的戒毒人员,应当给予必要的看护和治疗;对患有传染病的戒毒人员,应当依法采取必要的隔离、治疗措施;对可能发生自伤、自残等情形的戒毒人员,可以采取相应的保护性约束措施。

(2)所外就医管理

强制隔离戒毒人员患严重疾病,不出所治疗可能危及生命的,经强制隔离戒毒场所主管机关批准,并报强制隔离戒毒决定机关备案,强制隔离戒毒场所可以允许其所外就医。所外就医的费用由强制隔离戒毒人员本人承担。所外就医期间,强制隔离戒毒期限连续计算。对于健康状况不再适宜回所执行强制隔离戒毒的,强制隔离戒毒场所应当向强制隔离戒毒决定机关提出变更为社区戒毒的建议,强制隔离戒毒决定机关应当自收到建议之日起 7 日内,作出是否批准的决定。经批准变更为社区戒毒的,已执行的强制隔离戒毒期限折抵社区戒毒期限。

(3)探访、探视与通信管理

强制隔离戒毒是将戒毒人员与外界进行隔离的戒毒措施,在实施过程中,为了体现人文关怀,激发戒毒人员的戒毒意愿,给予必要的探访、探视和通信机会。戒毒人员的亲属和所在单位或者就读学校的工作人员,可以按照有关规定探访戒毒人员。戒毒人员经强制隔离戒毒场所批准,可以外出探视配偶、直系亲属。强制隔离戒毒场所管理人员应当对强制隔离戒毒场所以外的人员交给戒毒人员的物品和邮件进行检查,防止夹带毒品。在检查邮件时,应当依法保护戒毒人员的通信自由和通信秘密。

(4)诊断评估制度

强制隔离戒毒诊断评估,是指强制隔离戒毒所对戒毒人员在强制隔离戒毒期间的生理脱毒、身心康复、行为表现、社会环境与适应能力等情况进行综合考核、客观评价。强制隔离戒毒诊断评估结果,是强制隔离戒毒所对戒毒人员按期解除强制隔离戒毒、提出提前解除强制隔离戒毒或者延长强制隔离戒毒期限意见以及责令社区康复建议的直接依据。诊断评估内容包括生理脱毒评估、身心康复评估、行为表现评估、社会环境与适应能力评估。

执行强制隔离戒毒一年后,经诊断评估,对于戒毒情况良好的戒毒人员,即对生理脱毒评估、身心康复评估、行为表现评估均达到"合格",社会环境与适用能力评估结果为"良好"的,强制隔离戒毒所可以提出提前解除强制隔离戒毒的意见,报强制隔离戒毒的决定机关批准。对具有下列情形之一的戒毒人员,不得提出提前解除强制隔离戒毒的意见:拒不交代真实身份和住址的;脱逃被追回或者有自伤自残行为的;所外就医、探视、请假外出等期间或者回所时毒品检测结果呈阳性或者拒绝接受毒品检测的;被责令接受社区康复的人员拒绝接受社区康复或者严重违反社区康复协议,因再次吸食、注射毒品被决定强制隔离戒毒的;其他不宜提前解除强制隔离戒毒的。对于被二次以上强制隔离戒毒的,应当从严控制提前解除强制隔离戒毒的期限。

强制隔离戒毒期满前,强制隔离戒毒所应当对戒毒人员进行综合诊断评估。经诊断评估,对生理脱毒、身心康复、行为表现评估结果均达到"合格"的戒毒人员,强制隔离戒毒所应当按期解除强制隔离戒毒;对生理脱毒、身心康复评估结果中有一项以上为"不合格"的,强制隔离戒毒所可以提出延长强制隔离戒毒期限3~6个月的意见;对行为表现评估结果尚未达到"合格"的,强制隔离戒毒所根据其情况,可以提出延长强制隔离戒毒期限的意见,延长时间不得超过12个月。对于需要延长戒毒期限的戒毒人员,由强制隔离戒毒场所提出延长戒毒期限的意见,报强制隔离戒毒的决定机关批准。强制隔离戒毒的期限最长可以延长1年。

(5)对强制隔离戒毒人员脱逃的处置

强制隔离戒毒人员脱逃的,强制隔离戒毒场所应当立即通知所在地县级人民政府公安机关,并配合公安机关追回脱逃人员。被追回的强制隔离戒毒人员应当继续执行强制隔离戒毒,脱逃期间不计入强制隔离戒毒期限。被追回的强制隔离戒毒人员不得提前解除强制隔离戒毒。

（六）强制隔离戒毒的解除

戒毒人员解除强制隔离戒毒的,强制隔离戒毒场所应当在解除强制隔离戒毒3日前通知强制隔离戒毒决定机关,出具解除强制隔离戒毒证明书送达戒毒人员本人,并通知其家属、所在单位、其户籍所在地或者现居住地公安派出所将其领回。

强制隔离戒毒人员被依法收监执行刑罚、采取强制性教育措施或者被依法拘留、逮捕的,由监管场所、羁押场所给予必要的戒毒治疗,强制隔离戒毒的时间连续计算;刑罚执行完毕时、解除强制性教育措施时或者释放时强制隔离戒毒尚未期满的,继续执行强制隔离戒毒。

此外,由于我国强制隔离戒毒实质上实行双轨制运行模式,为保障强制隔离戒毒工作的制度规范,公安部于2011年9月发布了《公安机关强制隔离戒毒所管理办法》;相应地,2013年4月,司法部发布了《司法行政机关强制隔离戒毒工作规定》,以此来衔接和规范不同机关各自负责的强制隔离戒毒工作。

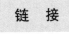

链　接

全国统一的司法行政戒毒工作基本模式

司法部建立以分期分区为基础、以专业中心为支撑、以科学戒治为核心、以衔接帮扶为延伸的全国统一的司法行政戒毒工作基本模式。

以分期分区为基础,即根据戒毒人员从入所到出所全过程的不同时间期段,统一设置生理脱毒区、教育适应区、康复巩固区和回归指导区,实现不同期段之间的区域分设。

以专业中心为支撑,即根据戒治工作需要,以专业化手段为引领,建立戒毒医疗中心、教育矫正中心、心理矫治中心、康复训练中心和诊断评估中心,进行实体化运作,承担戒医疗、教育矫正、心理矫治、康复训练、诊断评估等专业戒治工作。

以科学戒治为核心，即以帮助戒毒人员戒除毒瘾为根本目标，融科学理念、专业方法、综合施策为一体，大力加强戒毒康复和教育矫治优势项目的研发和实施，大力加强戒毒新技术、新方法的研发、运用和推广，形成综合配套的戒毒技术标准和规范体系，实现科学精准戒毒。

以衔接帮扶为延伸，即在后续延伸中，以衔接帮扶作为强制隔离戒毒与社区戒毒、社区康复无缝对接的主要形式，突出康复指导和社会化延伸。①

四、社区康复

(一)社区康复的概念

社区康复是指原决定强制隔离戒毒的公安机关，对于解除强制隔离戒毒人员，责令其接受不超过三年的戒毒康复措施。它由原决定强制隔离戒毒的县级、设区的市级人民政府公安机关决定，乡(镇)人民政府、城市街道办事处执行，经当事人同意，也可以在戒毒康复场所中执行。

对已经完成生理脱毒、康复治疗阶段的人员，在融入社会时及时获得必要的心理治疗和辅导、通过接受职业技能培训掌握一定的就业技能、顺利就业直接影响到前段戒毒治疗效果的巩固。

(二)社区康复适用的对象

社区康复适用的对象为被解除强制隔离戒毒的人员，《禁毒法》第48条规定："对于被解除强制隔离戒毒的人员，强制隔离戒毒的决定机关可以责令其接受不超过三年的社区康复。"《强制隔离戒毒诊断评估办法》第16条规定："强制隔离戒毒所对解除强制隔离戒毒的人员，可以根据其综合诊断评估情况提出对其责令社区康复的建议。对社会环境与适应能力评估结果为'一般'的，强制隔离戒毒所应当提出对其责令社区康复的建议。"

此外，《关于加强社区戒毒社区康复工作的意见》指出，对被责令强制隔离戒毒两次以上的解除强制隔离戒毒人员，原则上应当责令其接受社区康复。一些地方性法律规制对公安机关责令接受社区康复的情况作了具体的规定，如《福建省禁毒条例》第38条规定："解除强制隔离戒毒的人员有下列情形之一的，公安机关应当责令其接受社区康复：吸食、注射阿片类或者苯丙胺类毒品的；提前解除强制隔离戒毒的；强制隔离戒毒两次以上的。"

(三)社区康复的期限

社区康复的期限最长不超过3年，具体到某一名戒毒人员，公安机关应根据其强制隔离戒毒诊断评估结果和出所后所处社会环境等各种因素，综合考量，决定社区康复的期限。

---

① 选自《司法部关于建立全国统一的司法行政戒毒工作基本模式的意见》。

(四)社区康复的执行

社区康复参照《禁毒法》关于社区戒毒的规定实施。《戒毒条例》第 38 条规定:"被责令接受社区康复的人员,应当自收到责令社区康复决定书之日起十五日内到户籍所在地或者现居住地乡(镇)人民政府、城市街道办事处报到,签订社区康复协议。被责令接受社区康复的人员拒绝接受社区康复或者严重违反社区康复协议,并再次吸食、注射毒品被决定强制隔离戒毒的,强制隔离戒毒不得提前解除。"

负责社区康复工作的人员应当为社区康复人员提供必要的心理治疗和辅导、职业技能培训、职业指导以及就学、就业、就医援助。社区戒毒、社区康复的人员可以自愿与戒毒康复场所签订协议,到戒毒康复场所戒毒康复、生活和劳动。戒毒康复场所组织戒毒人员参加生产劳动,应当参照国家劳动用工制度的规定支付劳动报酬。

(五)社区康复的解除

社区康复的期限最长为 3 年,自期满之日起解除。社区康复执行地公安机关出具解除社区康复通知书送达社区康复人员本人及其家属,并在 7 日内通知社区康复执行地乡(镇)人民政府、城市街道办事处。

第三节　我国香港特别行政区戒毒法律制度及戒毒康复模式

我国香港特别行政区对付毒品问题的方法是多管齐下,一方面厉行执法,堵截毒品非法运入香港或经香港运往外地,以减少供应;另一方面则制订全面的预防教育、宣传、戒毒治疗和康复服务计划,以抑制需求。

一、戒毒法律法规

(一)《危险药物条例》

《危险药物条例》是香港司法机关处理毒品问题,包括毒品犯罪的主要依据。根据该条例,吸毒或持有毒品是犯罪行为。《危险药物条例》规定:"除根据及按照本条例,或根据及按照署长(卫生署署长、卫生署副署长或卫生署助理署长)根据本条例而发出的许可证外,任何人不得管有危险药物或吸食、吸服、服食或注射危险药物;如违反前款规定,即属犯罪,或循公诉程序定罪后,可处罚款＄1000000,最高可处监禁 7 年;或循简易程序定罪后,可处罚款＄100000,最高可处监禁 3 年。"

(二)《戒毒所条例》

《戒毒所条例》旨在对使用危险药物成瘾并被裁定犯刑事罪行的人,制定关于治疗及康复护理的条文。

1.羁留令

依据《危险药物条例》,吸毒是犯罪行为,但不一定要入监执行。根据《戒毒所条例》,法庭认为考虑个案情况,兼考虑该人的品性及过往行为后,为该人本身及公众利益着想,该人应在戒毒所接受治疗及康复护理一段时期,则法庭可命令将该人羁留在戒毒所,以代替判处任何其他刑罚。

法庭就任何人作出羁留令前,须考虑惩教署署长就该人是否适合接受治疗及康复护理,以及就戒毒所是否有空位而提供报告。如果法庭就某人作出羁留令,则该人须被羁留在戒毒所,期限由署长在考虑该人的健康情况、进展,以及获释后戒断的可能性而定,但最短不低于 2 个月,最长不超过 12 个月。

2.监管令

惩教署署长可命令任何从戒毒所获释的人,接受署长指定的机构或人士的监管,作为善后辅导,监管期为 12 个月。在监管期间,戒毒人员须遵守一系列规定,包括对身体检验及住所的规定。任何人不遵守规定,即属犯罪,可处罚款 5000 港元及监禁 12 个月。署长可随时更改或取消监管令。

(三)《有毒瘾者治疗及康复条例》

《有毒瘾者治疗及康复条例》旨在为有吸毒成瘾者和酒瘾者的治疗及康复设立中心,以及为与此相关的目的而制定的条例。

任何人如果认为自身(如果是未成年人,则其父母或监护人认为该未成年人)吸毒成瘾或有酒瘾应接受治疗,可以向某个治疗康复中心院长提交一份申请表,院长可接收该申请表所指名的人以病人身份入住该中心。治疗康复期限不超过 6 个月(如果是未成年人,则不超过 12 个月)。在接受治疗康复期间,如有戒毒者逃走,在逃走后 90 天内院长或任何警务人员可以将其捉回,并送往、收容和羁留在原治疗康复中心。

院长可准许戒毒者在恰当的期间内或以院长认为必需的任何其他理由暂时离开中心,对于已获准离开中心的戒毒者,院长可在该戒毒者首次入住中心的日期起计 6 个月的期限内,随时要求他返回中心,如果该人没有返回中心,则院长或任何警务人员可将其捉回,并送往、收容和羁留在中心。

如果戒毒者认为(或者如果戒毒者是未成年人,则由其父母或监护人认为)被羁留在中心受屈,可以书面向委员会针对上述的羁留而提出上诉,任何视察人也均可代戒毒者向委员会提出上诉,委员会如判决上诉成立,则须命令将该病人自中心释放,而院长须随即将该病人释放。院长还可以行使绝对酌情决定权将任何病人从中心释放。

■ 二、戒毒模式

香港采用多种模式的戒毒治疗和康复服务,以符合不同背景戒毒者的不同需要。香港的戒毒治疗和康复计划主要包括:惩教署推行的强迫戒毒计划;卫生署提供的美沙酮自愿门诊计划;由非政府机构营办的自愿住院戒毒治疗康复计划;由社会福利署资助的 11

间滥用精神药物者辅导中心,以及两间戒毒辅导服务中心提供的社区为本辅导服务;医院管理局开办的物质误用诊所。

(一)强迫戒毒计划

由惩教署推行的强迫戒毒计划的对象,是14岁或以上曾犯轻微罪行而经法庭裁定适合接受这种治疗的吸毒者,但他们所犯的罪行不一定与毒品有关。计划的目的是协助犯人彻底戒除毒癖,重新回归社会。

香港惩教署辖下有四所戒毒所:喜灵州戒毒所、罗湖惩教所、励新惩教所和励敬惩教所,分别为男性成年吸毒者、女性成年吸毒者、男性年轻吸毒者(年龄为14~20岁)和女性年轻吸毒者(年龄为14~20岁)提供强制性戒毒服务。年轻吸毒者与成年吸毒者收押在不同院所,接受2~12个月的治疗,在获释后须接受为期一年的法定监管。除了提供治疗服务外,戒毒所还提供善后服务,包括中途宿舍、社工辅导、宗教辅导、文娱活动、职业辅导。

治疗计划主要是在生理上给予适当照顾及治疗,在心理及情绪上加以纠正及辅导,包括下列各项:为所员医治病痛及找出根本的病因,以便他们养成良好的个人卫生习惯及促进整体健康;为所员提供工作及职业治疗,使其恢复身体健康、养成良好工作习惯和建立责任感;提供所员适应指导、防复发指导、家庭教育及重新融入社会指导;由临床心理学家及曾接受训练的心理治疗组人员为所员提供专业的心理辅导服务,以便所员能应付其情绪问题和受过往吸毒所影响的行为;举办体育活动,以便所员锻炼体魄、增强体能及防止健康衰退;举办晚间课程,以培养所员自学的良好习惯和上进心,教授的科目有中文、英文、数学、公民和道德教育,成年所员可自由参加有关课程,未成年人则必须参加;举办健康的娱乐活动,以培养所员于余暇时参加有益身心活动的习惯;所员经常接受亲友探访及与他们通信,以改善关系;举办宗教活动,给予所员精神上的支持,敦促他们改过自新;在个别需要的情况下准许所员暂离戒毒所,以便重新融入社会,并借此鼓励所员实现治疗计划的目标。

(二)美沙酮自愿门诊计划

美沙酮戒毒计划由卫生署设立,主要为吸毒者提供美沙酮维持治疗,但在维持治疗表现良好(稳定出席治疗及尿液化验显示没有复吸的戒毒人员)也可要求参加脱毒治疗计划,逐步减少美沙酮剂量,最后完全停止药物治疗。

1.提供的服务:(1)个别辅导服务:激发戒毒动机,减低吸毒伤害,减低感染艾滋病病毒风险;危机处理;转介服务,毒品—个人—环境互动分析,社区强化方法功能分析;订立目标及进度监察;预防复吸技巧训练;生活方式改变;断瘾计划及紧密监察;断瘾后18个月善后跟踪。(2)团体服务分为青年组、妇女组、辅导小组、治疗小组。(3)家属支援服务:家晖舍(家属自助组织)、一家知心友(家属辅导小组)、儿童功课辅导班及其他发展活动。①

---

① 香港戒毒会:《美沙酮治疗计划辅导服务》,https://www.sarda.org.hk/mccs.html,下载日期:2024年5月2日。

2.主要目标:提供一种方便、合法、医学上安全和有效的药物,以取代继续吸食阿片剂类药物;使依赖者能够过一种正常而自食其力的生活;通过监察、健康教育及辅导,减少以静脉注射方式使用药物和共用注射针筒的情况,从而协助预防艾滋病等血液传染病;设立广泛的支援网络,鼓励吸食阿片类人士前来接受治疗;提供戒毒计划,或如情况适当,转介接受适当的住院戒毒及康复服务,协助吸食阿片类人士戒除毒瘾。[①]

3.特点

(1)运作简易有效:参与人员皆是出于自愿,采用门诊式、开放式,无须等候,容易加入及退出。

(2)收费低廉:香港居民服用美沙酮,每天只需一次,而每次费用只为港币 1 元(其他人员每次费用为港币 23 元)。

(3)配套完整:要使参与美沙酮计划者对服用美沙酮能持之以恒,不要间断。除了医护人员,包括医生给予恰宜之美沙酮剂量外,最重要是社工所提供之辅导服务,以使其专心及恒心地服用美沙酮,从而达至最佳之治疗效果。[②]

(三)自愿住院戒毒治疗康复计划

由香港明爱、香港戒毒会、香港基督教服务处、福音戒毒机构等非政府机构营办的自愿住院戒毒治疗康复计划,旨在满足自愿住院戒毒、康复和重返社会的吸毒者的需要。由于吸毒者背景不同、需要各异,这些机构发展了一系列使用不同治疗模式的戒毒和康复计划。目前全港有 37 间住院戒毒治疗及康复中心和中途宿舍,其中 19 间获卫生署或社会福利署资助。整个戒毒治疗过程包括详细的体格检查、个别和小组治疗、出所后的就业安置等。

以香港戒毒会凹头青少年中心为例,其宗旨是为滥用药物的年轻男性提供住院式的戒毒治疗及康复服务,运用“治疗社区”的模式,培养戒毒者自律及责任感,促进他们个人成长,从而脱离毒瘾,重新融入社会。其服务对象为 29 岁或以下的男性吸毒者,30 岁及以上则视情况个别考虑。中心提供脱毒治疗(提供个人辅导及 24 小时的医疗照顾)和康复治疗(除了“治疗社区”的基本训练外,还提供不同的兴趣班,让戒毒康复者可以参加,培养兴趣。另外,还提供不同的职业技能训练,为巩固操守决心及融入社会做好准备)。申请及食宿费用全免,另付活动及个人用品费用。住宿期按申请者个别情况考虑,一般情况住宿期 3~12 个月。

(四)滥用精神药物者辅导中心与戒毒辅导服务中心

由社会福利署资助的 11 间滥用精神药物者辅导中心为吸食危害精神毒品人士提供

---

① 香港戒毒会:《美沙酮治疗计划辅导服务》,https://www.sarda.org.hk/mccs.html,下载日期:2024 年 5 月 2 日。

② 彭盛福:《美沙酮戒毒治疗计划——论香港经验在内地之推行与发展》,载《中国药物滥用防治杂志》2011 年第 4 期。

有关资讯,并适时给予辅导、戒毒治疗和康复服务。为了让需要基本治疗的吸毒者尽早获得医疗服务,辅导中心亦提供医疗支援服务,这包括购买诊症服务和为每间中心提供一名精神科注册护士。辅导中心又为在工作上可能接触到吸食危害精神毒品者的专业人士,提供资讯和资源上的支援。治疗期限为3个月到3年不等,除提供社工辅导外,大部分精神药物者辅导中心还提供宗教辅导、文娱活动、职业辅导、自助小组等善后服务。

戒毒辅导服务中心旨在协助吸毒人员戒除毒瘾,协助戒毒康复人士保持操守,以及协助吸毒人员和戒毒康复人员的家人处理因吸食毒品而衍生的问题。这些辅导中心提供的服务包括个人和小组辅导服务、小组活动、为各类服务对象举办禁毒教育、宣传活动,以及实地医疗支援服务以及早识别吸毒人员并鼓励他们尽早寻求治疗和康复服务。

(五)物质误用诊所

由医院管理局开办的7所物质误用诊所,诊治由滥用精神药物者辅导中心、志愿机构和其他健康护理机构转介的人士,直接向他们求诊的病人提供服务。服务包括戒毒治疗、辅导和在有需要时提供心理治疗。

以葵涌医院药物误用评估中心为例,中心为荃葵青、深水埗、旺角、北大屿山及黄大仙区居民提供服务,主要服务对象为区内滥用海洛因、安眠药、止咳水、冰毒、可卡因、摇头丸、K粉(氯胺酮)等毒品及酗酒人士。求助者可经由社工或医生,或者直接经中心所设立的热线电话申请。中心提供的服务主要包括有个别化评估及戒毒前后辅导、短期住院式戒毒、门诊及日间医院等服务。由具经验的专职护士,先为个别求助者进行身心评估、动机晤谈,协助他们提高戒毒的决心;后安排其见医生接受诊断及检查,并协助他们订立长远的戒毒及操守计划,其间也会为他们转介合适的辅导及康复机构,减低他们日后再次吸食毒品的机会。

评估及诊断后开始为他们进行断瘾的疗程,一般而言,求助者会被安排入住病房进行为期约两星期的住院断瘾疗程。除住院服务外,中心还提供日间医院及门诊服务。日间医院提供一个较为自由开放的环境,求助者可以一方面接受治疗,另一方面继续照顾家庭。日间医院为戒毒初期的人士提供日间诊治,求诊者可选择短期住院戒除生理上的瘾,然后继续接受日间医院的康复服务。部分合适的求诊者更可直接选择日间或门诊式服务进行戒毒疗程。

除了药物治疗外,中心联同多个有关的社会福利机构提供各式各样的治疗小组,包括预防复吸、情绪辅导和个人成长等方面,协助他们保持操守,远离毒品,重新投入社区生活。

香港的戒毒服务非常关注戒毒者的家庭社会功能,香港有许多社会服务机构,在给戒毒人员提供文化教育、职业技能培训和职业经历服务的同时,也邀请戒毒者家庭成员、亲戚朋友等人共同参与到治疗中,重视家庭关系在帮助戒毒者康复中所起到的积极作用。此外,香港戒毒会还提供中途宿舍,为康复者提供为期两年的善后辅导,帮助戒毒者成功接受戒毒服务的同时,在其与社区生活之间架起桥梁,更好地帮助戒毒人员回归社会。

第四节　我国澳门特别行政区戒毒法律法规及戒毒康复模式

■ 一、《禁止不法生产、贩卖和吸食麻醉药品及精神药物》

　　我国澳门特别行政区关于戒毒的法律规定主要集中在《禁止不法生产、贩卖和吸食麻醉药品及精神药物》，由澳门特别行政区立法会根据《中华人民共和国澳门特别行政区基本法》第71条第1项制定。根据该法令第1章"一般规定"之第1条"目标"的规定："本法律订定预防及遏止不法生产、贩卖和吸食麻醉药品及精神药物的措施。"该法令第4章规定了药物依赖的预防和治疗问题，体现了较强的整体性和系统性，涵盖了较为宽广的范围，成为治理毒品和药物依赖问题的指导性法令。

　　（一）暂缓执行徒刑制度

　　在澳门特别行政区，不仅吸毒是一种犯罪行为，非法持有吸毒工具也是一种犯罪行为。《禁止不法生产、贩卖和吸食麻醉药品及精神药物》第14条专门规定了不法吸食麻醉药品及精神药物罪："吸食毒品或纯粹为供个人吸食而非法种植、生产、制造、提炼、调制、取得或持有毒品的，处最高三个月徒刑或处以最高六十日的罚金。"第15条规定了不适当持有器具或设备罪："意图抽食、吸服、吞服、注射或以其他方式使用毒品，而不适当持有任何器具或设备者，处最高三个月徒刑，或处以最高六十日罚金。"

　　虽然吸毒和非法持有吸毒工具是犯罪行为，但经法医学鉴定为药物依赖者，只要他们自愿接受治疗或在合适场所住院治疗，且履行或遵守其他适当的义务或行为规则，则法院须暂缓执行徒刑。假如嫌疑人因吸毒和非法持有吸毒工具而曾被暂缓执行徒刑的，则法院可决定是否暂缓执行徒刑。

　　如果在暂缓执行徒刑期间，药物依赖者因其过错而不接受治疗、留医或放弃履行或遵守法院所定的任何义务和行为规则，则按《澳门刑法典》中相关规定惩罚。暂缓执行被废止后，徒刑须在监狱内的适当区域予以执行。

　　徒刑暂缓执行期间，药物依赖者接受治疗或在适当的场所留医，按照法官为此目的而发出的命令状执行，并由社会重返部门在卫生局或社会工作局的配合下作出看管及辅导以跟进执行。社会重返部门须将治疗或留医的进度及其终结情况通知法官，同时也可向其建议有助于药物依赖者康复的适当措施。

　　（二）附随考验制度

　　附随考验制度是澳门缓刑制度的特色，《澳门刑法典》第51条、第52条规定，如果法院认为暂缓执行徒刑而附随考验制度对被判刑者重新回归社会为合宜及适当，可以作出该命令。对于药物依赖者同样适用随附考验制度，《禁止不法生产、贩卖和吸食麻醉药品及精神药物》第 20 条规定,法院认为暂缓执行徒刑附随考验制度对帮助药物依赖者康复及重新纳入社会为合宜及适当者,可按一般法的规定作出该命令。重新适应社会的个人计划由社会重返部门在卫生局或社会工作局的配合下编制及跟进执行,但须尽可能与被判刑者达成协议。

(三)药物依赖的治疗

《禁止不法生产、贩卖和吸食麻醉药品及精神药物》第 4 章专门对药物依赖作出规定,第 34 条第 1 款规定了吸毒人员可以要求得到戒毒治疗,但是相关机构和人员负有对其吸毒身份保密的义务;第 2 款规定,医生在业务中发现有人吸毒,如果有合理理由认为给予治疗或援助措施有利于吸毒人员,但吸毒人员自身资源不足的,可将有关情况通知卫生局或社会工作局;第 3 款规定了社会卫生架构及计划的设立,其中包括毒品替代计划和安全使用针筒计划;第 4 款规定了相关人员的保密义务,负有保密义务的人员不仅须受职业保密义务约束,而且无须作出检举和在调查或在诉讼程序中作陈述,也无须就治疗程序的性质及进展或就吸毒人员的身份提供资料。

第 35 条对被剥夺自由的药物依赖者治疗作出规定:"警察机关或监狱部门如发现被拘留、被羁押、被执行徒刑或收容保安处分者处于药物依赖的状况,须将该事实通知有权限司法当局,并应确保向该人提供医疗援助及采用对其治疗属适当的方法,且不影响履行采取紧急措施的特别义务。"

第 36 条规定了各相关部门的职责:"政府负责筹划、执行及评估有关预防及治疗药物依赖的工作、措施及计划;社会工作局在卫生局的技术支援下,负责开展必需的工作,以对自愿前往接受治疗的吸毒人员开展诊疗工作;卫生局设施内可设立主要用作治疗因滥用麻醉药品或精神药物而导致急性中毒的特别单位;卫生局及社会工作局可与合适的私人实体订立协议、议定书和合同,对吸毒者开展诊疗工作。"

二、戒毒模式

澳门现时施行自愿戒毒模式,由政府集中处理门诊求助以及转介之戒毒个案,而长期住宿形式主要委托民间戒毒院舍营运。社会工作局防治赌毒成瘾厅辖下之戒毒康复处是承担戒毒治疗、减低伤害治疗和康复工作的专责部门,卫生局以及惩教管理局也有为滥用者提供相关戒毒支援服务。

(一)社会工作局戒毒复康处

社会工作局防治赌毒成瘾厅辖下之戒毒康复处为药物依赖者提供多元化的戒毒康复服务,向其家庭提供所需的支援及辅导,并向民间戒毒机构/社团提供专业技术及财政援助,以及负责收集、分析滥药人口及情况之有关数据,评估和发展戒毒康复工作。

社工局于 2001 年 8 月开始进行戒毒综合服务中心的筹建计划,戒毒综合服务中心于 2002 年 10 月正式投入运作,中心目前主要提供的服务如下。

1.门诊戒毒治疗服务:为戒毒求助者提供门诊社区模式医疗护理、健康检查、个人心理辅导、家庭辅导、社会支援及转介等服务。

2.美沙酮维持治疗服务：为长期滥用海洛因人员提供美沙酮维持治疗计划。计划内容包括医生面诊、护士护理、配发美沙酮药物、治疗跟进及评估、提供所需的身体检查。此外，还有提供心理辅导、小组治疗活动及相关服务转介等。

3.滥药青少年门诊服务：由跨专业团队包括医生、护士和社工等为 29 岁或以下吸食新型毒品人员提供综合治疗服务，包括门诊社区式戒毒医药护理、卫生教育、身体评估及健康检查、个人心理辅导、滥药者家人辅导、社会支援及转介等服务。

4.滥药者防治传染病辅导及跟进：对中心跟进的传染病感染个案提供密集式辅导、治疗转介及跟进工作，同时安排医疗检验及卫生教育辅导等。

5.尿检及化验工作：配合中心的医疗诊断，为个案进行尿液检测以便对该个案开展合适的戒毒治疗计划，同时配合暂缓执行徒刑制度进行所需的尿检及化验项目。

（二）民间戒毒服务

澳门民间有 5 家戒毒机构，规模很小，多采用宗教治疗方式，但这些组织的积极活动大大推动了澳门地区戒毒工作的发展，成为一股不可忽视的力量。

以澳门基督教新生命团契之荟穗社为例，其宗旨是秉承耶稣基督爱人的精神，通过不同的工作手法，专责协助，辅导有滥用药物倾向或药物成瘾者戒除药瘾，从中让他们了解滥用药物所造成的影响与伤害，并且引导他们寻觅生命的意义。机构提供社区式戒毒/酒辅导服务（以全人康复、社区为本的理念，提供个案辅导、医疗服务等，协助服务对象摆脱物质成瘾，重建正向人生）、家人支援服务（为物质成瘾者家人提供成瘾物质资讯，让家人可以减轻困扰及误会，增加家人间的联系，并疏导家人负面的情绪）、生涯规划（为物质成瘾者提供在职培训及再就业机会，通过不同兴趣活动、课程、工作转介等，协助服务对象规划职业，寻找及发挥个人技能）、义工培训（施比受更为有福，义工在过往受到各界的关心，现在将尽自己的一点绵薄之力为有需要人士提供协助，例如家访关心、家居清理、协助社区活动等，机构定期为义工安排培训）、体能与营养介入服务（通过一对一运动指导及营养卫教的方式，并使用评估工具定期检测身体和追踪个案生活变化，协助其生理及生活有序改变，向健康的生活模式迈进）、医护辅助服务（让服务对象了解其身体状况，并为其提供卫教介入，借此强化改变动机）。

第五节　我国台湾地区有关戒毒的规定及戒毒康复模式

一、"毒品危害防制条例 2022"

我国台湾地区关于戒毒的规定主要集中在"毒品危害防制条例 2022"（以下简称"条例"），"条例"确立了台湾地区戒毒措施除刑化的基本立场以及制度构架，在立法上将"施用毒品"的行为规定为犯罪，但在司法过程中并不适用刑罚处遇，而是将吸毒者视为病患，以医疗戒除吸毒者瘾癖的手段作为替代措施。只有在较为特殊情形下,将其视为犯罪人,通过刑事处罚来矫正其吸毒行为。[①]

(一)对吸毒行为的处置

"条例"将毒品种类根据成瘾性、滥用性及社会危害性分为四级,并根据使用毒品的等级采取不同的处置措施。第 10 条规定:"使用第一级毒品者,处六月以上五年以下有期徒刑;使用第二级毒品者,处三年以下有期徒刑。"第 11-1 条规定,使用第三级或第四级毒品者,处新台币一万元以上五万元以下罚金,并应限期令其接受四小时以上八小时以下之毒品危害讲习;未成年人使用第三级或第四级毒品者,应依少年事件处理法处理。

"条例"认为,吸毒者具有"病患性犯人"的特征,与一般犯罪相比,更强调其医疗特性,采取了"治疗胜于处罚""医疗先于司法"的理念,主动降低适用刑罚的条件,主要采取观察、勒戒和强制戒治处分。[②]"条例"第 20 条第 1 款规定:"犯第十条之罪者,检察官应声请法院裁定,或少年法院(地方法院少年法庭)应先裁定,令被告或少年入勒戒所观察、勒戒,期间不得逾二月";第 2 款规定:"观察、勒戒后,检察官或少年法院(地方法院少年法庭)依据勒戒处所之报告,认为受观察、勒戒人无继续使用毒品倾向者,应即释放,并为不起诉之处分或不付审理之裁定;认为受观察、勒戒人有继续使用毒品倾向者,检察官应声请法院裁定或由少年法院(地方法院少年法庭)裁定令入戒治处所强制戒治,其期间为六个月以上,直至其无继续强制戒治之必要为止,但最长不得逾一年。"

戒毒人员在观察、勒戒或强制戒治执行完毕释放后,三年后再吸第一、二级毒品的,则适用第 20 条前 2 项之规定;如果在三年内再吸第一、二级毒品的,交由检察官或法院起诉或审理。"条例"第 23 条第 2 款规定:"观察、勒戒或强制戒治执行完毕释放后,三年内再吸毒者,检察官或少年法院(地方法院少年法庭)应依法追诉或裁定交付审理。"由此可见,台湾地区对于使用一、二级毒品的"初犯"已经做了除罪化处理,代之以戒治措施等保安处分,只有在观察、勒戒或者强制戒治执行完毕之后的三年之内再次使用一、二级毒品的,才适用前述的刑罚。

接受观察、勒戒或强制戒治处分的戒毒人员,在期满后,由公立就业辅导机构辅导就业。

(二)自愿戒毒的规定

台湾地区鼓励自愿戒毒,不仅医疗机构不必将治疗者送法院或检察机关,参与自愿戒毒的吸毒人员被查获,检察官应当作出不起诉决定或少年法院(地方法院少年法庭)作出不审理的裁定,但以一次为限。"条例"第 21 条规定:"犯第十条之罪者,在犯罪未被发觉

---

① 包涵:《"道德模式"与"医疗模式"的交错并行:台湾地区戒毒制度的现状考察与经验借鉴》,载《中国刑事法杂志》2016 年第 2 期。

② 李海涛:《台强制尿筛完善吸毒戒治　强调"医疗先于司法"》,https://www.chinanews.com/tw/2010/11-16/2657773.shtml,下载日期:2024 年 10 月 10 日。

之前,自动向卫生福利部指定医疗机构请求治疗,医疗机构免将治疗者送法院或检察机关。但依前项规定治疗中经查获之被告或少年,应由检察官为不起诉之处分或由少年法院(地方法院少年法庭)为不付审理之裁定,但依一次为限。"

(三)吸毒检测的规定

"条例"第25条对吸毒检测的对象作了规定:一是因吸食毒品而受到管束的戒毒人员,警察机关或执行保护管束人员应当定期或当其存在可疑时,通知其在指定时间到场进行尿液检测;二是根据条例规定为不起诉或不审理、免刑事处罚或不予保安处分、刑罚执行或保安处分执行完毕后2年内,警察机构必须根据前项规定对其进行尿液检测;三是主管机关对于所属或监督的特定人员在必要时,必须要求其接受尿液检测。

前述对象在接到吸毒检测要求时,如果无正当理由不到场的,可报请检察官或少年法院许可,强制检测。到场而拒绝检测者,可以强制检测,但应即时报请检察官或少年法院补发许可证。

(四)观察勒戒强制戒治费用的承担

观察勒戒强制戒治费用原则上由受观察、勒戒或强制戒治处分之人承担,若有自首或贫困无力负担的戒毒人员,则免于缴纳。在缴费期限内未缴纳者,由勒戒处所及戒治处所,依法移送强制执行。

(五)缓予起诉期间附命毒品戒瘾治疗

"条例"第24条规定:"对检察官先依'刑事诉讼法'第253-1条第1项[①]规定做出附条件之缓起诉处分时,则不适用第20条及第23条第2项之程序。检察官依'刑事诉讼法'第253-2第1项第6款[②]规定做出缓予起诉期间附命毒品戒瘾治疗处分前,应征询医疗机构之意见;必要时,并征询其他相关机关(构)之意见。"也就是说,检察官对于符合"刑事诉讼法"第253-1条第1项的成瘾犯罪者,可以作出缓予起诉期间附命毒品戒瘾治疗的决定,要求赴医疗机构接受戒瘾治疗。无论行为人属于"初犯"、"三年后再犯"或"三年内再犯"均可由检察机关裁定适用缓起诉处分。

(六)"重新审理之声请"程序

在"条例"第20-1条设定了"重新审理之声请"程序,在观察勒戒或者强制戒治裁定确定之后,受观察勒戒或强制戒治处分的行为人、法定代理人、配偶或者检察官,可以

---

① 台湾地区"刑事诉讼法"第253-1条第1项:"被告所犯为死刑、无期徒刑或最轻本刑三年以上有期徒刑以外之罪,检察官参酌'刑法'第五十七条所列事项及公共利益之维护,认以缓起诉为适当者,得定一年以上三年以下之缓起诉期间为缓起诉处分,其期间自缓起诉处分确定之日起算。"

② 台湾地区"刑事诉讼法"第253-2条第1项第6款:"完成戒瘾治疗、精神治疗、心理辅导或其他适当之处遇措施。"

以书面方式声请原裁定法院重新审理,并对重新审理的声请事由与时间作了详细的规定。在声请重新审理期间,为保障受处分人的权益,接受声请的法院可以依职权停止执行观察、勒戒或者强制戒治措施。通过审理,法院认为无重新审理的理由或者声请程序不合法的,应当裁定驳回声请;认为有理由的,应当重新审理并更改对声请人采取处遇的裁定。但为防止当事人滥用声请权,浪费司法资源,同时规定对异议声请的裁定为"一裁终局",即法院认为声请无理由而裁定驳回的,不得以同一原因再次声请重新审理。在裁定前撤回重新审理的声请,撤回之后也不得以同一原因声请法院重新审理。

从上可知,台湾地区对于吸毒者所有的处遇方式,都建立在司法机关的管辖和裁量之下,既保障处遇措施的正当性与相当性,也保障吸毒者的权利能够得到及时和充分的救济。

以"毒品危害防制条例"为基础,台湾地区又陆续出台了"毒品危害防制条例施行细则""观察勒戒处分执行条例""戒治处分执行条例""戒治处遇成效评估办法""采验尿液实施办法"等一系列禁毒规定,内容涵盖了禁毒工作的四大工作区域,尤其是在戒毒与吸毒的认定方面,立法已经颇为全面。①

二、基本戒毒模式

台湾地区对戒毒人员的处遇不限于戒瘾治疗,更注重戒毒人员的社会能力的重建。从戒毒机构的设置、戒毒的各项举措以及戒毒的各个环节来看,在台湾地区已经形成了一个比较完善的、系统的戒毒体系。

(一)强制戒毒

1.观察、勒戒

如前所述,台湾地区对使用第一、二级毒品者先裁定入勒戒所观察、勒戒。观察、勒戒的目的有两个:一是对吸毒者进行生理戒毒,二是对吸毒者进行观察,并判定其有无继续吸毒的倾向。各看守所及少年观护所内附设勒戒所。勒戒所联合社会公益团体,共同进行观察勒戒人的戒毒辅导,并与精神科医师、临床心理师共同观察个案情形,共同评估勒戒人有无继续吸食毒品倾向。②

2.强制戒治

观察、勒戒后,根据勒戒处所之报告,认为受观察、勒戒人有继续使用毒品倾向者,检察官应申请法院裁定或由少年法院(地方法院少年法庭)裁定令入戒治处所强制戒治。戒治处分期间为六个月以上,至无继续强制戒治之必要为止,但最长不得逾一年。

---

① 李海涛:《台强制尿筛完善吸毒戒治 强调"医疗先于司法"》,https://www.chinanews.com/tw/2010/11-16/2657773.shtml,下载日期:2024 年 10 月 10 日。

② 李海涛:《台强制尿筛完善吸毒戒治 强调"医疗先于司法"》,https://www.chinanews.com/tw/2010/11-16/2657773.shtml,下载日期:2024 年 10 月 10 日。

(1)戒治阶段:依据"戒治处分执行条例"的规定,戒治分下列三阶段依序行之:调适期、心理辅导期、社会适应期。调适期处遇重点在培养受戒治人之体力及毅力,增进其戒毒信心;心理辅导期处遇重点在激发受戒治人之戒毒动机及更生意志,协助其戒除对毒品之心理依赖;社会适应期处遇重点在重建受戒治人之人际关系及解决问题能力,协助其复归社会。戒治所对受戒治人各阶段之处遇成效应予评估,作为停止戒治之依据。

(2)成效评估:根据"戒治处遇成效评估办法",戒治处遇应依调适期、心理辅导期及社会适应期三阶段对受戒治人传授不同课程,并对其成效应进行评估。调适期处遇成绩评估结果合格者,进阶至心理辅导期;心理辅导期处遇成绩评估结果合格者,进阶至社会适应期;社会适应期处遇成绩评估结果合格者,办理停止强制戒治。

调适期处遇成绩分生活规律性分项及调适课程参与两部分:生活规律性分日常作息、生活纪律、行为表现三项;调适课程参与分体育活动、宗教教育、生活适应三项。心理辅导期处遇成绩分生活规律性及辅导课程参与两部分:生活规律性分项同调适期;辅导课程参与分咨询辅导、体育活动、卫生教育、成瘾概念四项。社会适应期处遇成绩分生活规律性及社会适应课程参与两部分:生活规律性分项同调适期;社会适应课程参与分生涯辅导、人文教育、法治教育、工作与休闲四项。每个项目优者五分,良者四分,可者三分,差者二分,劣者一分;每个阶段每个部分各项成绩三分以上为合格。

戒治所依据"戒治处分执行条例",集中专业人力,结合宗教、社会、学术团体及政府部门等资源,提供多元戒治辅导方案,并衔接所外追踪辅导,延续戒治成效。

(二)指定医疗机构自愿戒毒

台湾地区鼓励自愿戒毒。吸毒人员在未被发现之前,自动到"卫生福利部"指定的医疗机构戒毒,医疗机构不必将治疗者送法院或检察机关,即使在自愿戒毒期间被查获,检察官也应当作出不起诉决定或少年法院(地方法院少年法庭)作出不审理的裁定,但以一次为限。

吸毒者在医护人员的照护下,以药物或活动治疗的方式进行生理治疗,培养体力和毅力,以增强其戒治毒瘾的信心,并减缓其因戒治所产生的生理上的戒断症状。生理脱毒后,医院开始对戒毒人员开展心理治疗,通过心理辅导、家庭会谈、药物配合治疗等措施和卫生教育手段,强化吸毒人员自我调适,激发其戒毒动机和回归社会的再社会化意志。[1]在吸毒者完成生理戒毒与心理复健的疗程离开医疗机构以后,医疗机构通常会持续性地与其进行联系沟通以协助其保持戒瘾状态。

(三)民间宗教戒毒治疗

目前台湾地区民间宗教戒毒治疗主要是以基督教福音戒毒为主。基督教福音戒毒由福音课程辅导,过来人给以带领,同时提供身、心、灵全面教育,强化戒瘾动机。借宗教信

---

[1] 施鑫:《中国台湾地区毒品滥用的戒治模式及中国大陆毒品滥用戒治机制的优化路径》,载《犯罪与改造研究》2022年第3期。

仰及宗教,给与辅导者之爱心、耐心及恒心,学习自我肯定方式,及良性之人际互动技巧,针对戒毒者之身、心、灵,全方位地协助戒除毒瘾。规模较大并且影响力显著的有基督教晨曦会福音戒毒中心、花莲主爱之家、高雄市基督教戒瘾协会附设"希望之家",及财团法人基督教沐恩之家等宗教戒毒机构。①

(四)治疗性社区

离开监狱、戒治所的吸毒人员或毒品成瘾的民众,在脱离司法机构的戒瘾处遇或结束门诊、住院治疗后,可以自愿地进入治疗性社区进行康复治疗。治疗性社区是一个无毒品的居住性机构,成员之间通过团体治疗、团体活动等结构性互动,影响与毒品有关的态度、感知及行为,重新获得身体及情绪上的健康。成员被视为居住者,相互尊重,借助专业的治疗、支持与帮助,重获追求知识的动力,通过学习体验找回丢失的自尊,重新建立人生新的价值体系,并摆脱毒品亚文化群体,恢复主流社会的生活态度,从根本上改变人本身,从而戒除毒品。②

此外,台湾地区重视戒毒者家庭支持活动,以家庭支持鼓励学员持续戒瘾动力。其形式主要有家庭教育讲座、亲密群体、家庭支持小组、亲子阅读和成长小组、交流活动、读书俱乐部、家庭支助方案宣传等。③

---

① 葛双龙:《从台湾地区宗教戒毒模式看我国毒品戒治文化建设》,载《四川警察学院学报》2016 年第 1 期。

② 施鑫:《中国台湾地区毒品滥用的戒治模式及中国大陆毒品滥用戒治机制的优化路径》,载《犯罪与改造研究》2022 年第 3 期。

③ 姜祖桢等:《戒毒学》,法律出版社 2022 年版,第 422 页。

第十章　外国戒毒法律法规与戒毒康复模式

第一节　美国戒毒法律法规与戒毒康复模式

美国作为世界最大的毒品消费国,毒品问题已经成为广受关注的主要社会问题之一。针对严重的毒品问题,美国制定了大量的禁毒法律法规,除联邦法律之外,各州都有各自的禁毒法律法规,形成了相辅相成的惩治毒品犯罪的严密法律体系。美国将吸毒行为规定为犯罪并加以刑罚制裁。

一、戒毒法律法规

(一)《哈里森法》

《哈里森法》是美国国会于 1914 年通过的一项联邦法律,该法案也被称为《哈里森麻醉品税法》,是美国首次使用联邦刑法来处理非医疗性使用毒品的问题。该法的规定不仅是为了管制鸦片制剂和古柯叶衍生物的分销,也是为了管制其生产和进口,并对其征税。违反《哈里森法案》的个人将面临 2000 美元的罚款或最高五年监禁,或两者兼而有之。这是美国第一次将拥有用于非医疗用途的麻醉品定为犯罪,从此确立了此后半个多世纪的管制毒品问题的司法惩治模式。

(二)《麻醉品成瘾康复法》

随着科学的进步,特别是医学的发展和公众对毒品成瘾的认知,"医疗模式"开始受到政府的重视。1966 年,约翰逊总统签署了《麻醉品成瘾康复法》,规定:(1)允许对认定的成瘾者免予起诉,而代之以 36 个月的民事关押,成功完成治疗后可以取消刑事指控;(2)授权司法部长决定违法者作为成瘾者是否能够通过治疗获得康复,给予符合条件的获罪者治疗而非监禁;(3)免于指控的成瘾者享有自愿进入联邦医院进行治疗的权利;(4)授权卫生局局长建立门诊病人毒品治疗项目,帮助州和地方政府开发治疗项目。这一法案通过民事关押体系的方式为成瘾者提供有条件的康复治疗,甚至被认为是 1914 年以来联邦层面麻醉品立法的里程碑,美国司法部则把其视为是厘清毒品成瘾这一棘手问题的医学和犯罪因素的第一步。[①]

（三）《毒品滥用预防和管制综合法》

1970 年，尼克松总统签署了《毒品滥用预防和管制综合法》，吸收并借鉴了《哈里森法》长期完善过程中形成的各种复杂的法律规定，内容涉及毒品的各个方面，包括预防和治疗。根据毒品滥用的潜在可能性和医学用途将其分为 5 类，确立了毒品分类的调整体系。对吸毒者同毒品交易者在处罚的严厉程度上做了区分：单纯的拥有被视为轻罪，更加注重司法惩治和医学模式的结合。

（四）《无毒社区法》

1997 年，克林顿总统签署了以减少青少年毒品滥用为主要目标的《无毒社区法》，并开始实施"无毒社区支持计划"，为社区戒毒提供了法律依据和经费支持，使得社区居民更加积极地参与到社区戒毒中来。2001 年 12 月，布什总统正式签署《无毒社区法再授权法案》，将无毒社区支持计划延期 5 年。2010 年的《加强无毒社区法案》为社区应对毒品危机提供了大量资金。[②] 这一系列法案的颁布不仅体现出联邦政府对社区反毒联合体的重视，更为社区反毒联合体的进一步发展和完善提供了法律保障。

二、毒品法庭制度

毒品对美国社会的困扰已呈常态化，吸毒与犯罪形成恶性循环，出现"使用毒品—犯罪—关押和再关押"的"旋转门"现象，只靠戒毒或只靠关押吸毒人员很难收到满意效果。为此，1989 年美国佛罗里达州第十一巡回法院决定在深受毒品危害的迈阿密戴德县设立一个专门的毒品法庭，世界上第一个毒品法庭因此而诞生。

（一）基本情况

毒品法庭工作团队由法官负责，成员包括检察官、律师、心理学家、社区矫治人员、戒毒治疗专家等。毒品法庭的工作重点是戒毒，也可称为"司法戒毒"。毒品法庭的特点是将戒毒与刑罚惩戒相结合：吸毒者参加毒品法庭戒毒项目后则暂缓监狱服刑，戒毒期满合格的则准予"结业"并可免于服刑；戒毒者如果严重违反毒品法庭规定，则中断戒毒恢复刑事指控程序。毒品法庭以戒毒、减少犯罪、有利身心健康、促进社会安定为目的，将戒毒与刑罚相结合，用司法监督戒毒的方式取代传统的监狱服刑。

经过二十多年的实践和持续的实证研究发现，毒品法庭可以有效减少再犯率和节省开支。由于毒品法庭具有良好的法律效果和社会效果，引发了一场全国范围的司法改革浪潮。目前，毒品法庭遍布美国各州，总数达 3100 多个。

---

① 张勇安：《科学与政治之间：美国医学会与毒品管制的源起（1847—1973）》，上海人民出版社 2016 年版，第 243～244 页。

② 吴大华：《美国社区戒毒立法及其借鉴》，载《贵州师范学院学报》2012 年第 10 期。

美国毒品法庭分为 11 种类型。成人毒品法庭数量位居第一,全美 3100 多个毒品法庭中有一半为成人毒品法庭,家庭毒品法庭居第二,青少年毒品法庭居第三。这三类毒品法庭总数约占美国毒品法庭总数的三分之二。此外,还有联邦毒品法庭、退伍军人毒品法庭、土著毒品法庭、校园毒品法庭、流浪者毒品法庭、老年毒品法庭、酒瘾法庭、重新审理毒品法庭等。

（二）运作程序

各地毒品法庭的运行程序多少存在一些差异,一般而言,毒品法庭的运行程序大致可以分为三个阶段,即筛选阶段、戒治与监控阶段、离开阶段。

1.筛选阶段。该阶段的目的是选择适格的成瘾者进入毒品法庭。适格的成瘾者标准一般考虑四个方面的因素:(1)需求,即成瘾者是否有严重的毒品成瘾问题需要戒治。(2)动机,即成瘾者是否有积极参与毒品法庭项目、服从法庭各项安排的愿望。作为适格的成瘾者必须意识到自己存在毒品滥用问题,并积极寻求帮助和愿意配合治疗。(3)风险,包括成瘾者再犯可能性以及对法庭工作人员及其他人可能造成伤害等。(4)能力,即成瘾者是否有行为能力参加毒品法庭,比如患有精神疾病的成瘾者可能无法顺利参与项目并配合法庭的各项安排。

2.戒治与监控阶段。由法庭来管理成瘾者之戒治,结合社会、社区与医疗资源,促使成瘾者能够回归社会正常生活,而非将成瘾者由司法处遇体系转介至毒瘾戒治体系。因此,当参与者(即正式进入毒品法庭的候选人)确定进入毒品法庭后,工作人员将为他们设定各种相应的治疗方案,并且监督方案之实施。治疗方案包括团体治疗、个别咨询、十二步戒毒法的自助课程等。

3.离开阶段。参与者离开毒品法庭通常有三种情况:第一种是参与者有重大突发事件发生,导致不能参与该项目,比如参与者因触犯新罪被逮捕;第二种是参与者戒治失败、戒治无望的,法官决定让他们回到刑事法庭当中,接受审判;第三种是按时参加法庭安排的各种治疗活动,随机尿样检测呈阴性反应,这类成功戒治的参与者将从毒品法庭"毕业"。毒品法庭会为参与者举办"毕业仪式",由法官在法庭上当面向参与者宣布其戒治成功,可以从毒品法庭"毕业",并鼓励其继续保持良好的习惯。

三、戒毒模式

美国的戒毒康复工作开展时间较早,经过长时间的摸索,已形成了成熟的戒毒模式。对毒品依赖的预防与治疗主要采用医疗防治模式,由司法、法院、专业机构、社区、学校等多系统共同参与,进行综合治疗。治疗形式包括脱毒治疗、院内咨询、门诊咨询、半住院治疗、治疗社区、自助组织、后续服务、监狱和其他矫治场所内戒毒治疗等。[1]

戒毒者的医疗费用大多数由医保、社会福利和政府专项基金提供。戒毒治疗机构有公立和私立两种性质,除少部分患者是自愿就诊外,大部分患者由社区、毒品法院、监狱或

---

[1]　郝伟、赵敏、李锦:《成瘾医学理论与实践》,人民卫生出版社 2016 年版,第 563 页。

其他矫治场所转诊介绍而来,各戒毒治疗机构有联络员专门负责与上述机构联系。戒毒机构对患者躯体和心理健康状况进行全面评估,然后由医师、护士、心理学家、社会工作者等多学科专业团队进行讨论,对患者的情况进行综合分析,讨论制订个体化的干预方案,进行综合干预,在治疗过程中还会定期评估患者的进展并根据情况进行调整。[1]

(一)社区戒毒

美国的社区戒毒主要通过社区反毒联合体开展。社区反毒联合体成立于 20 世纪 70 年代,其成员包括家属、教师、警察、医疗工作者、政府工作人员及其他社区戒毒力量。社区反毒联合体通过其下设的执行委员会和小组委员会为社区戒毒工作提供详细指导,制定具体的行动计划并协调社区活动,如帮助学校和社区组织实施毒品预防宣传教育等。作为当前美国社区戒毒力量的主力军,社区反毒联合体已成为一个资金来源充足、发展模式健全、评估机制完善的全国性反毒机构。[2]

此外,美国大部分社区都成立了戒毒者自治组织,如匿名戒酒者协会(AA)和匿名戒毒者协会(NA)。AA 是世界上最负盛名的戒酒者自助项目组织,它创立最早,现已成为类似自助项目组织仿效的范例,NA 正是在 AA 的影响下成立并发展壮大的。

NA 是一个为希望停止吸毒的人以及希望保持戒断的康复者提供支持和援助的组织,向所有认为毒品已成为其生活问题的人免费开放。成员定期聚会、互相帮助,从而达到康复的目的。康复计划强调戒除一切毒品,而不是只有他们想要戒除的毒品。NA 康复程序的核心是按照"十二步戒毒法"来开展活动,这些活动包括承认问题的存在,产生求助的要求和愿望,对自己给予公正、客观的评价,自我开放,对已经给他人造成的伤害给予补救,帮助其他吸毒者,通过助人达到自助目的等。经验丰富的成员作为倡导者在聚会时支持其他成员,为可能陷入困境的新成员提供建议、帮助和支持。

链　接

"十二步戒毒法"是 NA 的核心,这些步骤不是抽象的理论,而是依据 NA 早期会员经反复尝试后的经验得出的。这些步骤包括了一些理念和活动,早期会员们认为这些内容对他们的成功戒瘾极有帮助。NA 的十二步戒毒法具体如下。

我们承认,在对付吸毒成瘾上,我们自己已经无能为力,我们的生活已经搞得不可收拾。

要相信,有一个比我们自身更强大的力量,这力量能够使我们恢复神志清醒和健康。

作出一个决定,把我们的意志和我们的生活,托付给我们所认识的上帝。

作一次彻底的和无惧的自我品德上的检讨。

---

① 郝伟、赵敏、李锦:《成瘾医学理论与实践》,人民卫生出版社 2016 年版,第 563 页。
② 刘仁菲:《论美国戒毒模式的经验和启示》,载《云南警官学院学报》2016 年第 3 期。

向上帝、向自己、向他人承认自己错误的本质。

要完全准备好,让上帝除去自己一切性格上的缺点。

谦恭地乞求上帝,除去我们的缺点。

列出一份所有我们所伤害过的人的名单,并使自己甘愿对这些人作出补偿。

在不伤害他们的前提下,尽可能直接向曾经受到我们伤害的人士当面认错。

继续经常自我检讨,若有错失,要迅速承认。

透过祈祷与冥想改善我们与上帝的关系,请求上帝给予指导。

实践这些步骤的结果会让我们拥有一种精神上的觉醒,我们要设法把这些信息带给别的成瘾者,并在我们的一切日常事务中实践这些原则。①

(二)治疗社区(TC)

治疗社区模式始于 20 世纪 60 年代中期,后来逐渐发展壮大,现已在全世界 70 多个国家广泛应用,是一种典型的社区治疗康复模式。

从历史上看,TC 将自己视为解决成瘾问题的医学导向策略的替代方案,大多数 TC 不允许项目参与者使用任何种类的药物,包括美沙酮等药物。过去的 30 年里,TC 对药物的态度逐渐演变,越来越多的 TC 现在采取综合康复方法,除了解决参与者的物质使用障碍外,还解决其他健康问题。除了长期居住式治疗外,今天的许多 TC 还提供短期住院或门诊治疗。

TC 也随着时间的推移进行了调整,以满足不同人群的治疗需求。20 世纪 90 年代,出现了改良的 TC,用于治疗合并精神障碍患者、无家可归者、妇女和青少年。此外,随着同一时期物质使用障碍的罪犯比例上升,矫治机构开始将 TC 纳入监狱(通常在单独的住宿单元中),服刑后重返社会的人可以参与 TC,目的是减少吸毒和累犯。

TC 模式的治疗是由专业人士、康复病人和病人家属一起对吸毒成瘾人员进行个别指导、集体治疗、技能培训和职业辅导,紧紧围绕成瘾人员自我承认、反省、行动、成长和觉醒来展开,最终促成个体行为和人生观的转变,达到回归正常生活、重建社会关系和戒除毒瘾的目的。

TC 治疗过程分为治疗前准备、核心治疗和重返社会三个阶段。在第一阶段,个体融入 TC 中,充分参与所有活动。融入这个无毒社区意味着打乱个人对其以前吸毒生活的认同和联系,用新的亲社会态度、行为和责任取代这些联系,并增加他对吸毒本质的了解。

第二个治疗阶段通常包括循证的行为治疗,包括认知行为治疗(CBT)和动机性访谈,以促进改变,并强化"社区即方法"(使用社区作为改变个体的方法)。TC 总体目标是改变态度和行为,灌输希望,培养情感成长,培养自我管理能力。TC 还开展其他治疗活动,包括相关干预措施,满足患者的社会、教育、职业、家庭和心理需求。

第三个治疗阶段,参与者在 TC 的帮助下寻找工作或做出教育或培训安排,准备与

---

① 天山医学院:《匿名戒毒会》,https://www.tsu.tw/edu/7252.html,下载日期:2024 年 9 月 22 日。

TC分离,并成功地重新融入更大的社区。由于康复是一个持续的过程,TC还安排了个人和家庭咨询等善后服务,以帮助戒毒人员维持治疗期间所做的改变,并强烈鼓励TC参与者在完成项目后继续在自助小组中工作。

几十年的经验表明,TC可有效降低入住者吸毒比例和违法犯罪率,提高社会适应能力及就业能力,提高心理素质与文化知识水平。

链　接

日顶村(Daytop Village,又译戴托普)是所有治疗社区中规模最大、最成功的。日顶村起初是美国国家精神卫生研究所的一个试验项目,有25名男性假释戒毒者。开始时,该项目无任何支持,举步艰难,常招致附近居民的反对,精神卫生界的保守势力也极力阻挠,它的生存受到了挑战与怀疑。到了1964年,日顶村便初具规模,并破天荒吸收女性成瘾者入住。1965年,日顶村倡导成立成瘾者"父母协会",反映日顶村重视家庭在治疗康复过程中的作用,此举不仅使千万父母增加戒毒知识,获得帮助,且大大有助于成瘾者的康复。1967年,日顶村在纽约州首先创建流动康复中心,主要接纳老年成瘾者。

此外,流动中心尚有以下用途:作为对街头成瘾者进行面试的场所,决定是否接纳;作为成瘾者家人、亲戚及公众参与活动的场所;作为获得公众支持的手段。1975年日顶村又将工作范围延伸到社区,建立青少年治疗康复计划,既有流动的日间服务,又有短期或长期的寄宿制康复。这种康复计划还可作为社区内宣传教育的手段,起到预防药物滥用的作用。进入这种康复程序的青少年,一般不会耽误学业,其中不少人甚至可升入大学。

现在,日顶村已逐渐发展壮大,已成为一个拥有20余个治疗中心的戒毒机构,每天为4000余人提供居住或院外治疗服务,遍布纽约、加利福尼亚、得克萨斯、佛罗里达等州,且在世界40余个国家和地区有分支机构,它也为欧洲、南美及亚洲各国提供技术援助,为这些机构设计预防和治疗项目。日顶村康复项目囊括了教育、家庭治疗、医疗保健、HIV预防教育、职业培训和妇女项目等。在经济上,日顶村同时接受政府资助和社会捐赠。

日顶村的居住治疗中心一般有居住者100～200人,工作人员20～40人。日顶村中,50%的工作人员是戒毒成功者。从一般工作人员到中心主任,日顶村提倡聘用受过培训的戒毒成功者进行管理工作,并通过极其严格的纪律及考核制度避免工作人员复吸。另外,日顶村奉行"以森严的等级制度来运转日顶村,让戒毒者自己管理自己",工作人员仅起到监督及引导作用。由于建立了完善的组织结构,各种治疗方法得以有效实施。

日顶村认为吸毒是一种行为问题,而行为又与个人的人生态度、情感过程及生存环境密切相关。因此,日顶村的治疗囊括了行为矫正、心理治疗、人生观教育及生存能力训练四个方面。①

① 天山医学院:《日顶村(戴托普)》,https://www.tsu.tw/edu/7251.html,下载日期:2024年9月22日。

1991年,我国卫生部和美国戴托普国际公司签署协议,拟在昆明成立一所吸毒成瘾康复治疗中心——戴托普康复村。1998年9月28日,云南中美戴托普吸毒成瘾治疗康复中心(即云南戴托普治疗社区,YNTC)成立,这是中国首家以治疗社区模式,从社会学、心理学、行为学、临床医学、预防医学等多学科结合的角度,对药物成瘾者进行治疗及善后服务的专业机构。云南戴托普治疗社区在借鉴国际先进经验的同时,紧密结合我国的民俗、民情、社会文化和经济状况,将在国外行之有效的康复模式进行本土化的同时,形成了一套符合中国国情的治疗程序,取得了一定成效。

云南戴托普治疗社区由六大机构构成,分别是社区服务站、居住社区、重返社区、善后照顾、项目办公室和康复基地。它们的职能分别是:社区服务站负责对戒毒者及其家属进行吸毒相关问题的咨询,对海洛因成瘾者进行美沙酮替代递减治疗和收治入院患者;居住社区是整个治疗社区的核心机构,负责对入住社区的居住者进行2~3周的生理脱毒和1~1.5年的行为矫正、心理治疗等康复治疗;重返社区是居住者在回归主流社会前的过渡社区,采取非封闭式管理,通过劳动锻炼让居住者逐渐融合到主流社会,并解决部分操守者的就业问题;善后照顾是指通过组织各种小组和活动,对完成康复治疗者或社区外其他有戒毒愿望者提供帮助与支持,提供操守者与治疗社区之间的联系与交流;项目办公室,主要开展培训、科研,与国内、国际政府、非政府组织开展合作项目;康复基地,综合了居住社区和回归社会社区的部分职能,为入住的居住者提供更加舒适的治疗环境。[①]

(三)医疗戒治

医疗戒治主要包括两种模式:美沙酮替代治疗和医院急性戒毒计划。美沙酮替代治疗计划主要针对阿片类药物高度成瘾的吸毒人员,通过替代递减服用美沙酮达到控制毒瘾的目的,使成瘾者具有一定程度的社会功能,避免或减少吸毒人员死亡及其他违法行为。美沙酮门诊同时提供心理治疗、职业培训及开展艾滋病干预项目等工作。医院急性戒毒计划内容涵盖身体、心理、教育和法律等方面的培训和矫治,主要针对年轻的吸毒成瘾人员,让他们能在医院及时解除毒品戒断症状,并采取一定时间的持续医疗照顾,预防毒瘾复发。[②]

(四)监狱戒毒

由于美国毒品问题泛滥,监狱或其他矫治场所的犯人多数存在药物滥用问题。因此,美国针对成瘾的罪犯开展了集教育评估、心理矫治、行为矫治、康复训练、医疗救助、技能培训、回归社会等子项目于一体的戒毒计划。整个计划需要完成至少500小时的集中矫正训练任务,分为基础班和高级班,包含了社区责任、犯罪生活方式、就业准备、与人交往、正确导向、理性思考和生活平衡等一系列课程。同时,监狱对高风险毒瘾强的罪犯进行强

---

① 天山医学院:《云南戴托普治疗社区》,https://www.tsu.tw/edu/7253.html,下载日期:2024年9月22日。

② 刘仁菲:《论美国戒毒模式的经验和启示》,载《云南警官学院学报》2016年第3期。

制性住院式的戒毒治疗和相关处罚。[1]

第二节 英国戒毒法律法规与戒毒康复模式

英国的毒品滥用问题不仅早于很多西方国家,也是当前欧洲毒品滥用问题最严重的之一。吸毒导致的社会问题愈发严重,成为英国亟待解决的难题。为应对以上挑战,英国政府陆续出台更迭了一系列法案与政策。

一、戒毒法律法规

(一)《危险药品法》

英国是世界上开展毒品立法较早的国家,早在 1920 年就已经制定《危险药品条例》,该条例倡导对涉毒行为进行严厉惩罚,并认为即使是对于吸毒行为,也应当予以违法认定并进行相应制裁。后经多年争论,英国政府最终认同罗伦斯顿委员会提交的《罗伦斯顿报告》,于 1926 年开始确立医疗介入的戒毒方法。《罗伦斯顿报告》主要内容体现了医学界的观点:毒品成瘾是一种疾病;应把成瘾者看成患者;医生有权以处方的形式给成瘾者开出最低剂量的毒品,帮助他们逐渐戒除毒瘾。

然而,到了 20 世纪 60 年代,随着吸毒人数迅速增加,尤其是年轻人越来越多加入吸毒者的行列,《罗伦斯顿报告》所主张的禁毒策略遭到了质疑。1967 年,英国政府颁布了《危险药品法》,开始严格控制医生的处方权。《危险药品法》主要内容包括:向毒品成瘾者开具管制药品处方的医生,应当有内政部的执照;取消全科医生的处方权,通常情况下执照只发给专业治疗机构的医生;毒品成瘾者应视为患者而非罪犯;医务人员应向内政部通报吸毒成瘾者的情况;建立治疗毒瘾的治疗中心。[2]

《危险药品法》构建了毒品成瘾者接受门诊救治体系的基本框架,规范了海洛因和可卡因维持治疗的方法,并初步形成被称为"处方体系"的戒毒模式。

(二)《滥用毒品法》

1971 年的《滥用毒品法》是英国最基本的关于毒品政策的法律。根据这个法律,吸食毒品被定义为犯罪行为,医生的处方权也受到了进一步的限制,并将毒品分为 ABC 三类,级别不同处罚标准也不同。

A 类毒品包括摇头丸、LSD、海洛因、可卡因和美沙酮,以及冰毒。持有此类毒品,将被处以 7 年以下监禁或无上限罚款,或两者并罚;对于制造和提供者,将被处以终身监禁或者无上限罚款,或两者并罚。B 类毒品包括苯丙胺、大麻、双氰可待因、甲基甲卡西酮

---

① 刘仁菲:《论美国戒毒模式的经验和启示》,载《云南警官学院学报》2016 年第 3 期。

② 刘建宏:《新禁毒全书:外国禁毒法律概览》(第六卷),人民出版社 2015 年版,第 27 页。

等。持有 B 类毒品,将被处以 5 年以下监禁或者无上限罚款,或两者并罚;对于制造和提供者,将被处以 14 年以下监禁或者无上限罚款,或两者并罚。C 类毒品包括镇定剂、氯胺酮、苯二氮卓类、哌嗪等。持有 C 类毒品,将被处以两年以下监禁或者无上限罚款,或两者并罚;对于制造和提供者,将被处以 14 年以下监禁或者无上限罚款,或两者并罚。

(三)《犯罪与扰乱秩序法》

英国将吸毒视为犯罪行为,但仍充分体现以人为本的理念,以关心吸毒者的身体健康作为首要任务,用医疗措施代替刑罚执行。《犯罪与扰乱秩序法》中"吸毒治疗与测试令"规定:当法庭确信一名 16 岁以上(含 16 岁)罪犯在违法滥用药物时就会对他判决治疗,强制违法者进行为期 6 个月到 3 年之间期限的戒毒治疗。治疗可在居住中心进行也可在家里进行,或者两个地方结合进行。还有两个事先附加的安排,其一是被告必须定期接受测试,检查是否还在吸毒;其二是法庭必须在执行期间定期观察被告的情况。对罪犯进行吸毒测试和治疗的人必须向法庭提出戒毒治疗的方案和戒毒者对治疗反应的报告,法庭了解这些情况后可进一步督促被告戒毒。法庭由此了解并确信戒毒者正在遵守戒毒规定,如果违法者拒绝接受"吸毒治疗与测试令",或表面接受但不真正遵守,那么,他将受到其他形式的判决,其结果将是被关押。[1]

二、戒毒模式

英国的毒品政策以"危害最小化"为指引,其戒毒康复模式相应地也以吸毒群体的身体健康为导向。而在此理念政策的指导下,英国的毒品矫治策略注重发挥政府投入和社会参与各自的优势与作用,积极采取一系列的综合治理模式和控制手段进行应对。[2]

(一)健康和福利系统戒毒康复服务

健康和福利系统戒毒医疗主要是通过药物咨询或全科医生转诊而获得服务。

1.药物机构(drug agencies)

英国大多数地区都有称为街头机构(street agencies)或项目的服务点(有时称为社区药物服务或药物行动小组),它们提供一系列服务,包括提供信息和建议、咨询、为阿片类药物使用者脱毒和开处方、针头交换,有时还有团体支持和针灸等其他服务。通常只在正常工作时间开放,虽然药物机构可以通过电话向戒瘾者提供信息和建议,但只能通过预约的方式与戒瘾者见面,并且通常有等候名单。

2.药物依赖单位(drug dependency unit,DDU)

这些单位通常位于医院内或附近,专门帮助有问题的吸毒者,尤其是海洛因等药物依

---

① 李玫瑾:《犯罪预防的新思路与实践——英国〈犯罪与扰乱秩序法〉述评》,载《公安大学学报》2001 年第 4 期。

② 宋坤鹏:《英国戒毒康复模式:以健康为导向》,https://dcppc.swupl.edu.cn/zxcg/xzlw/300658.htm,下载日期:2024 年 9 月 22 日。

赖者。单位提供咨询、戒毒、替代处方和其他治疗。通常需要预约,等候名单可能很长。

3.全科医生和急症室(A&E)

英国民众最主要的初级卫生保健来源是全科医生和当地医院的急诊室,全科医生和医院转诊到专业药物服务和戒毒治疗的人数比任何其他联系点都多。除了转诊成瘾患者外,全科医生还提供一般医疗服务、信息、建议和治疗(尤其是替代处方),通常与药物机构或药物依赖单位合作。

4.针具交换计划

针具交换计划始于 20 世纪 80 年代,目的是应对 HIV 在药物注射者中的传播。除了发放干净的注射器和收集用过的"废品"外,还提供信息和建议、健康检查、更安全的性建议和发放避孕套、将严重成瘾者转介到其他药物服务机构等服务。该计划有些以药物项目或医院为基础开展服务,另一些则在药店开展,有些还使用外展工作者,将"注射器"分发给街上的吸毒人员或者送到吸毒人员家里。

5.外展服务

外展服务试图将服务带给需要者,有两种方式,一是独立工作(detached work),涉及外展工作人员进入需求者的空间,如进入需求者家中提供支持和针头交换,在狂欢节和俱乐部活动时提供支持;二是机构工作(institutional work),在健康中心、学院或学校等场所开展服务。

(二)住宅戒毒治疗计划

住宅戒毒治疗计划是为那些想要戒毒的严重依赖者提供的,期限通常持续 3～6 个月,但一些项目如"十二步戒毒法"持续时间可达一年。住宅服务项目的类型各不相同,但一般分为以下四种主要类型:

1.治疗社区(参见美国戒毒模式部分)。

2.药物康复(明尼苏达州模式):以著名的明尼苏达州模式为基础,涉及"十二步戒毒法"。

3.基督教之家计划:通常由基督教工作人员管理,有的有特定的宗教要求,非基督徒不被接受。

4.中途之家:为康复人员提供无毒住房,并提供生活技能教育和工作培训。

(三)同伴互助小组

同伴互助式的戒毒治疗小组是在戒毒人员中成立的,以戒毒者的心理、行为作为治疗重点。戒毒人员之间通过互相分享戒毒体会,互相鼓励,互相督促,运用"十二步戒毒法""自我管理康复与训练"等具体方法,不断坚定自身的戒毒信念,实现戒毒成本与效果的双重效益。

此外,英国还有免费网站和热线为成瘾者提供服务:NHS Choices 网站提供关于成瘾的在线信息;Drug Watch 网站提供有关处方药和非处方药的最新信息,包括相关副作用的详细信息;Ask Frank 热线电话全天候提供免费信息和建议,这些信息和建议均属保密;Drinkline 热线电话在工作日上午 9:30 至晚上 11:00 提供顾问服务。

(四)刑事司法系统戒毒康复服务

在英国,有许多成瘾者通过刑事司法系统接受戒毒治疗。

1.逮捕转介(arrest referral,AR)计划

逮捕转介计划始于 1996 年,作为警方和当地毒品服务机构之间的合作举措,利用拘留室(警察局)内的逮捕点,让吸毒罪犯有机会接受独立的毒品工作人员的评估,然后由他们转介到毒品治疗服务机构。

2.监狱内提供戒毒服务

英国监狱内不仅成瘾罪犯多,还存在吸毒问题,因此,英国政府在监狱内开发了一系列戒毒服务,包括内部治疗、提供信息和咨询。目前,监狱还不允许提供洁净吸毒针具,尽管一些监狱确实提供了消毒设施。监狱医生可以为囚犯提供戒毒帮助服务,该服务也可以由进入监狱的药物项目工作人员提供。

3.缓刑期间戒毒服务

缓刑工作旨在防止再次犯罪,对于毒品成瘾者,缓刑的其中一部分工作是尽可能减少成瘾者毒品问题。缓刑服务机构通常与卫生部门及成瘾治疗机构有良好的联系,可以推荐接受成瘾治疗。缓刑服务机构在宣判前后监督戒毒并向法院报告。

此外,为激发吸毒人员的戒毒积极性以促进戒毒效果的有效提升,英国政府和部分戒毒所对表现良好的吸毒者施行一定的奖励性措施,包括给予低毒性类毒品替代品、药物替代品和资金奖励等。

英国政府还非常重视戒毒的效果评估,效果评估是英国戒毒康复工作中的重要组成部分。政府设置一定的戒毒评估标准并定期开展评估活动,根据戒毒评估结果决定戒毒人员的下一步戒毒措施。同时,戒毒效果的评估结果也是政府决定是否对戒毒机构进行付费以及付费金额的最主要参考依据,即实施以结果为导向、"按效果付费"模式。[①]

2021 年 12 月,英国政府发布了新的毒品政策计划"从伤害到希望",该政策强调了对吸毒者高质量治疗进行投资的必要性,承诺在三年内额外提供 5.33 亿英镑,用于资助成人治疗。

第三节　荷兰戒毒法律法规与戒毒康复模式

和英国的情况类似,荷兰在世界毒品发展史上曾经有过非常重要的地位。荷兰是世界上第一个将毒品分为硬性毒品和软性毒品两类,对软性毒品实行以"公共卫生"为导向的禁毒模式的国家。第一类毒品被认为具有不可接受的危害性,通常又被称为硬性毒品,

---

① 宋坤鹏:《英国戒毒康复模式:以健康为导向》,https://dcppc.swupl.edu.cn/zxcg/xzlw/300658.htm,下载日期:2024 年 9 月 22 日。

主要包括鸦片、可卡因、苯丙胺和 LSD(麦角酸二乙胺)等;第二类毒品,又被称为软性毒品,具有相对小的危害和吸食成瘾的可能,主要包括大麻、镇静剂和巴比妥酸盐。与欧洲其他国家一样,荷兰立法对毒品类型的划分,直接和对毒品犯罪的刑事制裁相关。走私贩卖毒品依然是最严重的毒品犯罪,而且从事的如果是第一类毒品的非法交易,其量刑标准要远远高于第二类毒品。[1]

一、戒毒法律法规

(一)《鸦片法》

荷兰的戒毒法律基本上在《鸦片法》中规定。《鸦片法》由向检察官发出的国家《鸦片法指令》(Opium Act Directive)执行,该指令定期修订。

1.《鸦片法 1911》。随着 1911 年国际海牙公约的签署,荷兰于 1911 年颁布了第一部禁毒立法《鸦片法》,禁止在医学和科学研究领域之外制造、贩卖、走私或持有可卡因、鸦片及其衍生物,从此奠定了荷兰毒品政策的基础。《鸦片法 1911》并没有把大麻列入管制之列。[2]

2.《鸦片法 1928》。在国际社会的强烈呼吁下,荷兰于 1928 年修正《鸦片法》,首次对大麻进行列管,一并禁止吸食毒品的行为。然而,与当时大多数国家对吸毒行为进行道德规制不同,荷兰认为吸毒是公民的个人选择,政府不应对此进行过多干涉,而要尽可能为吸毒人员提供治疗服务。[3]

3.《鸦片法 1953》。在内外多种因素作用下,荷兰虽然坚持维护医用大麻的合法地位,但加强了对大麻的管制。1953 年,荷兰议会再次通过《鸦片法》修正案,将大麻的使用、持有、种植和贸易定为犯罪,在某些情况下可以导致严厉的判决。

4.《鸦片法 1976》。精神活性药物的使用在 20 世纪 60 年代迅速增加,荷兰执法当局最初采取了强有力的惩罚措施。然而,这种压制性的做法受到了广泛批评,部分原因是被捕者往往不是典型的罪犯,而是来自中上层家庭的青少年。1976 年《鸦片法》修正案的出台正式确立了荷兰的毒品分级管制制度,将联合国 1961 年《麻醉品单一公约》中的所有物质纳入管制,但是将毒品分为以大麻、印度大麻等为代表的软性毒品和以海洛因、苯丙胺类毒品等为代表的硬性毒品,并在立法上予以严格的区别对待。

1976 年的《鸦片法》修正案还对吸毒行为提出了"容忍政策":吸食毒品并不真正触犯法律,真正触犯法律的是持有毒品的行为。根据"适度原则",为了不使吸毒人员被边缘化,警察和公共检察官有权且在实践中通常不对吸毒行为作立案或起诉处理。其中最具

---

① 刘建宏:《新禁毒全书:外国禁毒法律概览》(第六卷),人民出版社 2015 年版,第 32 页。

② Marcel de Kort,Doctors, Diplomats, and Businessmen,Conflicting Interests in the Netherlands and Dutch EastIndies, 1860—1950,转引自袁家韵:《荷兰毒品政策及对我国禁毒工作的启示》,中国人民公安大学 2018 届硕士学位论文。

③ 袁家韵:《荷兰毒品政策及对我国禁毒工作的启示》,中国人民公安大学 2018 届硕士学位论文。

代表性的两条规定是：(1)个人最多可持有 30 克大麻，且可与朋友分享；(2)出于公共卫生和社会福利的考虑，允许青少年中心向青少年出售少量大麻，以防止其接触危害性更强的毒品。[①]

5.《鸦片法 2009》。2009 年修订的《鸦片法》规定了海洛因处方疗法，海洛因处方疗法由海洛因戒瘾研究委员会负责制定和执行，戒毒诊所医师每天为硬性毒品成瘾人员开具三次处方海洛因，并指导、监督其服用。[②]

6.《鸦片法 2011》。2011 年，荷兰议会再次修正《鸦片法》，规定医用大麻的生产、质检和销售由隶属于卫生、福利及体育部的"医用大麻管理局"负责。医生可为病患开具四氢大麻酚含量分别为 6%、12% 和 19% 的大麻处方，患者也可在药房或医院购买处方大麻。

荷兰对部分软性毒品持容忍而非合法态度，即"事实的合法化"。吸毒本身并没有被规定为犯罪，尽管在某些情况下，出于公共秩序或保护年轻人健康的目的，例如地方一级禁止在学校和公共交通工具上使用毒品，是否判处监禁取决于负责当局而不是国家，但在实践中，警方不会对其进行有针对性的调查。任何被发现持有少量毒品供个人使用（现行《鸦片法》规定持有硬性毒品最大值为 0.5 克，软性毒品最大值为 5 克）的人通常不会被起诉，尽管警方会没收毒品。

(二)《刑法典》

1989 年荷兰《刑法典》设立了社区服务项目，目的在于让违法犯罪人员通过付出劳动或接受培训认识并反省自身错误，弥补、回馈社区的同时保持与社区的密切联系，尽快回归社会。如"吸毒与犯罪"项目针对的是因滥用酒精、毒品等成瘾物质实施犯罪的青少年。

二、毒品减害措施

减少毒品危害一直是荷兰毒品政策的核心。荷兰的毒品减害措施较为完善，其中最具特色的是大麻"咖啡馆"体制，此外还包括毒品消费屋、针管交换项目和分发避孕套措施等。在荷兰，通过外展工作、低门槛设施和"社会成瘾护理"中心开展减少伤害活动，其主要目标是与难以接触到的吸毒者建立和保持联系。

(一)大麻"咖啡馆"体制

大麻"咖啡馆"体制是荷兰毒品政策的典型代表。荷兰政府认为吸食大麻给公共秩序和公共卫生带来的风险是可以容忍的，而大麻"咖啡馆"体制可以有效将该风险控制在一定范围内，因此能够切实减少大麻所致社会危害。2012 年 1 月 1 日，荷兰"咖啡馆"政策变得更加严格。《检察官鸦片法指令》增加了"咖啡馆"必须遵守的两个新标准：私人俱乐

---

① 袁家韵：《荷兰毒品政策及对我国禁毒工作的启示》，中国人民公安大学 2018 届硕士学位论文。
② 袁家韵：《荷兰毒品政策及对我国禁毒工作的启示》，中国人民公安大学 2018 届硕士学位论文。

部 B 标准和住所 I 标准。B 标准规定,"咖啡馆"只能允许注册会员进入并向其出售"咖啡"。会员必须记录在可核查的会员名单中。I 标准规定,只有荷兰居民才能成为"咖啡馆"会员,从而进入其中。这些标准是对原有的 AHOJG 毒品容忍标准的补充(即[A]没有广告,[H]没有硬毒品,[O]没有滋扰,[J]没有未成年人,[G]咖啡店只销售和储存有限数量的大麻),新标准旨在打击与"咖啡馆"相关的滋扰和(有组织的)犯罪以及毒品贸易,以减少荷兰毒品政策对外国使用者的吸引力,并结束之前"咖啡馆"的"开门政策",使其规模更小、更易于管理。

(二)毒品消费屋

毒品消费屋是荷兰毒品政策的另一特色。荷兰首间毒品消费屋建成于 1994 年,旨在为硬性毒品严重成瘾人员提供安全、干净的吸毒环境和注射器等吸毒用具,减少吸毒行为对公共卫生和对吸毒人员身体健康造成的危害。截至 2018 年,荷兰 19 个城市有 24 个毒品消费屋,为注射毒品和吸烟或吸毒的人提供服务。

(三)针管交换项目

早在 20 世纪 70 年代初,阿姆斯特丹的临时收容中心就为住者提供了无菌注射器,但是针管交换项目在 30 多年前才成立,在所有主要城市实施。项目主要由戒毒护理和一些市政卫生服务机构开展,街头毒品工作人员和治疗中心提供注射器,国家没有对分发的注射器和针头数量进行监测。阿姆斯特丹和鹿特丹现有数据显示,当地 2002 年至 2017 年间,注射器供应量持续下降,降至原始数量的五分之一;这一下降归因于海洛因使用和注射人数的总体减少,以及快克可卡因、吸入剂等其他物质使用的增加。

荷兰卫生委员会建议,应积极为吸毒者提供乙型肝炎病毒和丙型肝炎病毒检测,于是政府于 2016 年启动了一项综合性肝炎计划,成瘾护理机构为主要负责机构,引导 HCV 阳性药物使用者在医院中心接受治疗。

荷兰开放、宽容的毒品政策带来一定的效果,艾滋病毒感染率降低,注射吸毒、毒品依赖和开始使用硬性毒品的比率下降。与此同时,荷兰毒品政策在戒毒效果和禁毒执法方面也受到诟病:街头可卡因使用增加、咖啡馆监管不力产生了不良影响(如被犯罪组织利用、地址靠近学校影响青少年、吸毒跨境旅游影响荷兰国际声誉等)。

三、戒毒模式

荷兰政府投入了大量资源,建立了一个全面、综合的减少伤害的治疗和社会支持系统,尤其是针对有毒品问题的人、无家可归者和慢性精神病患者。政府为吸毒者提供庇护住房、综合戒毒治疗、公共心理健康护理,为无家可归者提供服务,为卷入刑事司法的吸毒者提供干预。现在,大多数街头吸毒者居住在有庇护或支持的住房中,在那里他们可以获得福利、医疗护理和量身定制的戒毒治疗,或者在毒品消费屋内吸食毒品,那些继续造成滋扰公共秩序或参与犯罪的人将受到各种刑事司法干预,包括强制治疗。

在荷兰,成瘾护理和/或心理健康护理机构的资金来源多种多样。一般来说,正规机构的资金来自卫生、福利和体育部、社会事务和就业部、安全和司法部、各省市政当局、健康保险公司、额外的临时资金，以及一些私人资金。

（一）门诊戒毒为主

荷兰戒毒治疗项目以门诊戒毒为主，目的是尽可能让戒毒人员维持正常的社会交往关系，帮助他们更好地回归社会。戒毒门诊既提供生理脱瘾治疗也提供心理脱瘾治疗。除了提供脱瘾治疗，戒毒门诊还提供急性干预服务，快速应对毒品对成瘾人员身心健康造成的急性损害。戒毒门诊也会联合社会成瘾治疗中心等开展一些旨在帮助戒毒人员控制自己的欲望、戒除不良习惯、提高生活质量的社会化项目，并鼓励住院戒毒机构、警察和市民团体共同参与到项目中来。[①]

荷兰的美沙酮戒毒于1968年推出，1977年试行了第一个美沙酮维持计划，五年后，在媒体和议会进行了激烈的意识形态辩论后，美沙酮维持治疗范围扩大。海洛因辅助治疗于1996年作为一项科学试验引入荷兰，经过良好的评估，于2006年被注册为治疗慢性、难治疗的海洛因依赖患者的合法药物，于2009年正式纳入《鸦片法》。

（二）戒毒社区服务项目

荷兰的社区服务项目种类丰富，既有全国性项目，也有地方性项目；有的侧重知识的普及，有的则侧重社会交往和实践技能的培训。其中，"吸毒与犯罪"项目针对的是因滥用酒精、毒品等成瘾物质而实施犯罪的青少年。如鹿特丹的"吸毒与犯罪"项目规定，因过量饮酒或滥用毒品而实施暴力犯罪的青少年需完成时长为28小时或21小时的课程学习；实施较轻犯罪的，需要接受20个小时的课程；被判执行"任务刑"的，需要先接受一定时长的戒瘾治疗课程，尔后才能执行"劳动刑"或"培训刑"。戒毒社区服务项目的完成度很高，硬性毒品成瘾是导致社区服务项目不能顺利完成的最主要因素之一，但其完成比例也达到了41%。[②]

（三）狱内戒毒制度

持续的照护和平等的健康服务是荷兰狱内戒毒的重要原则。荷兰禁止服刑人员私自携带毒品进入监狱，但许多监狱都设立了专门的毒品室，允许吸毒成瘾的服刑人员在毒品室内吸食大麻等软性毒品，有的甚至允许吸食硬性毒品。在毒品室之外，服刑人员不得持有或吸食任何毒品，否则会被处以纪律处罚。能否在毒品室接受维持治疗取决于服刑人员的身心状况和日常行为表现。对于正在接受美沙酮维持治疗、刑期较短的服刑人员，监狱会为其提供正常剂量的美沙酮；对于刑期较长或者严重吸毒成瘾的，荷兰司法部药物顾问建议对其进行每天减少5毫克的美沙酮维持治疗，以帮助其戒除毒瘾。如有需要，被逮捕、起诉或正在服刑的吸毒成瘾犯罪分子仍可继续接受监外戒毒治疗，监外戒毒治疗的期

---

① 袁家韵：《荷兰毒品政策及对我国禁毒工作的启示》，中国人民公安大学2018届硕士学位论文。
② 袁家韵：《荷兰毒品政策及对我国禁毒工作的启示》，中国人民公安大学2018届硕士学位论文。

间计算在刑期内。监外戒毒治疗并非强制,但如果不参加或中途放弃,犯罪分子将被继续关押。[1]

第四节　德国戒毒法律法规与戒毒康复模式

▌一、戒毒法律法规

德国是世界上针对毒品问题立法较早的一个国家,现行禁毒法律对吸毒人员的态度较为宽和,虽然吸毒行为入罪,但也有许多免除刑罚的裁量空间。

(一)《麻醉品法》

德国在 1920 年 12 月制定了第一个《麻醉品法》,后经多次修改。《麻醉品法》确立了以治疗代替刑罚的基本原则,强调治疗和矫正在禁毒工作中的基础性和根源性。行为人如果被指控触犯德国《麻醉品法》第 37 条第 1 款,可以适用附条件不起诉,即如果怀疑行为人因依赖麻醉品而实施某犯罪行为可能被判处 2 年有期徒刑以下的刑罚,检察院可以在法院同意之下,临时终止诉讼程序,不提起公诉。但是,被指控人需要出具证明,证明自己会参加《麻醉品法》第 35 条第 1 款规定的"去除麻醉品依赖性"的治疗措施,他的再社会化是可期待的。检察院设定考验期,被指控人在考验期内,需要保证治疗的持续性。如果被指控人触犯以下四点之一,则被临时终止的诉讼程序将继续进行:(1)治疗没有持续进行到规定的结束时间;(2)被指控人没有出具上述证明;(3)被指控人实施了某犯罪行为并且以此证明其丧失再社会化的期待;(4)根据新的事实或证据可能对被指控人判处 2 年以上有期徒刑。《麻醉品法》还允许各州建立毒品消费场所,在这里毒品成瘾者有机会获得毒品。

(二)《刑法典》

吸毒在德国属于违法行为。德国《刑法典》规定:凡吸食毒品者,酌情处以 2 年左右的徒刑;凡吸毒成瘾者,应按违反《麻醉品法》和各州刑法中关于毒品犯罪法规条例处罚,判监狱服刑或送戒毒治疗中心强制治疗;凡成瘾者通过戒毒治疗,毒品依赖有明显好转的可以减刑;对有犯罪行为的吸毒人员,法官判定其毒瘾有可能戒除的,送医疗机构治疗;毒瘾难以戒除的,送监狱关押。[2]

(三)《社会保障法典》

德国《社会保障法典》规定了社会救济是指"对不能以自己的力量为自己提供生活

---

[1]　袁家韵:《荷兰毒品政策及对我国禁毒工作的启示》,中国人民公安大学 2018 届硕士学位论文。
[2]　郝伟、赵敏、李锦:《成瘾医学理论与实践》,人民卫生出版社 2016 年版,第 561 页。

费或者在特殊生活状况下不能自理,也不能从其他方面获得充分救济的人",这些人有权利获得与他的特殊需要相适应的人身和经济帮助,使他有能力自理,能够参与社会生活,使他的基本生活得到保障。各州政府将吸毒人员作为病人和弱势群体对待,为吸毒人员提供戒毒治疗、住房保障、就业安置等服务,使各戒毒医疗机构、戒毒康复机构、救助站、行业协会能够顺利运行,减少毒品对吸毒人员的危害,帮助他们提高生活质量,回归正常人的生活。

■ 二、戒毒康复模式

德国戒毒治疗体系发展较完善,包括早期咨询、专业治疗、药物维持、各种低准入标准的治疗场所,提供毒品预防、治疗、康复及降低危害等一系列服务,满足不同药物滥用者的需求。

(一)医院戒毒治疗

政府会将毒品成瘾者先送至医院或门诊进行生理上的脱毒治疗,持续1～3周。在生理脱毒治疗的同时,还会辅之以心理干预手段,比如劝告、积极诱导、激励等。

(二)康复中心治疗或社区治疗

经过戒毒治疗中心的生理脱毒治疗后,戒毒人员接着被转入康复中心。康复中心的工作人员一般为心理工作者和社会工作者,他们主要采用心理学的方法开展工作。康复中心对戒毒人员开展的康复工作内容主要有:教育培训、职业培训、小组座谈、小型讨论会、劳动工作、开展各种文体活动等。德国特别注重通过职业技术教育给戒毒人员提供生计帮助。

(三)救助站紧急救助

德国政府还设立了众多救助站,主要为吸毒人员提供住宿、洗衣、就餐、医疗救助、毒品注射(针具交换)等服务。这一举措大大减少了吸毒人员在街头等公共场所注射、吸食毒品的机会,减少了交叉感染和因吸毒而引起的系列疾病(如肝炎、艾滋病)传播。

(四)成瘾学校教育戒治

在法兰克福,有一所青少年成瘾学校,这也是德国唯一的一所成瘾学校,为因吸毒而辍学的青少年提供集体住宿和文化教育培养,所有费用由国家承担。该学校按照不同的学历等级划分不同的教育内容,有一般的初中教育,有为准备进入职业技术学校的青少年开设实科教育,有为准备上大学的青少年设置的文理高中教育。这样的戒毒学校顾及了吸毒青少年在教育管理上的特殊性,有利于促进其身心健康发展。[①]

---

① 赵戈:《多元化的德国戒毒治疗体系》,https://www.163.com/dy/article/FU02AFL2051498C0.html,下载日期:2024年10月12日。

德国的自助组织也发展得相当完善,主要工作方法是开展戒毒个案管理,在社区中为毒品成瘾者提供支持与帮助。

德国为戒毒者提供免费戒毒治疗,不同戒毒机构的费用来源不同,有保险、养老基金、社会救助机构与市政府等。

第五节　新加坡戒毒法律法规与戒毒康复模式

历史上新加坡也曾面临较为严峻的毒品问题,针对不断蔓延的毒品形势,新加坡政府于 1971 年成立中央肃毒局,专门针对毒品问题。中央肃毒局工作内容主要有两项:第一,查疑似吸毒人员是否吸毒;第二,全方位地锁定与监视毒贩。经过一系列有效举措,禁毒工作取得了不错的成绩,目前吸毒人群比例与数量都远低于世界平均水平。

一、《滥用毒品法令》

跟成立专门机构相对应,1973 年,新加坡颁布了《滥用毒品法令》,对吸毒、贩毒等行为规定了严厉的刑罚。

(一)与吸毒有关的刑罚规定

《滥用毒品法令》第 8 条第 2 项将吸食管制药物和特定药物规定为吸毒罪,可处一年以上 10 年以下监禁,并可处不超过 20000 新加坡元的罚款;如果任何人无合理理由没有在要求的时间内提供其尿液样本或所要求的种类及数量的头发样本,也属犯罪行为,同样可处 1 年以上 10 年以下监禁,并可处不超过 20000 新加坡元的罚款;如果任何在先因吸毒或无合理由没有在要求的时间内提供其尿液或头发样本而被定罪的人,再次犯有相同的罪行,则处 3 年以上有期徒刑;任何人有 2 次以上括号中几种情况(被判进入治疗机构或康复中心治疗康复、吸毒、无合理理由未在规定时间提供尿液或头发样本)中的任一种,如果再被定吸毒或无合理理由未在规定时间之内提供尿液或头发样本的,则判 5 年以上 7 年以下有期徒刑和 3~6 下鞭刑;以后再被定吸毒或无合理理由未在规定时间之内提供尿液或头发样本的,则判 7 年以上 13 年以下有期徒刑和不少于 6~12 下鞭刑。

(二)强制毒品检测

中央肃毒局任何人员、入境事务主任或职级不低于警长的警务人员,如合理怀疑某个人犯了吸毒罪,可要求该人提供其尿液样本、头发样本或唾液样本;为确保有关人士在有关时间后不再是吸毒者,中央肃毒局局长可命令其向中央肃毒局任何人员、入境事务主任或职级不低于警长的警务人员报到,并按要求提供尿液样本或头发样本;军队中,如果执行官合理怀疑根据 1972 年《新加坡武装部队法》第 3 条受军法约束的人犯了吸毒罪,可要求该人提供尿液样本。

（三）毒品成瘾的治疗与康复

《滥用毒品法令》第4章规定了对毒品成瘾者的治疗和康复措施。

1.对成瘾者的监督、治疗和康复

中央肃毒局局长可命令将其合理怀疑是成瘾者的任何人带到指定地方，进行为期不超过7天的医学检查或观察。根据医学检查或观察结果，或尿液或毛发检测结果：(1)局长觉得其有必要接受监管，则可以发出监管令，要求该人接受监管，为期不超过5年；或(2)作出书面命令，要求该人入住受认可的戒毒医疗机构或中心进行戒毒康复，在该机构羁留12个月，除非提前解除；(3)如果复核委员会在该人治疗康复期满后，认为该人需要进一步治疗或康复，或两者兼而有之，则委员会可借书面命令，指示将该人再羁留一段时间，但每次不得超过12个月，总期限不得超过4年。

2.对青少年父母或监护人的要求

如果被监管人是21岁以下的青少年，署长可要求被监管人的父母或监护人在署长或署长授权的任何人所决定的地点和时间参加咨询(无论是否与被监管人一起)。被监管人的父母或监护人无合理理由不遵从上述规定，即属犯罪，一经定罪，可处不超过5000新加坡元的罚款。法院也可以命令被监管人的父母或监护人在署长或署长授权的任何人所决定的地点和时间参加任何咨询会议，而不是处以罚款。

二、戒毒康复模式

新加坡的戒毒康复模式，主要采取严刑峻法与强化执法相结合的方式。

（一）综合性治疗计划

治疗机构或康复中心隶属于监狱部门，实行戒除毒瘾的方法是"冻火鸡"，无药物治疗，主要通过各种学习，包括控制心瘾、体能康复、行为约束、技能训练、工作安排等帮助戒毒人员戒毒。

（二）出院后的定期检查与监督

戒毒人员出院后2年内，必须接受政府的管理和监督，定期接受尿检及相应干预。若发现有复吸行为将重新送去戒毒康复，并根据复吸次数被判处5～13年的监禁及3～12下鞭刑；逃跑者将被逮捕送入监狱。

（三）后续的关怀支持

新加坡政府在对戒毒者的后续关怀方面不断探索，取得了不错的效果。工作保障方面，新加坡鼓励戒毒人员自主创业，并在资金支持、税收等方面实施优惠政策。"突破咖啡店"就是戒毒人员创业的典型。这家咖啡店的所有员工都曾经是吸毒者，在成功戒毒后共同联合创业，并且聘用新出所的戒毒人员，使他们在离开戒毒所后有工作的保障，有较为稳定的收入来源,使其更好地改过自新,过上正常的生活。①

　　新加坡有许多的公益组织也为成功戒毒者提供了许多工作机会,并且在全社会倡导消除歧视、帮助关爱的氛围。政府对于聘用类似戒毒人员的企业,会在税收等方面予以优惠,支持戒毒人员再就业。

① 王锐园:《新加坡禁毒工作的有益经验》,载《公安教育》2015 年第 11 期。